First edition

방사선치료학

FAST TRACK

Preface

본 교재는 방사선치료학이라는 학문이 가진 중요성과 복잡성을 깊이 이해하고, 국가시험이라는 큰 관문을 효과적으로 준비할 수 있는 체계적인 자료의 필요성을 느끼며 교재를 준비하였습니다. 방사선치료는 현대 의학에서 중요한 역할을 담당하며, 최신 다양한 방사선치료법 등으로 학문적인 깊이가 필요한 분야입니다. 그래서 학생들이 국가시험을 준비하는 과정에서 많은 시간과 노력을 기울이지만 이론과 임상을 조화롭게 학습할 수 있는 교재가 부족하다는 점을 확인하였습니다.

저자들은 이러한 학습 과정에서 어려움을 덜어주고자 이 교재를 집필하였으며, 방사선치료학에 대한 이론적 기초와 임상적 응용을 균형 있게 담아서 국가시험을 대비함과 동시에 실무에서도 활용할 수 있도록 구성되었습니다. 특히, 시험에 자주 출제되는 핵심 내용을 엄선하여 체계적으로 정리하였고, 임상 경험을 바탕으로 실질적인 사례를 포함하여 학습 효율성을 높였습니다.

본 교재는 단순히 국가시험을 통과하기 위한 수단을 넘어, 방사선치료학의 기본 원리와 응용 방법을 체계적으로 이해할 수 있는 기회를 제공하고자 합니다. 따라서 이 교재를 통해 방사선치료학에 대한 전반적인 흐름을 파악하고, 이를 바탕으로 실질적인 문제 해결 능력을 갖추는 데 중점을 두어 집필하였습니다.

교재 활용 방법은 첫째, 각 장은 방사선치료학의 주요 개념과 원리를 체계적으로 정리하였습니다. 교재의 첫 부분에서 기본적인 이론을 학습한 후에 심화된 내용을 단계적으로 학습하시기 바랍니다.

둘째, 국가시험에 자주 출제되는 유형의 문제를 풀면서 자신의 이해도를 점검하고, 오답을 통해 취약점을 보완할 수 있도록 하였습니다.

셋째, 교재는 임상 사례와 연계된 내용을 포함하여 실제 상황에서 적용력을 키울 수 있도록 구성하여 향후 임상 실습이나 현장에서 유용한 지침서로 활용될 수 있을 것입니다.

본 교재를 통해 방사선치료학 국가시험을 준비하는 학생들을 주 대상으로 대학 강의와 자율 학습의 보조 자료로 활용할 수 있을 뿐만 아니라 의료기관에서 실습 중 실제 사례를 이해하고, 이를 학문적으로 연결하는 데 도움을 줄 수 있습니다.

마지막으로, 이 교재가 방사선사 국가시험을 준비하는 학생들에게 방사선치료학을 공부하는 여정에 든든한 동반자가 되기를 바랍니다. 여러분의 노력과 열정이 결실을 맺을 수 있도록 저자들도 끝까지 응원하겠습니다. 감사합니다.

2025년 2월
저자 일동

CONTENTS

방사선치료학 이론

방사선치료학 ········ 8
모의치료(Simulation) ········ 22
차폐(Shielding) ········ 32
선형가속기(Linear Accelerator) ········ 35
전신방사선조사(Total Body Irradiation) ········ 40
전신피부전자선치료(Total Skin Electron Irradiation) ········ 42
선량분포변화기구 ········ 44
치료확인촬영 ········ 47
영상유도방사선치료(Image Guided Radiation Therapy) ········ 49
강도변조방사선치료(IMRT) ········ 53
4차원방사선치료(4DRT) ········ 57
정위적방사선치료(Stereotactic Radiation Therapy) ········ 62
양성자치료(Proton Therapy) ········ 68
토모치료기(Tomotherapy Machine) ········ 71
근접치료(Brachytherapy) ········ 74
정도관리(QA) ········ 80

방사선치료학 문제

파트별 문제 ········ 83

방사선치료학 모의고사

모의고사 1회 ········ 184
모의고사 2회 ········ 193

방사선치료학

이론

방사선치료학

1. 방사선치료 기본 개요

개 요

- 일반적으로 악성종양(Malignant Tumor)을 암(Cancer)으로 명칭하며, 환자의 생명 유지를 위해 암의 성장을 억제하고 사멸시키기 위해 고에너지 방사선을 이용한 치료법임
- 종양조직에는 최대(최적) 선량을 부여하고 그 주위에 인접한 정상조직에 최소한의 선량을 통해 부작용을 최소화하는 것이 방사선치료 목적임

한 글	영 어
암(=악성종양) · 원발성 암 · 전이성 암 악성 신생물	Cancer · Primary cancer · Metastatic cancer Malignant neoplasm (new + growth, 신생물)
종양(혹) · 양성종양 · 악성종양	Tumor(Swelling, 부풀어 오름) · Benign tumor · Malignant tumor
선종(=암종) · 편평상피세포암 · 선암	Carcinoma · Squamous cell carcinoma · Adenocarcinoma
육종 혈액암	Sarcoma Leukemia, Lymphoma, Myeloma

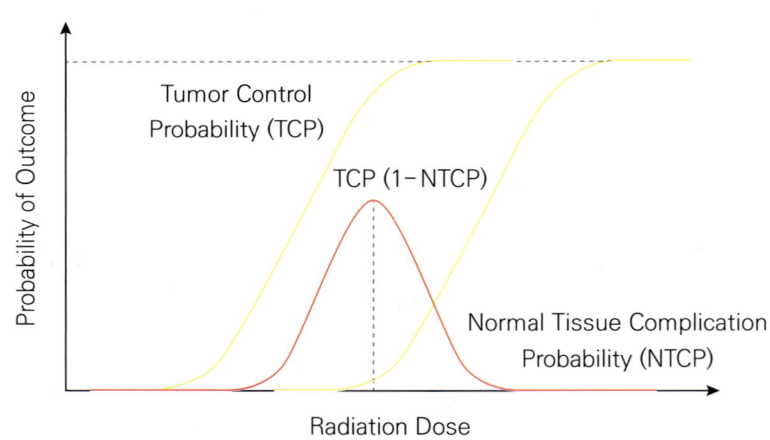

MEMO

작 용

• 입자방사선과 전자기파 방사선으로 분류하고 인체에 방사선을 조사할 경우 인체 내에 물리적, 화학적, 생물학적 작용으로 조직의 구성에 따라 세포는 증식 및 저지를 통해 최종적으로 사멸하여 암 조직이 성장하지 않고 파괴하는 과정임

방사선

- 물질적 성질에 따른 분류
  - 입자선
    - 하전입자: 전자선(e-), 부(負)파이 중간자(π-meson), 양성자선(p), 헬륨(He)
    - 비 하전입자: 중성자선(n)
  - 전자기파
    - X-선, 감마선(γ)
- 전리능력에 따른 분류
  - 전리
    - 직접 전리방사선: 전자선(e-), 부(負)파이 중간자(π-meson), 양성자선(p), 헬륨(He)
    - 간접 전리방사선: X-선, 감마선(γ), 중성자선(n)
      - 열 중성자선(원자로)
      - 속 중성자선(Cyclotron)
  - 비전리
    - 라디오파, 마이크로파, 초음파, 적외선, 자외선, 가시광선

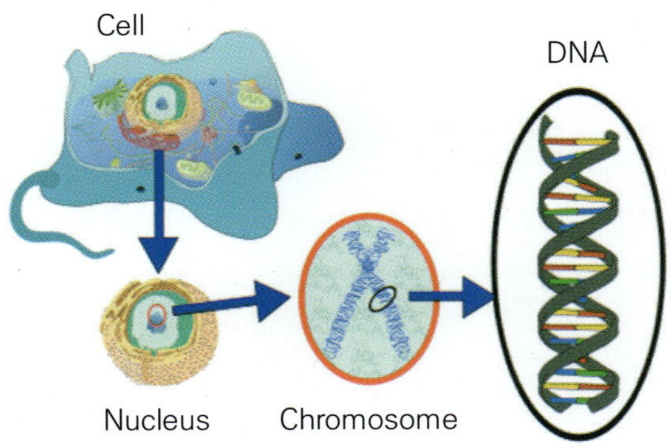

• 간접전리 방사선인 고에너지 엑스선 또는 전자선이 사용되고 방사선이 인체에 조사되어 발생한 2차 전자와 인체 내 물 분자와 상호작용을 일으켜 유리기 생성 후 고 LET 방사선이 직접 작용이 일어나고, 저 LET 방사선은 DNA에 간접 작용을 일으킴

MEMO

작 용	**정상 세포 분열주기** 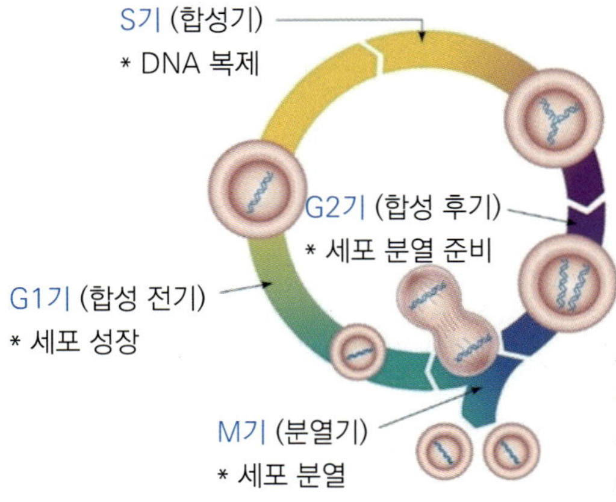 세포 내 조절기능(세포분열주기)에 의해서 "성장 → 분화 → 정지 → 사멸" 과정 통해 유지되고 엄격한 규칙에 따라 진행 (※ G1기 → S기 → G2기 → M기) **암 세포** 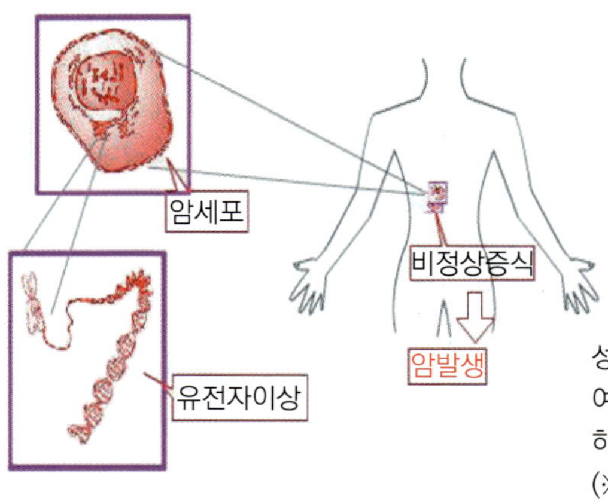 성장이 조절되지 않고, 정상적으로 분화되지 않으며, 여러 단계의 이형성증을 거치고 주변 조직으로 침범하고 퍼져나가는 질환 (※ 유전자 손상 → 비정상증식 → 이형성증 → 암) 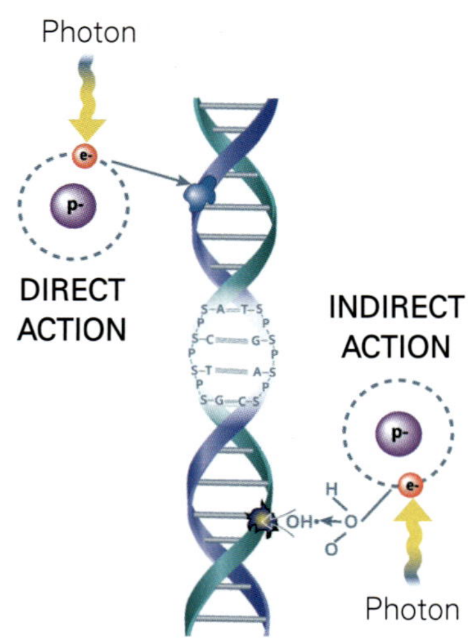

2. 악성종양 특징

악성종양 특징		
	① 성장속도 : 빠르게 성장	② 성장형태 : 침윤성 발육
	③ 피막 : 피막을 형성하지 않음	④ 세포특성 : 미분화, 미성숙
	⑤ 재발 여부 : 가능	⑥ 예후 : 전이와 분화정도에 따라 다름
	⑦ 전이 여부 : 림프, 혈액성 전이	

3. 방사선치료 목적 달성을 위한 고려사항

고려사항		
	① 방사선 종류와 에너지	② 조사선량과 조사야 크기
	③ 공간적 선량분포	④ 시간적 선량분포
	⑤ 수술, 화학, 면역 및 유전자 요법 병용	⑥ 방사선장해 증상 및 영양 관리

4. 방사선치료 성적 좌우인자

구분		
종양측 인자	① 종양의 방사선 감수성	② 종양의 크기
	③ 종양의 진전 상태(림프성·혈행성 전이)	④ 종양이 있는 부위(표재, 천재, 심재성)
	⑤ 질병의 진행 정도	
환자측 인자	① 연령	② 환자의 영양 상태 및 전신 상태
	③ 빈혈의 유무	④ 합병증의 유무

5. 치료가능비(Thrapeutic Ratio)

$$TR = \frac{\text{TTD(Tissue Tolerance Dose)}}{\text{TLD(Tumor Lethal Dose)}} > 1$$

☞ 치료가능비(Thrapeutic Ratio)가 항상 1 이상이 되어야 하는 이유

- 방사선을 이용하여 암을 괴사시키더라도 암 주변에 인접한 정상조직에 과도한 선량이 분포될 경우 방사선에 의한 장해가 발생할 수 있어 방사선치료계획을 세워서 암을 치료해도 정상조직에 부작용이 발생하는 치료계획을 진행하면 안 되기 때문임

환자 내용선량 증가방법	악성종양 치사선량 감소 방법
① 적절한 시간적 선량분포 선택 ② 적절한 공간적 선량분포 선택	① 방사선 증감제 병용 ② 산소증강비(OER) 효과 ③ 중입자선치료 적용

※ 내용(耐容)선량 : "견뎌낼 수 있다"는 의미로 정상조직이 견딜 수 있는 선량

6. 근치조사와 고식조사

분 류	근치조사	고식조사
병 기	비교적 조기	진행성
목 적	완치	고통 완화
선 량	대선량	소선량
조사 기술	복잡, 고도	단순
조사야	작음	넓음
감수성	비교적 큼	비교적 낮음

☞ 고식조사가 1회 선량이 높고 총선량이 낮은 경우가 많음

- 근치조사의 경우 1회 선량은 소선량, 총선량은 대선량이라는 것을 의미함

7. T.N.M 분류와 임상 병기 분류

분 류

T : 원발 종양 크기
N : 소속 림프절의 전이 정도
M : 원격 전이 유무

목 적

① 의사의 치료 계획 작성에 도움
② 예후에 대한 치료 결과 공동 평가로 활용함
③ 치료 시설 정보 교환이 쉽고, 암 치료에 대한 장래 연구에 도움을 줌

일반적 규칙

① 수술 결과를 적용하지 않음
② 조직학적 악성 종양으로 확정된 것
③ 한 번 결정되면 변경하지 않음
④ 병기 결정이 어려우면 낮은 진전도 적용
⑤ 방사선검사 및 내시경 소견을 기초로 작성

구 분		정 의
T 원발종양	T_0	원발종양을 인식할 수가 없을 때
	T_1	Size 작고, 종양이 원발부위에 국한 : 2 cm 이하
	T_2	Size 약간 크고, 종양이 원발부위에 국한 or 약간 넘을 때 : 2~5 cm 이하
	T_3	종양이 침윤되어 인접장기로 약간 진전 : 5 cm 이상
	T_4	종양이 인접장기로 넓게 진전 : 연골, 골, 골격근 등 피부 조직에 침윤

일반적 규칙

구 분		정 의
N 소속림프절	N_0	소속 림프절 전이 소견이 없을 때
	N_1	가동성인 동측에 림프절 전이가 있을 때 : 3 cm 이하
	N_2	가동성인 타측에 림프절 전이가 있을 때 : 3~6 cm 이하
	N_3	고정된 동측 또는 타측 림프절 전이가 있을 때 : 6 cm 이상
M 원격전이	M_0	원격전이 없을 때
	M_1	원격전이 있을 때

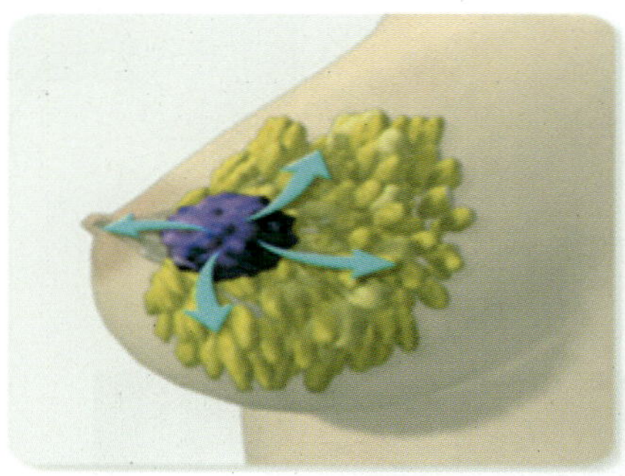

▸ **T** (Tumor, 종양)
원발기관에서 원발종양의 크기와 침윤 정도

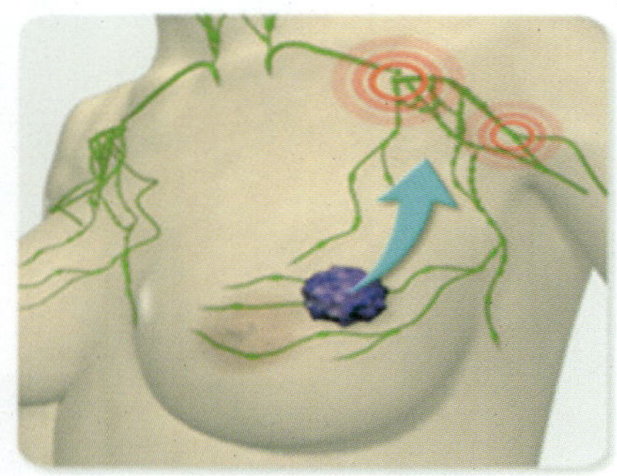

▸ **N** (Node, 림프절)
원발종양에서 주위 림프절로의 전이 정도

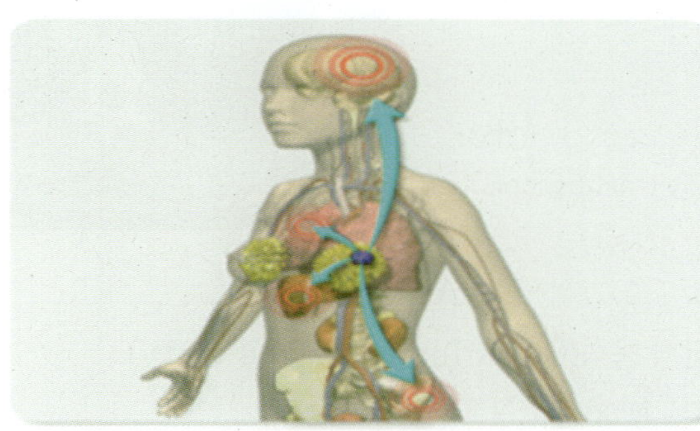

▸ **M** (Metastasis, 전이)
원발종양에서 몸의 다른 장기로의 전이 여부

MEMO

8. 방사선치료용적

목 적

- 방사선 치료용적은 한 개의 종양을 방사선 치료계획을 진행할 때 분류하는 기준으로 종양의 범위 및 방사선치료를 위해 다양한 타겟 영역으로 설정한 것

분 류

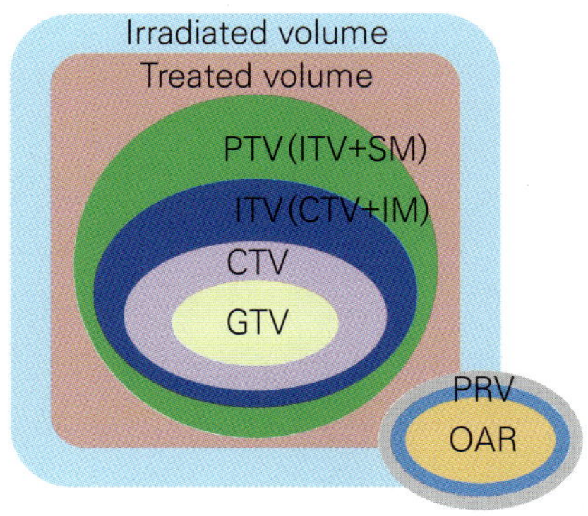

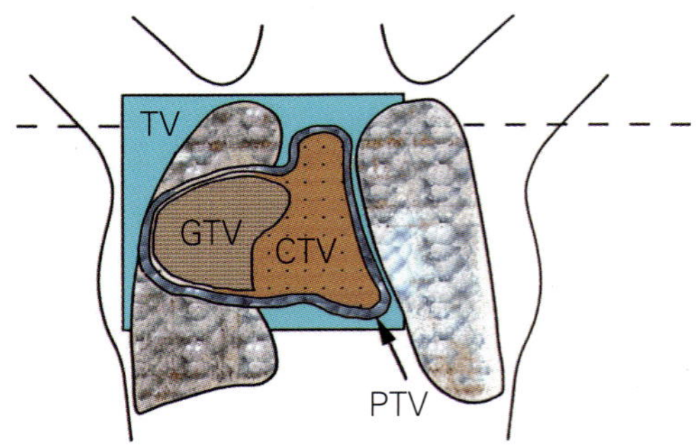

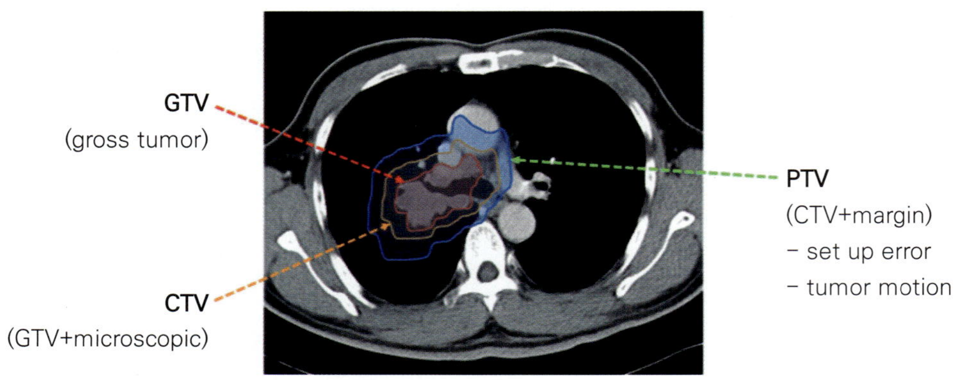

① 육안적 용적(Gross Tumor Volume : GTV)
: 암의 Mass, T.N.M 분류 기준

② 임상적 용적(Clinical Target Volume : CTV)
: 잠재적, 현미경학적으로 관찰되는 종양세포로 고식조사 또는 완치조사를 목적으로 치료 목적 달성 위한 선량 조사를 위한 용적을 의미함

③ 치료계획용 용적(Planning Target Volume : PTV)
: 환자 움직임, 호흡까지 치료 선량 계획으로 설정함

④ 치료용적(Treated Volume : TV)
: 근치조사와 고식적 조사에 필요한 치료 선량이 조사되는 용적(등선량곡선 95%)임

⑤ 조사용적(Irradiated Volume : IV)
: 정상조직의 내용 선량까지 조사할 수 있는 용적 (등선량곡선 20%)

☞ ICRU 62는 치료계획용적(PTV)은 내부치료용적(Internal Target Volume : ITV)과 셋업 오차(Set Up Margin : SM)로 세분화해서 분류함

9. 피부선량(Skin Dose)

정 의

• 피부선량(D_s)은 1차선 공중선량(D_a)과 후방산란선량(D_b)을 합한 선량($D_s = D_a + D_b$)

증가요인

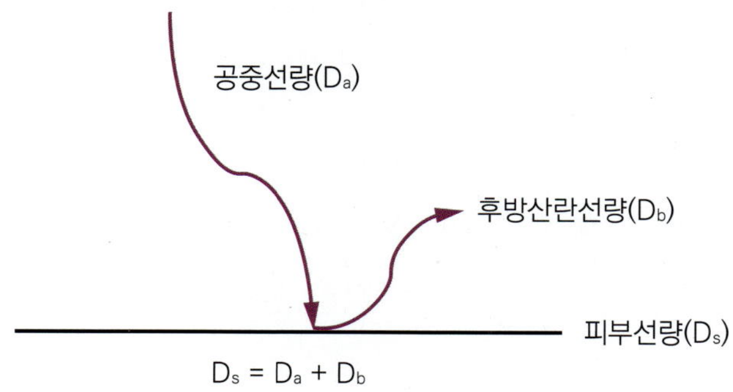

① 조사야가 크고
② 거리(SSD)가 짧고
③ 필터의 원자번호가 낮고
④ 필터의 두께가 얇으면 증가

• 학습자는 부분을 외우려 하지 말고 일반적인 방사선의 특성을 이해하기 바람
• 방사선은 특성은 거리가 멀어질수록 거리에 제곱에 반비례하므로 거리가 짧고 피부에 부딪히는 면적(조사야)이 넓을수록 선량도 증가함

MEMO

10. 심부선량백분율(PDD)

정 의

• 빔 중심축상의 고정된 기준점 깊이에서 최대흡수선량(D_{max})에 대한 어느 깊이에서 흡수선량(D_d)을 백분율로 나타낸 것임

증가요인

① 에너지 증가
② 거리(SSD) 증가
③ 조사야 증가
④ 필터가 두껍고, 원자번호 증가할수록 증가
☞ 심부선량과 심부선량백분율은 다른 것임을 학습자들은 기억하기 바람

분석방법

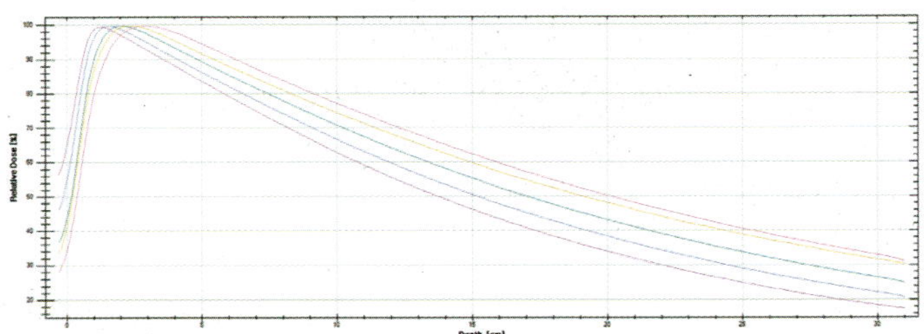

(가)

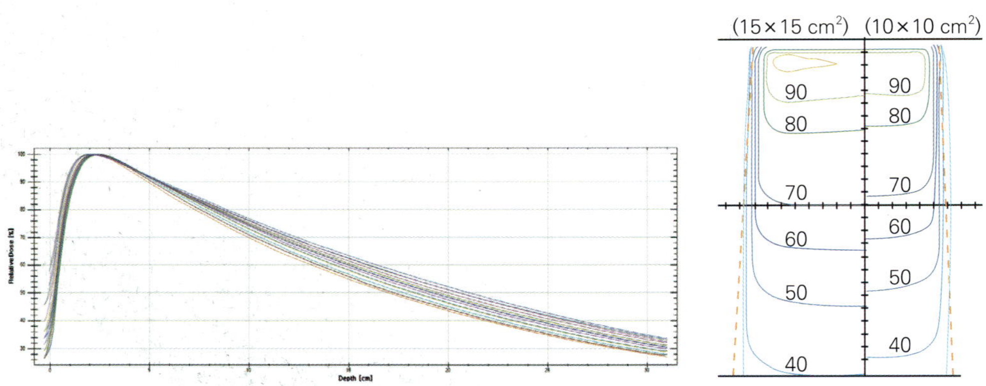

(나)

• (가)는 에너지가 높을수록 투과력이 강하기 때문에 심부선량 백분율은 증가함. 최대선량 깊이 이후에서 깊이가 증가함에 따라 광자 에너지 플루언스가 지속적으로 감소되기 때문에 심부선량백분율은 감소함
• (나)는 조사면이 커지면 콜리메이터와 충돌 단면적이 증가되고 물질과 상호작용으로 단면적이 증가되어 부가 산란선이 증가됨. 산란선량 증가는 최대선량 깊이에서 보다 더 깊은 곳에서 증가되므로 PDD는 조사면이 클수록 증가함
• (가), (나) 2개 이미지 모두 광자선 심부선량백분율 변화인자에 대해 설명하고 있음
• (가)와 같이 D_{max} 지점이 다르면 에너지 차이에 따른 심부선량백분율이 증가함

분석방법

- (나)와 같이 D_{max} 지점이 같으나 심부선량백분율이 심부에 차이가 있는 경우 조사야 크기가 클수록 심부선량백분율이 증가하는 것임
- (나) 등선량곡선 분석 방법
  왼쪽 PDD곡선과 오른쪽 등선량곡선에서 좌, 우 조사야가 각각 다른 경우 왼쪽이 오른쪽보다 심부쪽으로 갈수록 심부선량이 증가하는 것을 알 수 있으며, 이는 조사야가 커질수록 심부선량 백분율이 증가한다는 의미

☞ 위 이미지 (가), (나) 모두 최대선량(D_{max}) 지점이 일정 깊이에 존재하므로 MV에너지 분포인 것을 알 수 있고, 반면에 400 kV 이하에서는 최대선량(D_{max}) 지점이 표면(Surface)에서 형성된다는 것을 기억하기 바람

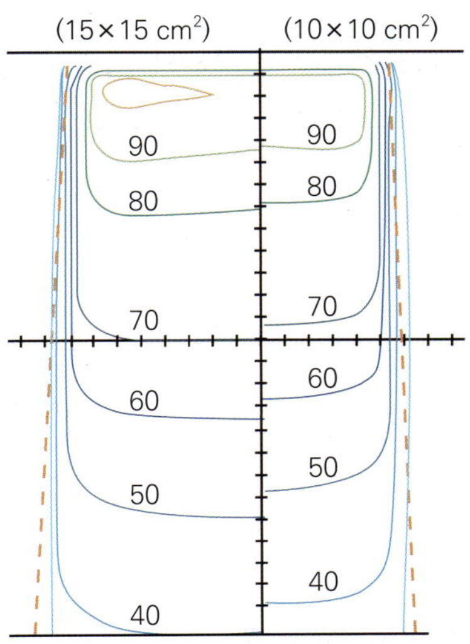

(가)

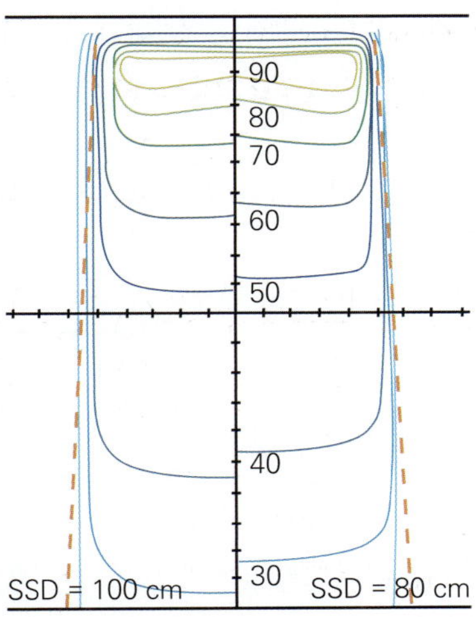

(나)

- (가)와 (나) 비교 방법
  - 에너지가 증가하면 심부선량백분율이 증가하는 것을 등선량분포곡선(Isodose Curve)에서도 알 수 있으나, 학습자들에게 심부선량백분율 증가요인에 대해 질문의 경우 (가), (나) 차이는 (가)는 조사야가 좌, 우 비대칭으로 조사야가 클수록 심부선량백분율이 증가하는 것이고, 우측은 조사야 크기는 같지만 거리가 증가하며 심부선량백분율이 증가하는 것으로 비교할 수 있는 것이 일반적임
  - (가), (나) 모두 등선량곡선은 X선에 대한 등선량곡선을 나타내고 있음

MEMO

11. SSD법 & SAD법

분 류	SSD법	SAD법
기 준	선원 – 피부간 거리 100 cm 회전 중심점이 피부표면에 위치함	선원 – 회전 중심간 거리 100 cm 회전 중심점이 체내 심부에 위치함
MU 계산	심부 선량 백분율(PDD)에 의한 선량 계산	TPR, TMR에 의해 조사선량 계산
조사 방식	고정 조사에 이용하고 1문 조사	고정 조사 및 운동 조사에 이용
특 징	전자빔은 SSD법 적용하므로 항상 1문조사	광자선은 SSD법과 SAD법 모두 적용 1문 조사부터 모든 조사가 가능함

SSD법 (표재성 종양에 이용)

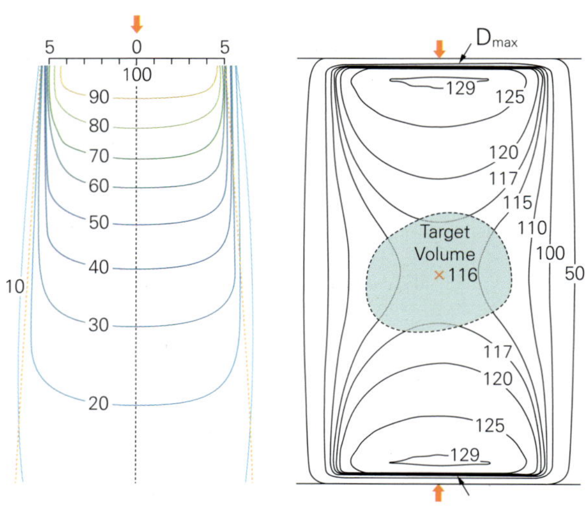

SAD법 (심재성 종양에 이용)

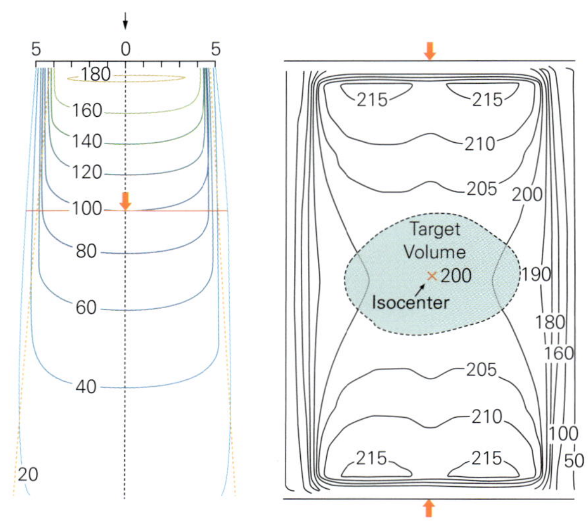

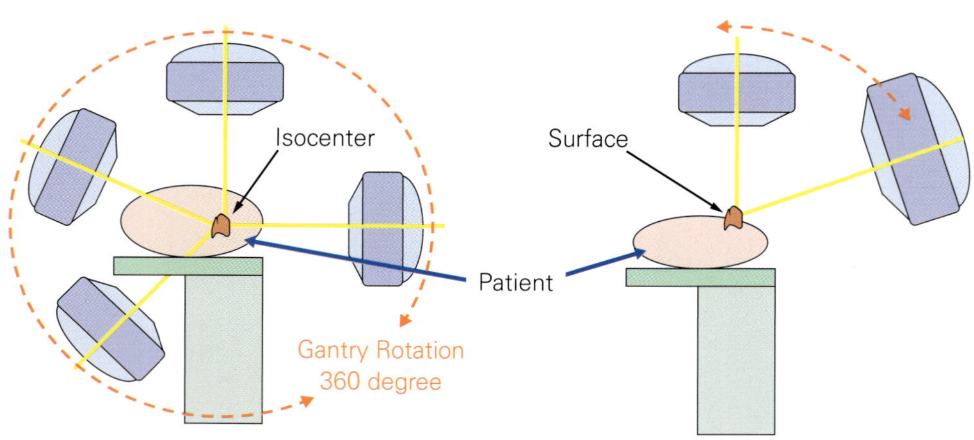

SAD법 **SSD법**

12. 기계적 선량단위(Monitor Unit : MU)

1 MU

• 표준공기(S.T.P) 상태에서 SSD = 100 cm, 조사야 10×10 cm^2 각 에너지 최대선량지점 (D_{max}) 지점에서 1 cGy가 들어가는 기계적 셋업 단위로 정의

MU 계산 변수

• MU 계산 시 반드시 기억해야 하는 변수

① SSD법 MU 계산 : PDD(심부선량백분율) 적용함

② SAD법 MU 계산 : TMR 또는 TPR 적용

③ SSD 100 cm 이상인 경우 Mayneord F Factor 계산을 통해 PDD 값을 먼저 계산함

④ 비대칭조사야 : SSD & SAD법 MU 계산 시 모두 축 이탈비(OAR)를 계산에 적용함

☞ MU 계산 시 여러 변수를 사용하지만 치료기준법, SSD 변화 및 비대칭 조사야일 경우 각각 계산식에 적용하는 것을 기억하기 바람

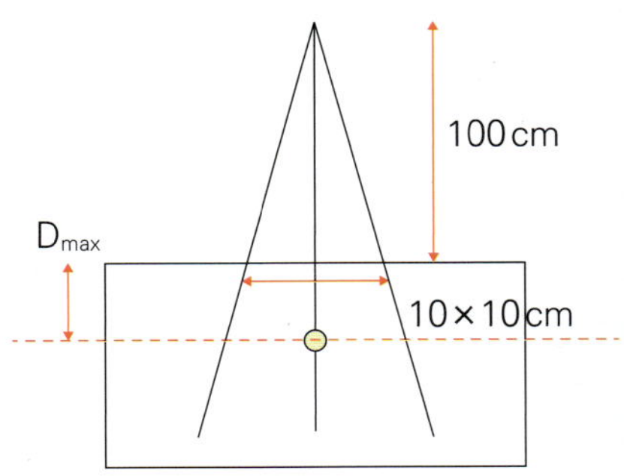

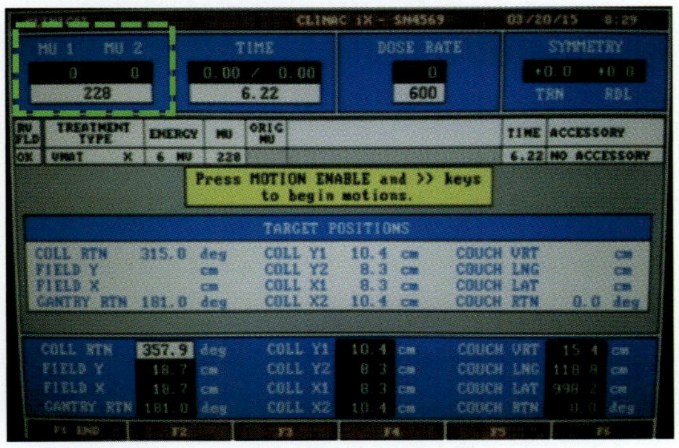

☞ 오른쪽 이미지에 점선으로 테두리가 되어있는 것은 선형가속기(LINAC)에서 선량을 측정할 수 있는 이온 전리함인 것을 기억해야 함

13. 등선량분포 변화인자

변화인자

① 선질

② 입사강도, 각도

③ 입사 선량비

④ 선원 크기

⑤ 조사야 크기

⑥ 선원에서 피부까지 거리

⑦ 선원에서 콜리메이터까지 거리

⑧ 필터의 종류

⑨ 피사체의 형태나 크기

⑩ 반음영

MEMO

14. 반음영

정 의

- 조사야 경계 부분이 불명확해지는 범위를 반음영이라고 함

변화요인

① 빔의 가장자리 근처 반음영 영역은 빔 축으로부터 측면거리 때문에 급격히 감소하는 이유
: Side scatter 감소 및 기하학적 반음영에서 급격하게 선량이 감소함

② Beam profile geometric penumbra : 20% & 90% 등선량곡선(반음영 영역)
※ 기하학적 조사야는 본음영과 반음영의 중간에 위치하므로 50% 조사야와 동일

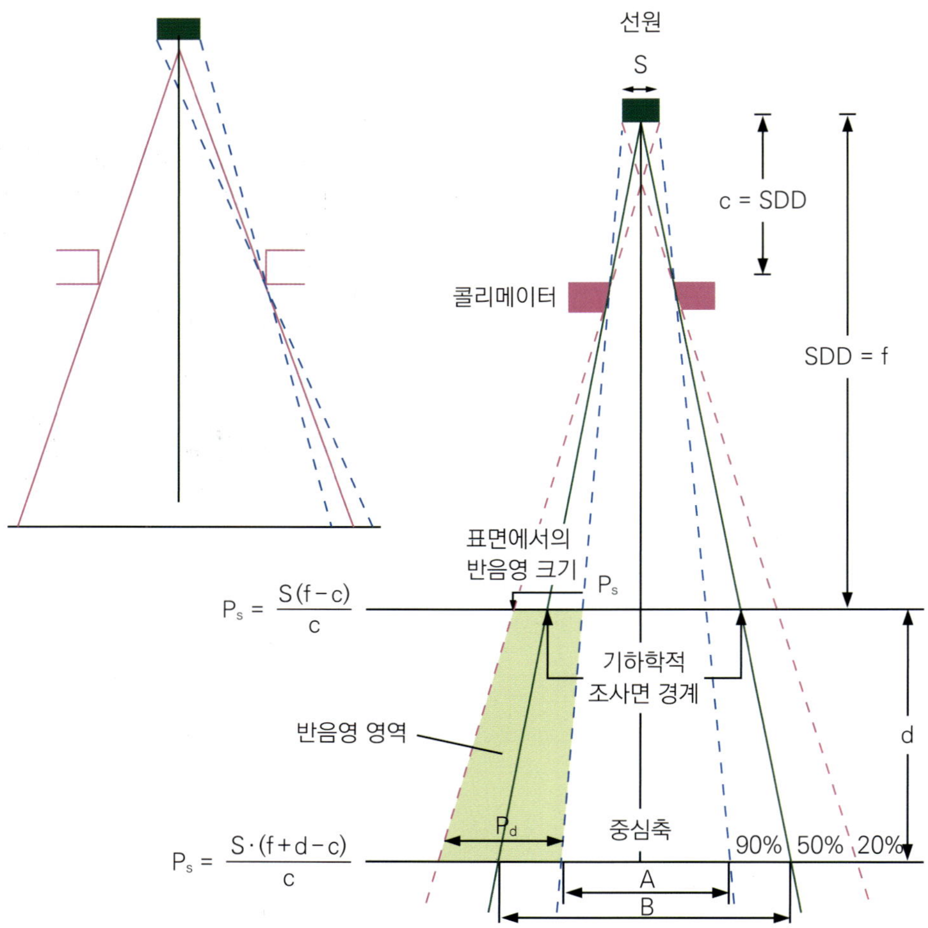

MEMO

15. 고에너지 X선 및 전자빔 특성

분 류	X선	전자빔
	① 에너지가 높고 투과력이 커서 심부종양 치료에 적합함 ② 피부 보호 효과가 좋음 ③ Source size가 작아서 반음영이 작음 ④ 빔에 대한 방향성이 있음 ⑤ 출력 선량이 크다. ⑥ 조사면이 크다. ⑦ 측방 산란이 작다. (고에너지일 때는 전방 산란이 더 많음) ⑧ 용적선량이 작음(저에너지에 비해) ⑨ 누설선량이 없음	① 유효깊이 선택이 쉽고 빔 정형 용이함 ② 인체 내에서 급격한 선량 감소 발생함 ③ 용적 선량이 낮음 ④ 투과력이 작아서 방사선 방어가 용이함 ⑤ 에너지의 선택 범위가 넓음 ⑥ 체강관 조사가 가능함 ⑦ 치료 확인 촬영을 할 수 없음 ⑧ 산란으로 선량분포 하단이 확산되고, 피부선량이 높음

비 교

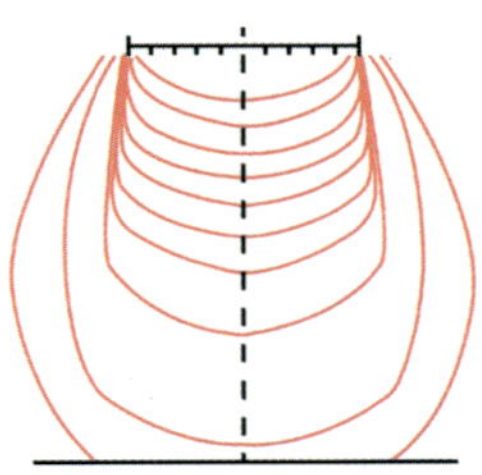

200 kVp SSD = 50

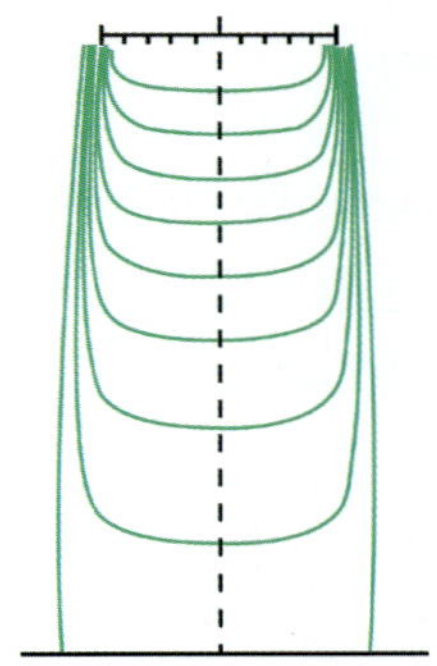

^{60}Co SSD = 80

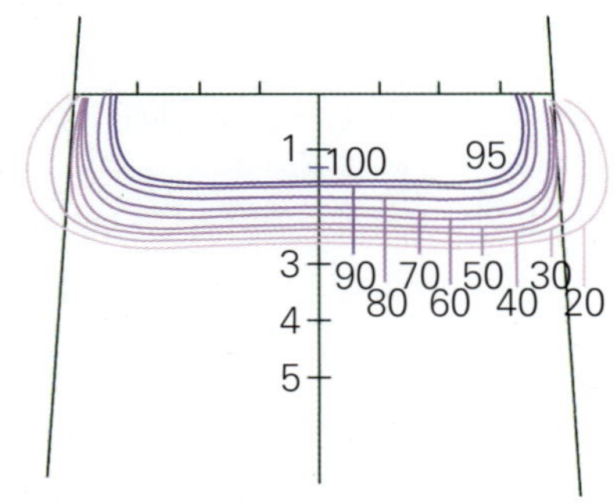

5 MeV Electron beam
SSD 50 cm

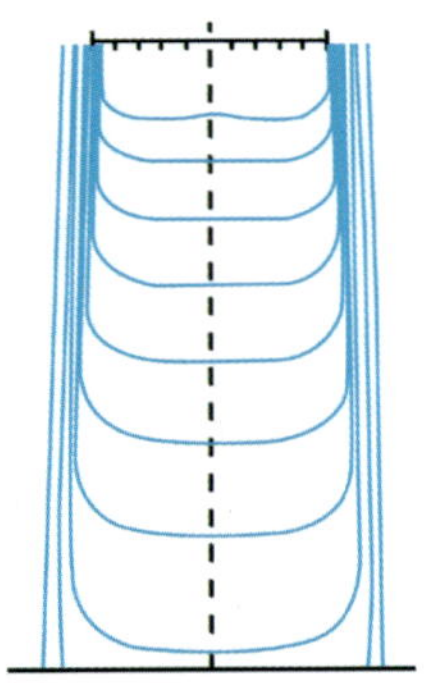

4 MV SSD = 100

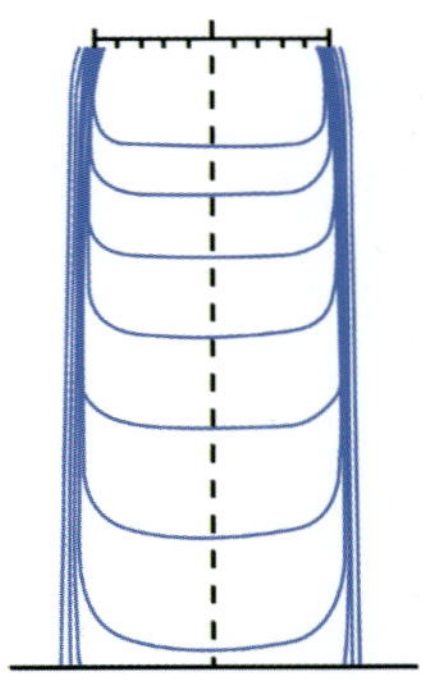

10 MV SSD = 100

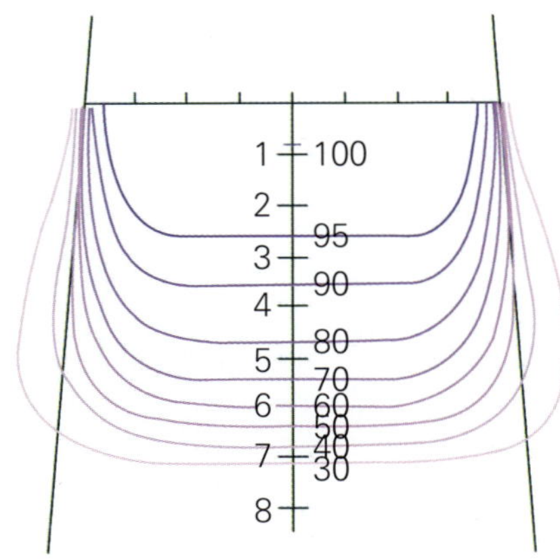

15 MeV Electron beam
SSD 50 cm

모의치료(Simulation)

1. 단순모의치료(Conventional Simulation)

목 적	• 방사선치료를 시행하기 전에 진행하는 가장 첫 단계로 치료를 시행할 영역을 정확하게 확인하여, 단순 선량 계산(MU)을 진행할 수 있는 자료를 제공함
과 정	• 종양 위치 및 환자 상태에 따라 자세를 결정함 • 투시를 통해 정확한 치료 부위의 위치 파악함 • 환자 자세 재현성 유지를 위해 치료 부위별 고정용구 제작 및 보조용구 제작함 • 필름 또는 디지털(Digital) 영상 이미지에 모의치료정보 기록 작성함 • 종양 주변에 인접한 정상조직 차폐 범위 설정함 • 방사선 치료 시 정확한 셋업을 위한 중심점 표시함 • 모의치료정보에 대한 정보를 선량 계산(MU)을 위해 전산화치료계획실로 전송함
특 징	• 단순모의치료 영상에 반드시 기록해야 하는 정보 (SSD 또는 SAD법, 선질 및 크기, 조사야, 두께, 조사 방향 및 고정용구 종류 등) • 단순모의치료 영상에 단순 선량 계산(MU)을 위한 각종 변수는 작성하지 않음 (예 : PDD, TMR, TPR, OAR 등)
비 교	☞ 전산화단층모의치료(CT Simulation)와 비교해야 하는 것 • 단순모의치료는 인체에 부여되는 종양 및 선량 파악을 명확하게 할 수 없어 종양 및 정상조직에 분포하는 선량체적히스토그램(DVH)을 평가할 수 없음 • 단순모의치료를 진행하는 환자는 단순선량계산을 수작업으로 진행함 ☞ 선형가속기(LINAC)와 비교해야 하는 것 • 기하학적 구조가 선형가속기와 동일하지만 종양 위치를 치료부위 확인과 영상 획득을 위해 선형가속기(MV)와 에너지 크기가 다른 저에너지(kV) X선을 이용해 모의치료를 진행함

MEMO

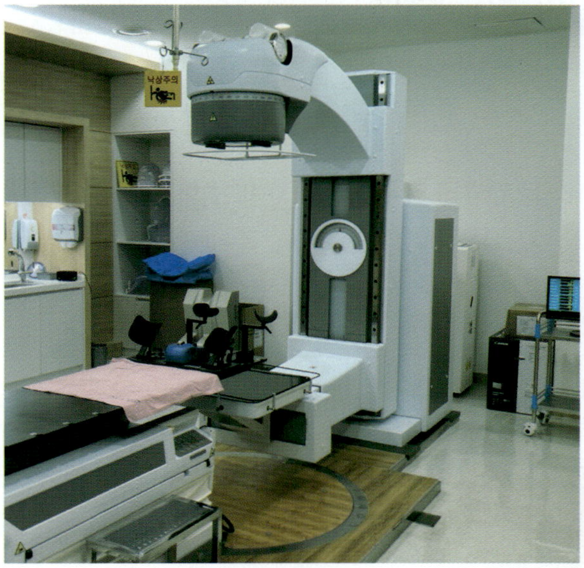

단순모의치료장치

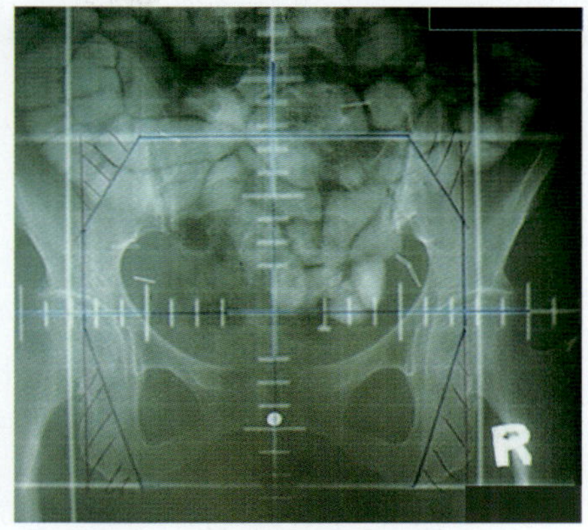

단순모의치료영상

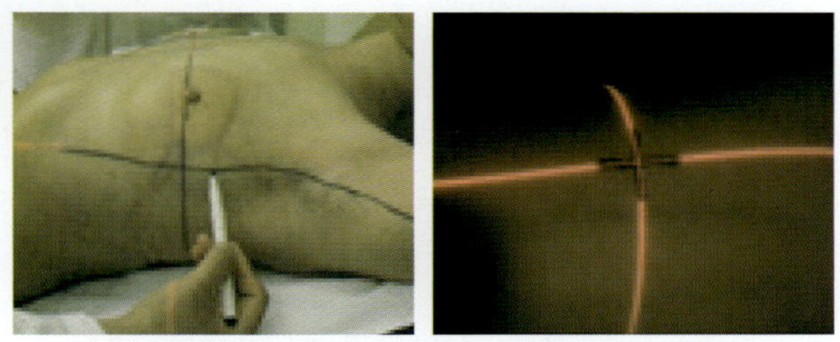

모의치료 후 환자 레이저 마킹 작업

MEMO

모의치료(Simulation)

2. 신체윤곽도(Body Contour)

목 적	• 단순모의치료를 진행할 경우 인체에 조사되는 선량을 명확하게 알 수 없는 한계성을 극복하고자 했으나 현재는 방사선 치료 계획 시 신체 윤곽도를 적용하지 않음 • Digitizer로 인체 체표를 입력하면 치료계획용 컴퓨터를 이용하여 치료 계획을 진행함 • 단순모의치료 진행 시 방사선치료계획의 한계를 극복할 수 있는 장점이 있음
과 정	• 환자는 단순모의치료기를 이용하여 모의치료 진행함 • 단순 모의치료실에서 환자 중심점을 체크한 후 체표 윤곽도 작업을 진행함 • 인체 해부학적 구조를 정확하게 표현하기 위해 중심축 기준으로 환자의 X ,Y, Z축에 대한 좌표값을 표시함 • 좌표값이 표시된 만큼 체표윤곽 종이에 옮겨 환자의 두께와 동일하게 인체 표면 작성하여 치료계획에 적용하였으나 최근에는 CT 모의치료를 적용하기 때문에 신체윤곽도(Body Contour)를 작성하지 않음 • 체표윤곽 종이에 그려진 표면 모양에 따라 Digitizer를 이용하여 신체 표면의 모양을 컴퓨터에 입력한 후 방사선치료계획을 진행함 • 필요 시 환자 고정용구 제작 및 보조용구 적용함 • 스카웃 뷰 확인 후 환자의 피부 표면에 치료 부위를 표시함 • 필요한 범위와 단면 두께로 CT 스캔을 시행 후 전산화치료계획실로 영상 전송함
특 징	• 단순모의치료의 한계점을 극복하기 위한 방법으로 진행하였음 • 신체 윤곽을 표현하기 위해 인체 굴곡진 부분을 모사하기 위해 쉽게 휘고 구부러져 용이하게 가공할 수 있는 재질을 사용함 • 석고붕대, 납줄 및 열가소성플라스틱(Thermoplastic Mask)을 사용함 ☞ 전산화단층 모의치료를 진행할 경우 인체 해부학적 구조를 정확하게 알 수 있어서 체표윤곽도 작성을 할 필요가 없으므로 현재 적용하지 않음 • 신체 윤곽도를 작성하는 이유 및 재질은 기억하기 바람

MEMO

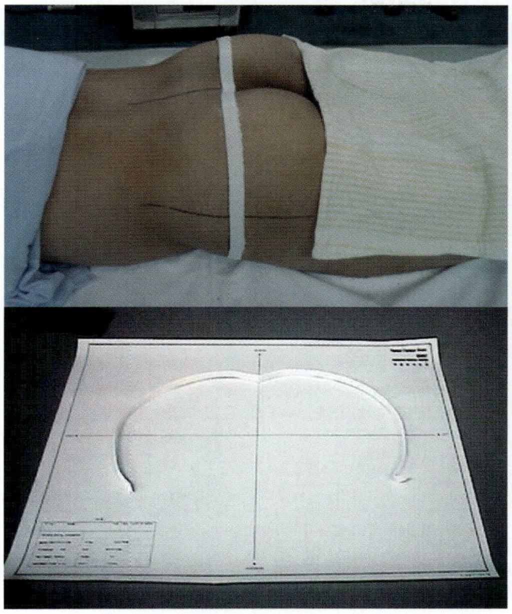

석고 붕대를 이용한 채표 윤곽도

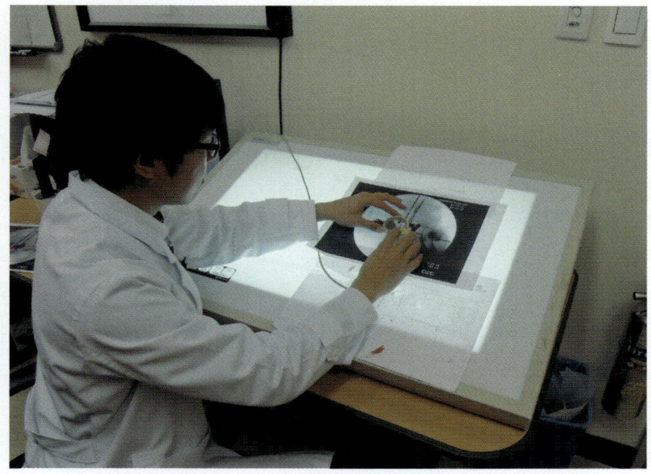

Digitizer를 이용하여 신체윤곽도를
치료계획용 컴퓨터에 입력하는 모습

MEMO

모의치료(Simulation)

3. 전산화단층모의치료(CT Simulation)

목 적	• 인체 주요 장기의 위치 및 불균질 조직에 대한 정확한 정보를 알 수 있는 장점으로 전산화단층모의치료를 진행함
과 정	• 단순모의치료를 진행하는 목적과 동일하지만 몇 가지 차이점이 있음 • 정확한 검사를 위해 조영제를 사용하는 경우도 있어 금식(NPO) 필요함 (단, 모든 환자에게 적용하는 것이 아닌 환자의 상황을 고려하여 진행함)
특 징	• 진단용 CT와 차이는 모의치료실 벽 또는 이동형 레이저(Movable Laser) 시스템을 이용해 환자 셋업 중심을 표시함 • 기하학적 구조가 진단용 CT와 동일하지만 방사선치료 시 기하학적 조건을 일치시키기 위해 치료 테이블이 편평하고, 다양한 고정 용구를 사용으로 Bore Size가 진단용 CT보다 큰 것이 차이점
전산화 단층 모의치료 장점	• 체표 윤곽 및 내부 장기에 대한 묘사가 정확함 • 종양 및 주요 장기에 대한 크기 및 위치 파악이 용이함 • CT 이미지에 선량분포를 직접 나타낼 수 있는 자료를 제공함 • 3차원치료 및 고난이도 방사선 치료계획이 가능함 • 영상재구성에 의한 정확한 조사야 확인이 가능함 • CT 모의치료를 진행할 경우 전산화치료계획을 통해 선량체적히스토그램(DVH) 평가가 가능함

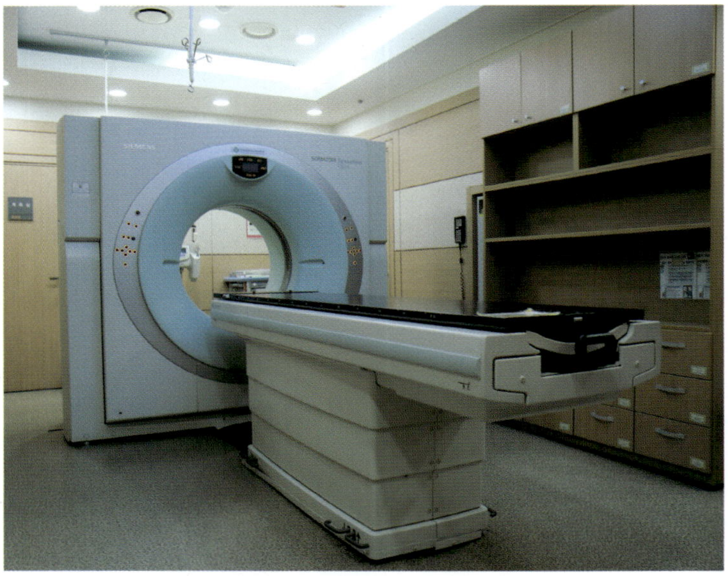

전산화단층모의치료기

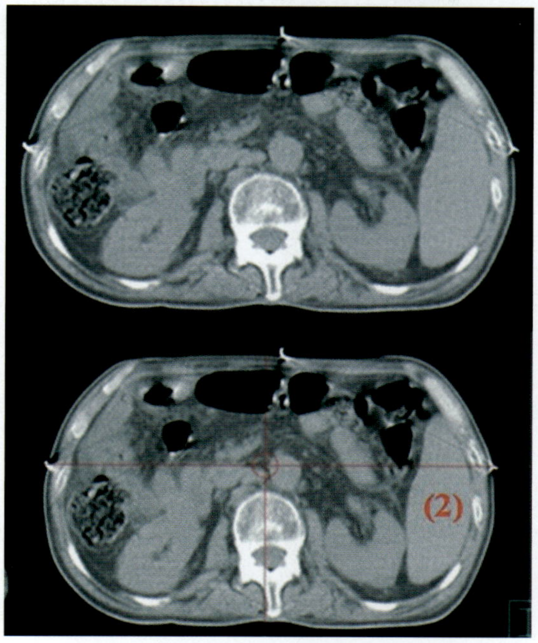

Angio Keeper 이용한
Isocenter(등중심점) 설정

MEMO

모의치료(Simulation)

4. 고정용구(Immobilization Devices)

목 적	• 방사선치료 시 환자 자세 재현성 유지를 목적으로 사용함 • 암 환자 치료 부위에 따라 다양한 종류 고정용구를 선택적으로 적용함
종 류	• 베개, 무릎받침, 발목받침, Breast Board, Wing Board, MeV-Green, Vac-lok, 열가소성 마스크(Thermoplastic Mask), 마우스피스 등
특 징	☞ 고정용구는 빔 감약에 최소화는 재질을 사용함(폴리우레탄, 탄소섬유 재질 등) ① 열가소성플라스틱마스크(Thermoplastic Mask) • 두부 및 두경부 환자를 대상으로 사용(흉, 복부, 골반 등에도 사용하는 경우도 있음) • 열가소성플라스틱마스크(Thermoplastic Mask)는 환자 얼굴 및 목 부위에 표시를 하지 않아 개인 사생활을 보호할 수 있음(단점 피부선량 증가함) ② Wing Board • 흉,복부 환자로 사방향 조사시 팔로 인해 빔 감약이 발생할 수 있는 부분을 고려함 ③ Breast Board • 유방암 방사선치료 시 접선조사 방식을 적용하기 위해 사용함 ④ 경화성 발포제(MeV-Green) • A, B 용액을 섞은 후 흔들면 부피가 부풀어 올라 환자를 고정시키기 위해 사용함 • 재사용 불가 ⑤ Vac-lok • 진공기를 이용하여 공기를 흡입시킨 후 폼을 형성하여 고정시키는 방법임 • 재사용이 가능함 ⑥ 마우스피스는 두경부암 치료 시 혀를 보호하기 위해 사용함 ⑦ 턱받침은 주로 뇌척수조사(CSI) 환자 및 엎드려서 치료받는 환자를 대상으로 사용함

MEMO

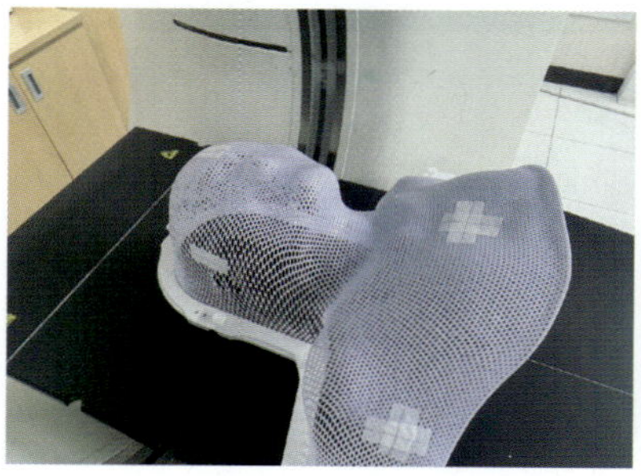

Thermoplastic Mask

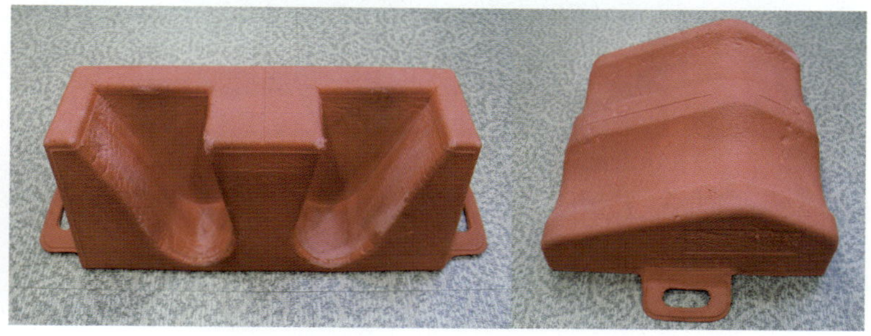

Ankle & Knee Pillow

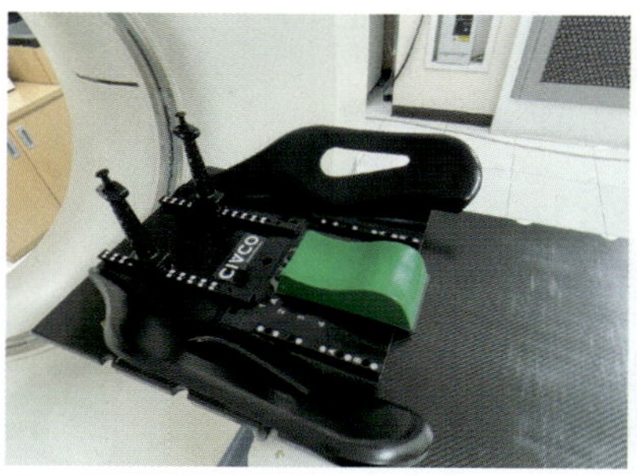

Wing Board

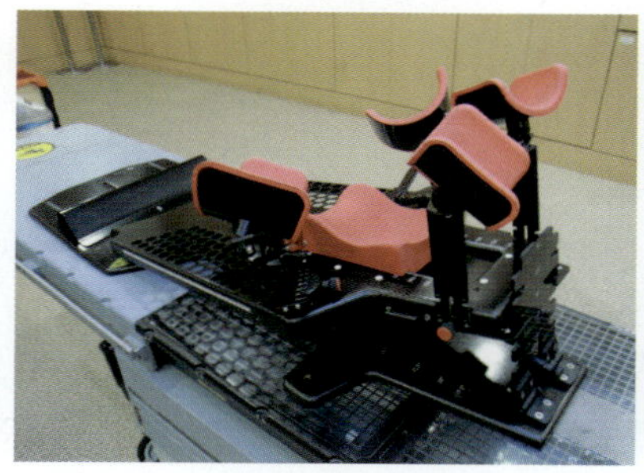

Breast Board

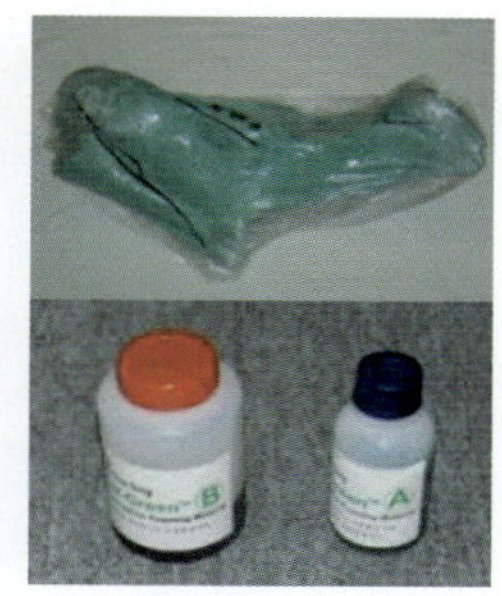

MeV-Green

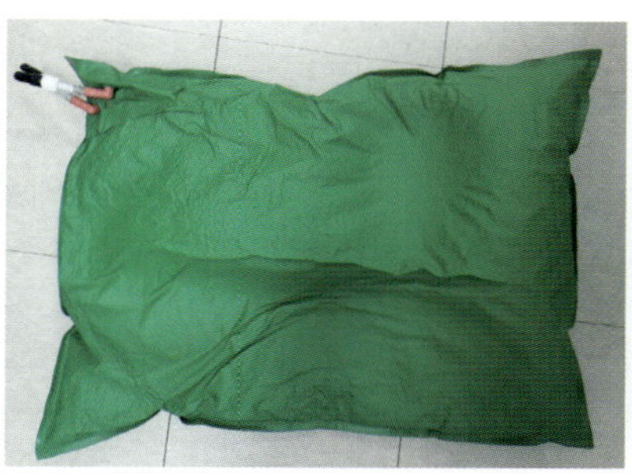

Vac-lok

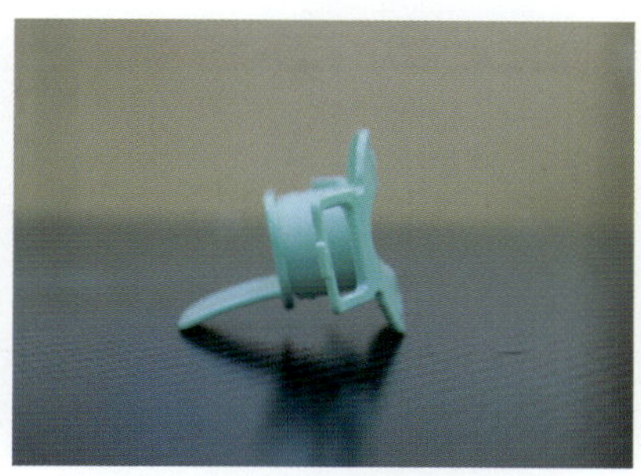

Mouth Piece

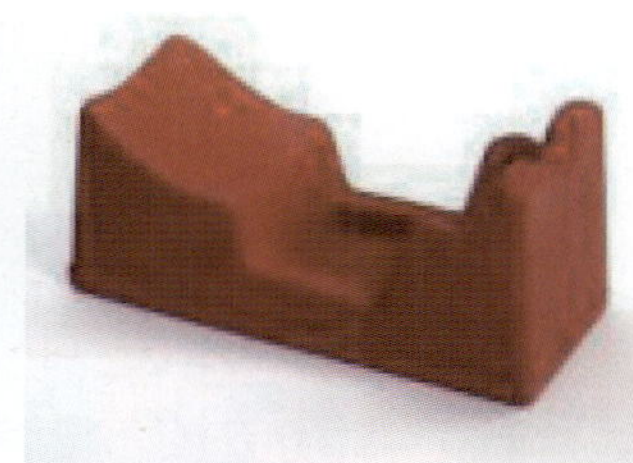

Chin Pillow

MEMO

모의치료(Simulation)

5. DRR, REV, BEV

구분	내용
목 적	• 전산화단층촬영 장치를 이용해 스캔한 영상을 가상의 엑스선 영상으로 재구성한 것임 • 단순모의치료기에서 얻은 영상을 대체해서 방사선이 조사되는 방향에서 얻은 보이는 이미지(Portal Image)를 통해 정확한 치료 부위를 확인하기 위한 기법임
종 류	• Digital Reconstructed Radiography : DRR) 전산화단층촬영으로 스캔한 영상을 일반적인 셋업 기준으로 사용하는 이미지 • Room's Eye View(REV) 치료계획 시 만들어진 DRR영상으로 치료실 문을 열었을 때 보이는 모습 • Beam's Eye View(BEV) 치료계획 시 만들어진 DRR영상으로 방사선치료 시 빔이 들어갈 때 보이는 모습
특 징	• 디지털영상재구성영상(DRR)은 전산화단층촬영으로 스캔한 영상(Axial Image)을 원하는 방향, 즉 전후방향(AP) 또는 측면방향(LAT)으로 영상재구성을 통해 표현된 것임 • 디지털영상재구성영상(DRR)은 영상은 환자나 기관의 움직임을 정확하게 보정할 수 없으며, 영상의 단면 두께가 촘촘하지 못해 해상력이 낮음 • REV 영상은 치료실에 문을 열고 들어갔을 때 나타나는 모습으로 치료 장비의 겐트리 회전 및 치료 테이블 회전 유, 무를 알 수 있음 • BEV 영상은 빔이 들어갈 때 모습을 보여주고 있는 것으로 겐트리 회전 및 치료 테이블 회전, 정상조직, 종양조직, 조사야, 콜리메이터 각도 및 차폐 부위까지 알 수 있음 ☞ BEV는 디지털영상재구성영상(DRR)에서 조사되는 방향을 나타낸 것을 숙지하기 바람

MEMO

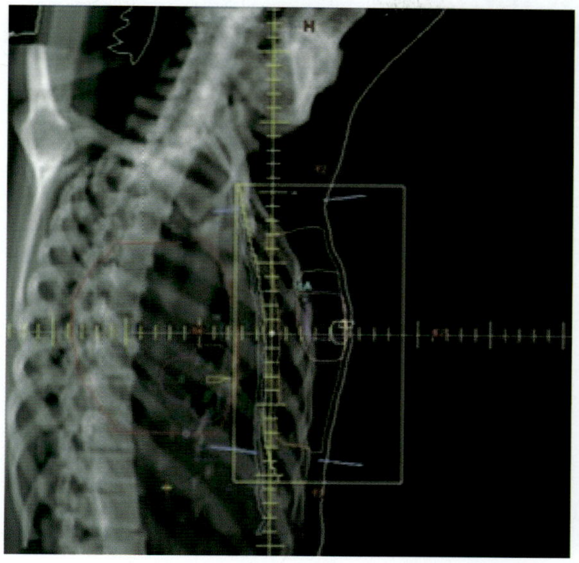

DRR영상

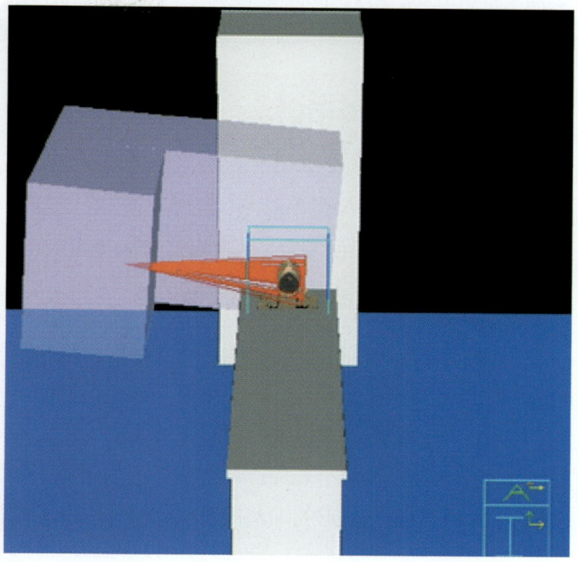

REV영상

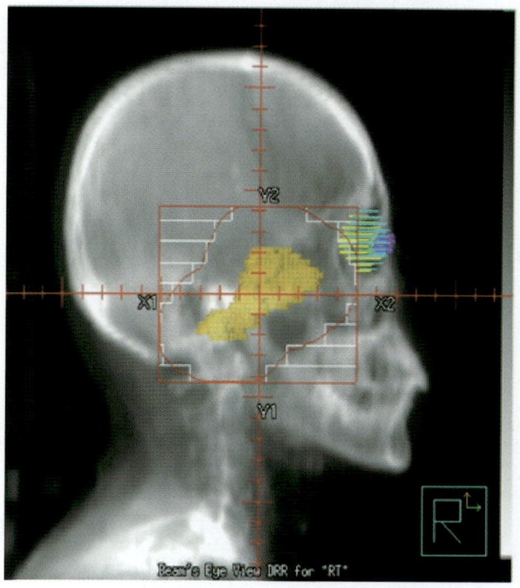

BEV영상

MEMO

차폐(Shielding)

1. 차폐(Shielding)

목 적

- 방사선치료 시 종양 주변에 인접한 정상조직에 조사되는 선량을 최소화하기 위해 사용하는 것으로 치료 중에 발생하는 산란 또는 확산을 방지하여 정상조직에 불필요한 피폭을 줄이기 위해 사용하는 부속 기구

종 류

- X선, 전자빔 차폐체, 다엽콜리메이터(MLC), Binary MLC(토모치료기), 양성자 차폐체

특 징

① 완전차폐

- 입사된 빔의 선질과 투과율에 따라 최초에서 최소 95% 이상 차폐를 의미함
- 100%에서 95% 이상 감소시키기 위해서 최소 4.5~5 반가층(HVL) 필요함

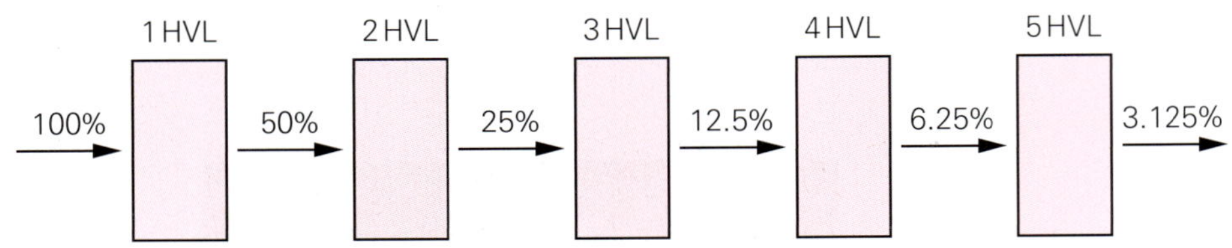

② 반가층(HVL)

- 최초 강도에서 1/2로 줄어드는 어떤 재질의 두께를 말함
- 재질에 따라 반가층 두께가 달라지므로 두께 뒤에 재질을 함께 붙임(예 : 1.2 cmPb)

③ 차폐체 재질 비교

- 순수납(Pb)과 저용융점 납합금 비교
  순수 납(Pb)은 녹는점이 높아서 가공하기가 어려워 저용융점납합금을 사용함
- 저용융점 납합금(Lipowitz's Metal, 상품명 Cerrobend Alloy)
  성분 : Bi(50%) + Pb(26.7%) + Sn(13.3%) + Cd(10%)
  특징 : 70℃에 쉽게 녹고 굳힐 수 있는 장점이 있으나, 순수 납(Pb)과 동일한 차폐 효과를 위해 순수 납(Pb)을 적용한 두께보다 20%를 추가해야 함
  (예시) 순수 납(Pb) 완전 차폐 두께 6 cmPb인 경우, 저용융점납합금 최소 7.2 cm 이상
  (설명) 순수 납(Pb) 완전 차폐 두께 6 cmPb는 1반가층 두께가 1.2 cmPb
  5반가층에서 완전 차폐 두께 6 cmPb 20% 두께를 보정할 경우
  순수납 완전차폐 두께 6 cm + 1.2 cm(20% 보정) = 7.2 cm 이상

④ 비확산형(Straight) 차폐체와 확산형(Divergent) 차폐체

- 비확산형(Straight) 차폐체는 투과 공간의 윗면과 아랫면의 두께가 동일해서 기하학적 퍼짐을 고려하지 않고 제작하여 확산형 차폐체에 비해 차폐효율이 낮음
- 확산형(Divergent) 차폐체는 윗면은 좁고 아랫면이 넓어 빔 확산을 고려해서 제작하여 주로 확산형(Divergent) 차폐체 사용함

특 징

- X선을 이용한 차폐체의 경우 대부분 확산형 차폐체를 주로 사용하고, 응급환자 또는 차폐체 제작이 어려운 경우 업체에서 제작된 비확산형 차폐체를 사용함

☞ X선 차폐체를 사용하기 위해서 아크릴 재질 음영반(Shadow Tray) 사용함

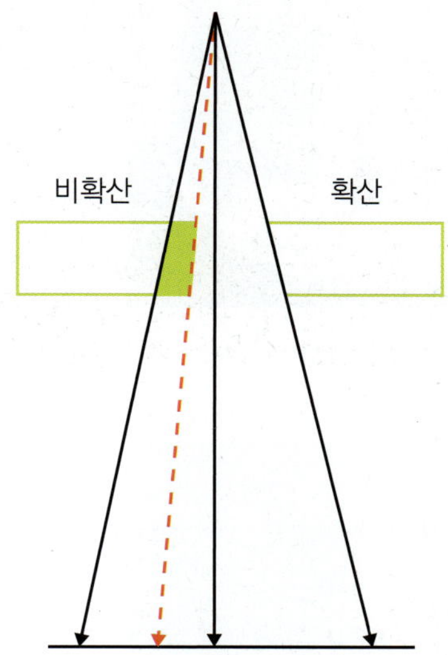

⑥ 차폐체(Block)와 다엽콜리메이터(MLC) 비교

- 다엽콜리메이터(MLC)는 차폐 모양에 대한 제한성을 극복하여 부정형(否定形) 조사야를 만들 수 있는 장점으로 사용함
- 여러 개 leaf으로 구성되어 있으며, 장비별 특성에 따라 leaf 크기는 다르고 빔 조사방향에 따른 차폐 모양을 자유롭게 구동할 수 있는 것이 차폐체와 차별화됨

☞ 단, 차폐효율은 차폐 블럭이 다엽콜리메이터(MLC)보다 우수함(매우 큰 차이는 아님)

MEMO

차폐체 종류

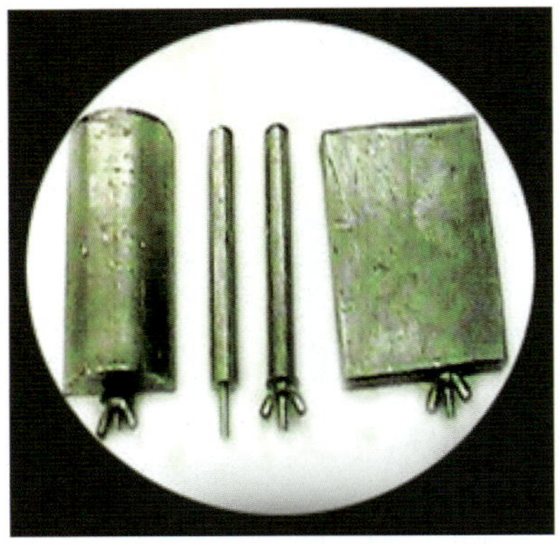

비확산형(Straight) X선

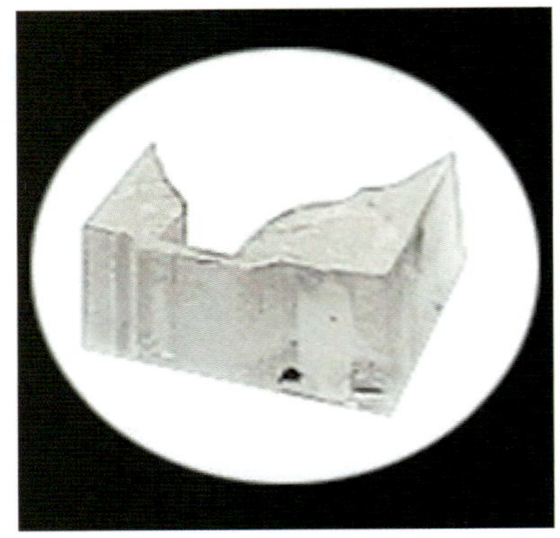

확산형(Divergent) X선

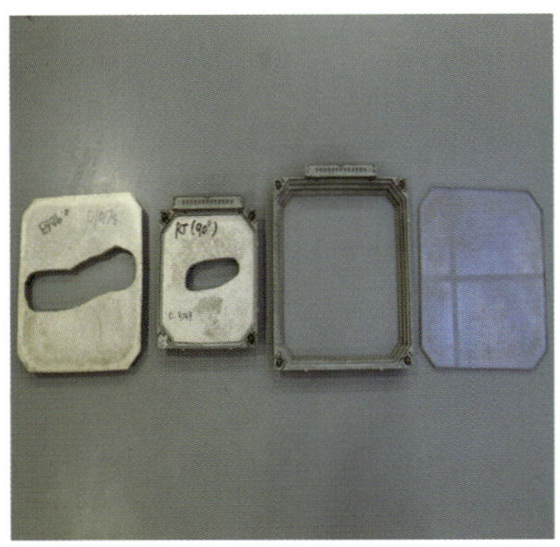

전자빔 차폐체(정사각형)

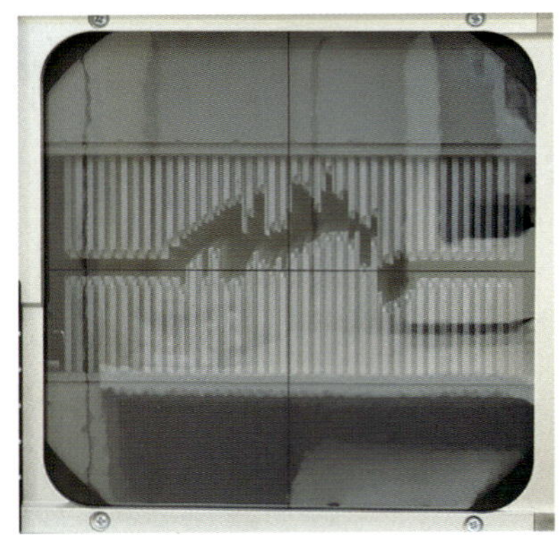

선형가속기 다엽콜리메이터

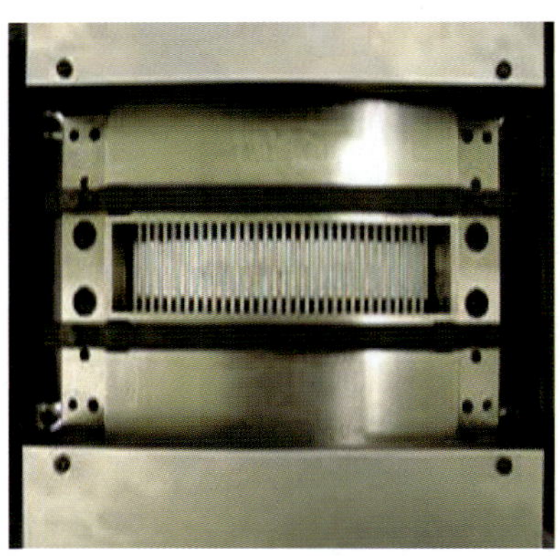

토모치료기 Binary MLC

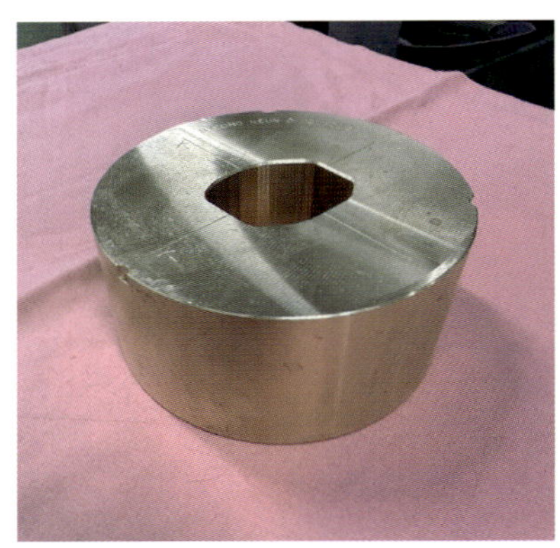

양성자 차폐체(황동)

☞ 전자빔 차폐체는 두께가 얇고 사용 시 전자선 콘에 장착해서 사용함

MEMO

선형가속기(Linear Accelerator)

1. 선형가속기 구조 및 부품 기능

목 적	• X선 또는 전자빔 발생 시 각각 사용하는 부품 분류를 할 수 있음 • 고에너지 또는 저에너지 발생 시 사용하는 부품을 분류하는데 도움을 주고자 함
구 성	• ① Modulator Cabinet ② Drive Stand ③ 가속관부 ④ 치료테이블 ⑤ 조정실 ☞ Drive Stand와 가속관부를 통칭하여 겐트리라고 명칭함
특 징	• 선형가속기(LINAC)는 방사선치료를 위해 가장 많이 사용하는 치료 장치로 고에너지 전자를 가속시켜 X선 또는 전자빔을 발생함 • 각각의 선질 특성으로 인체에 분포된 암을 다양한 에너지로 선택해서 치료하는 장치 ☞ 선질 및 에너지 크기별 분류로 각각 사용하는 부품에 대한 명칭 및 기능을 반드시 정리해야 함

선형 가속기 분류

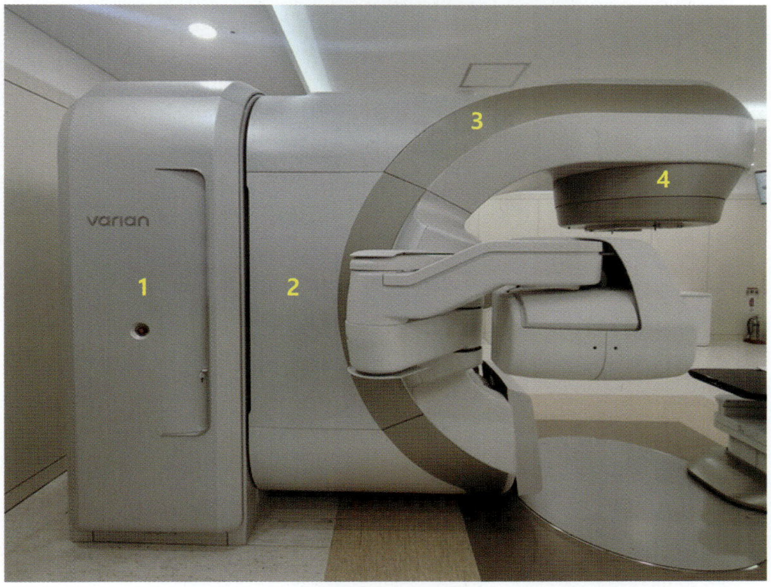

선형가속기 구조

① 고에너지 또는 저에너지 발생 파트 : 1, 2, 3번

② X선 또는 전자빔 발생 시 사용하는 파트 : 4번

※ 장비 파트별 주요 부품 정리

1) 고주파발진부(1번과 2번) : 마그네트론, 클라이스트론, 도파관

① 마그네트론 : 저에너지 고주파 발생 시 사용(저에너지용)

② 클라이스트론 : 고에너지 고주파 증폭 시 사용(고에너지용)

③ 도파관 : 주파수를 이동시키는 경로(마그네트론 및 클라이스트론 공통 사용)

선형 가속기 분류

2) 가속관부(3번) : 전자총, 정재파형가속관, 진행파형가속관, 편향전자석

① 전자총 : 가속관부 제일 첫 부품으로 전자를 발생하는 역할(고, 저 에너지 모두 사용)

② 정재파형 가속관 : 저에너지용 가속관(인체 방향과 수직으로 가속관 길이가 짧음)

③ 진행파형 가속관 : 고에너지용 가속관(인체 방향과 수평으로 가속관 길이가 길다)

④ 편향전자석 : 진행파형 가속관이 인체와 수평으로 되어 있어 가속된 전자 방향을 90° 또는 270° 변경하기 위해 사용(진행파형 가속관과 함께 사용)

3) 조사헤드부(4번)

① 타겟　② 1차콜리메이터　③ 편평화여과기　④ 산란박막
⑤ 이온전리함　⑥ 2차콜리메이터(Jaw)　⑦ 다엽콜리메이터(MLC)

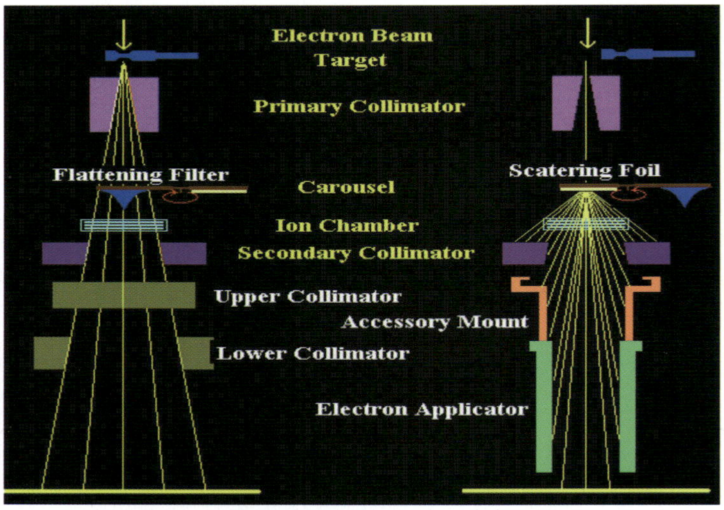

4) 조사헤드부는 X선 또는 전자빔 발생을 위해 사용함

5) X선 발생 시 사용하는 부품(산란박막만 사용하지 않음)

① 타겟　② 1차콜리메이터　③ 편평화여과기
④ 이온전리함　⑤ 2차콜리메이터(Jaw)　⑥ 다엽콜리메이터

6) 전자빔 발생 시 사용하는 부품

① 1차콜리메이터　② 산란박막　③ 이온전리함　④ 2차 콜리메이터

☞ 모든 전자빔 치료 시 전자선 콘 사용(단, 전신피부전자빔조사에서 사용하지 않음)

7) 편평화여과기, 산란박막은 Carousel에 함께 위치하며 가속된 전자가 타겟에 부딪쳐서 편평화여과기로 이동하고, 그렇지 않으면 전자가 산란박막을 통과하도록 회전함

☞ 예) 고에너지 X선 발생 시 사용하는 부품 정리(위의 내용을 다시 정리)

고에너지(1번+2번+3번)

① 클라이스트론　② 도파관　③ 전자총　④ 진행파형가속관　⑤ 편향전자석

X선 발생(4번 조사헤드부에 해당됨)

① 타겟　② 1차콜리메이터　③ 편평화여과기
④ 이온전리함　⑤ 2차콜리메이터(Jaw)　⑥ 다엽콜리메이터(MLC)

선형 가속기 부품 정리	고주파 발진부	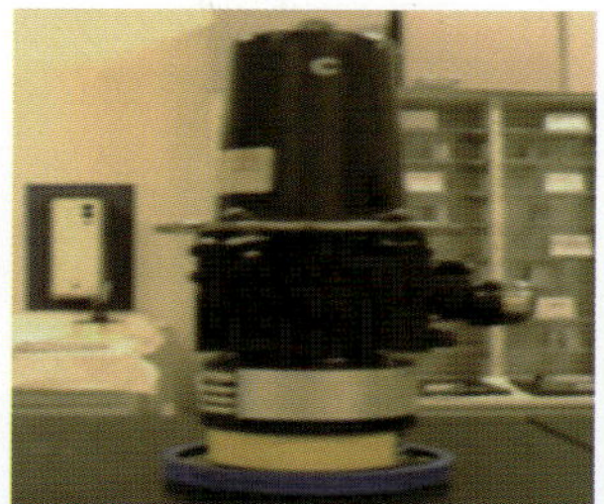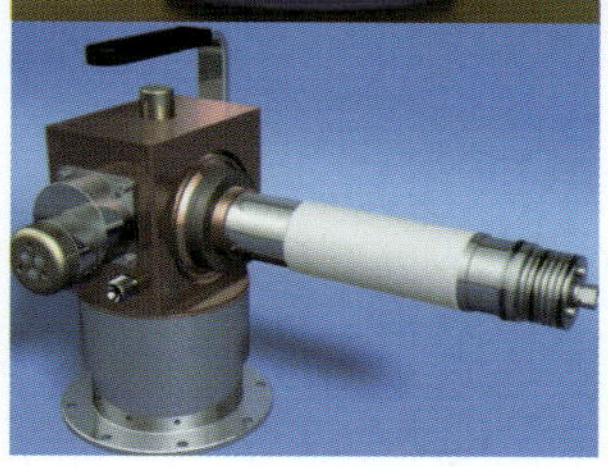	(명칭) 마그네트론 1. 저에너지 고주파를 발생 시 사용함 2. 장점은 소형이고 조작이 간단하며 가격이 저렴함 단점은 클라이스트론에 비해 수명이 짧고 출력 안정성(Output Stability)이 떨어짐
		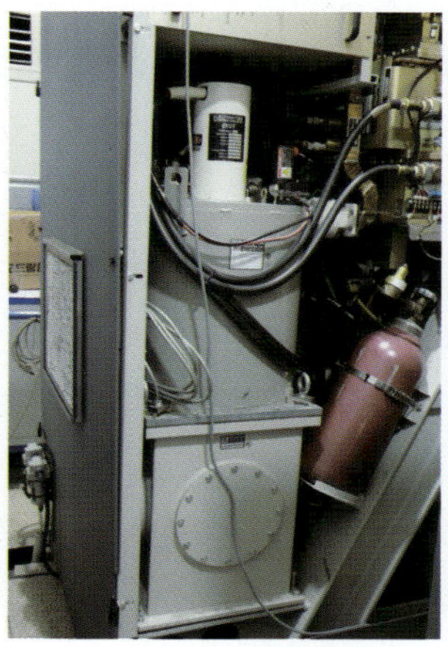	(명칭) 클라이스트론 1. 고에너지 고주파를 증폭 시 사용함 2. 수명이 길고 출력 진동수가 안정. 대출력을 얻어 이중 에너지 광자빔 장비에 적용함
		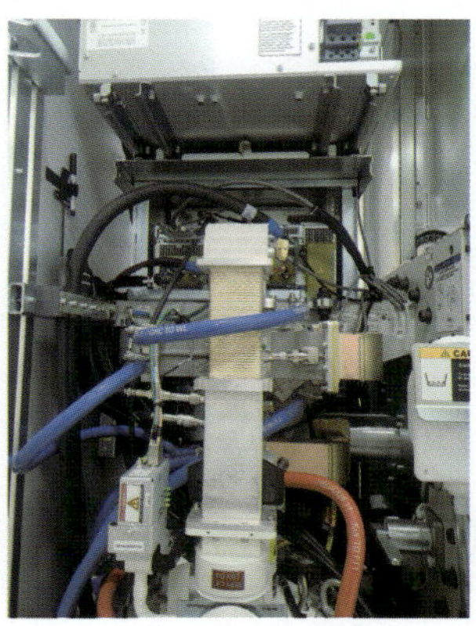	(명칭) 도파관 1. 발생된 고주파를 가속관으로 보내주는 역할 2. 에너지 손실 최소화를 위해 구리 재질 사용함
	가속관부	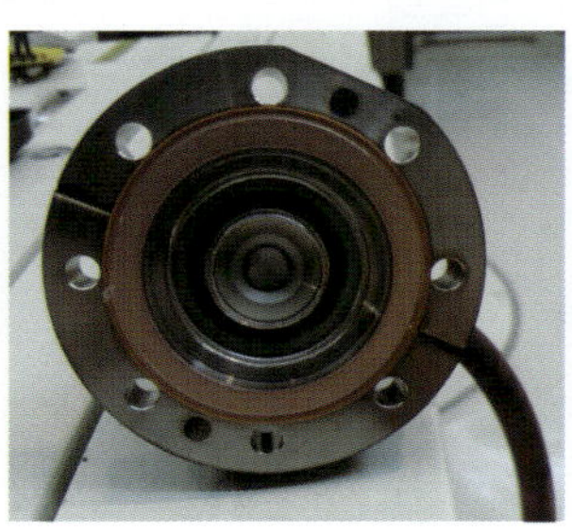	(명칭) 전자총 1. 전자를 발생시키는 역할 2. 가속관부 첫 부품에 해당됨

선형 가속기 부품 정리			
선형 가속기 부품 정리	가속관부	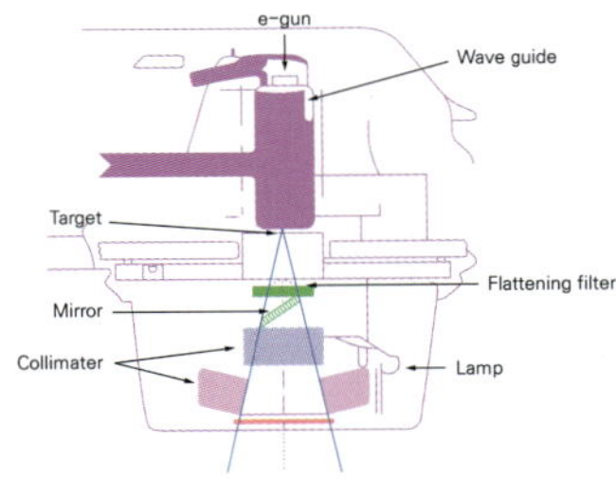 	(명칭) 정재파형 가속관 1. 저에너지 발생하는 선형가속기에서 사용함 (4 MeV 이하 선형가속기에서 사용) 2. 인체 방향과 수직으로 가속관 길이가 짧음 (전자총에서 타겟까지 약 30 cm 정도)
	가속관부	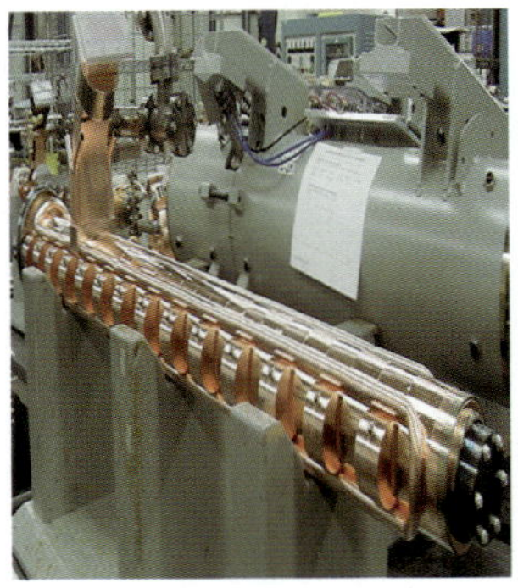	(명칭) 진행파형 가속관 1. 고에너지용 발생하는 선형가속기에서 사용함 2. 인체와 수평으로 가속관 길이가 긺 3. 항상 편향전자석과 함께 사용함 4. Regular와 Buncher Part로 분류함
	가속관부	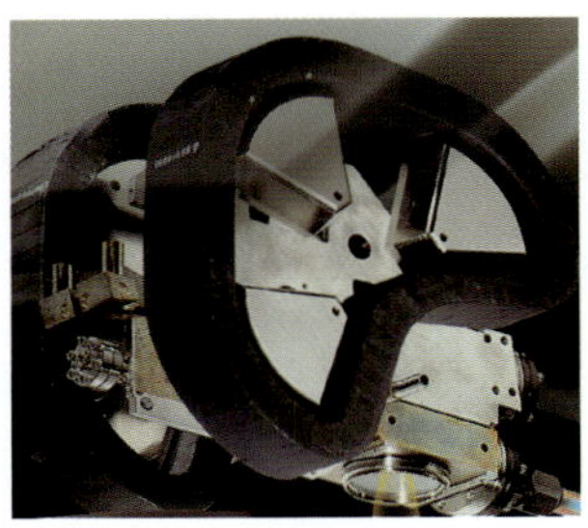	(명칭) 편향전자석(90° 또는 270°) 1. 가속된 전자가 궤도에서 방향을 변경할 경우 이탈하지 않도록 하는 역할을 진행함 2. 진행파형가속관 사용 시 함께 사용함
	조사 헤드부	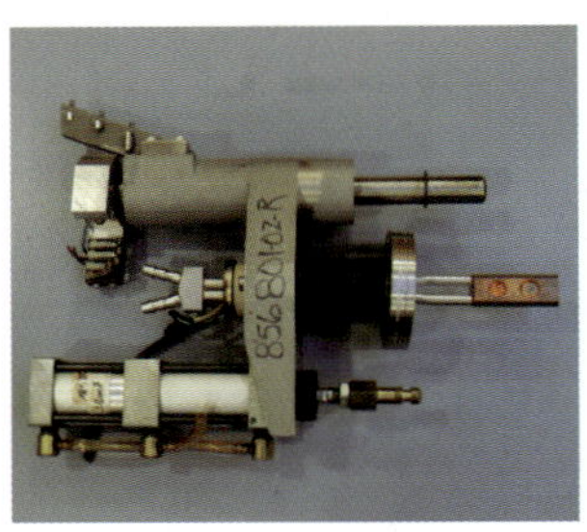	(명칭) 타겟 1. X선 치료 시 사용함 2. 사이즈 : 1~3 mmø Cf) ^{60}Co 치료장치 : 1~3 cmø (반음영이 ^{60}Co보다 선형가속기가 작음)
	조사 헤드부	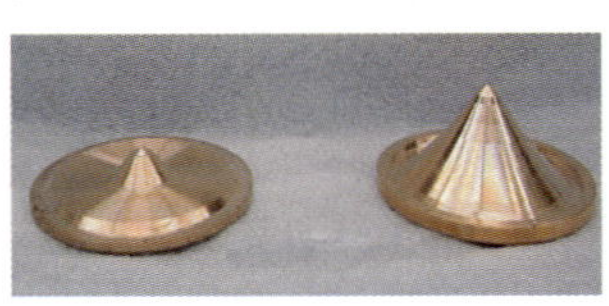 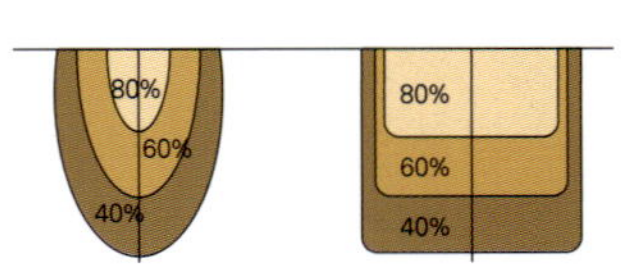 사용하지 않았을 때 / 적당한 필터를 사용하였을 때	(명칭) 편평화여과기 1. X선 치료 시 사용함 2. 선속의 강도를 균등하게 하기 위해 사용함 ☞ Horn현상 : 편평화여과기 사용으로 중앙부보다 측면부에서 선량이 증가하는 현상 ☞ 편평화여과기를 사용하지 않는 치료 장치 : ① 토모치료기 ② 사이버나이프 ③ 트루빔 선형가속기

선형 가속기 부품 정리	조사 헤드부		
		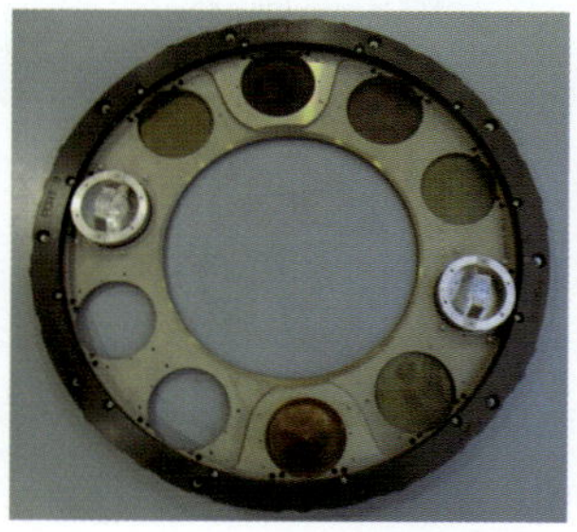	(명칭) 산란박막 1. 전자빔 치료 시 사용함 2. 전자빔 산란, 확산으로 균등한 선량 분포가 목적 ☞ 원판을 Carousel 부르며, 가속된 전자가 타겟에 부딪히면 편평화여과기로 이동하고, 그렇지 않으면 전자가 산란박막을 통과하며 회전함
		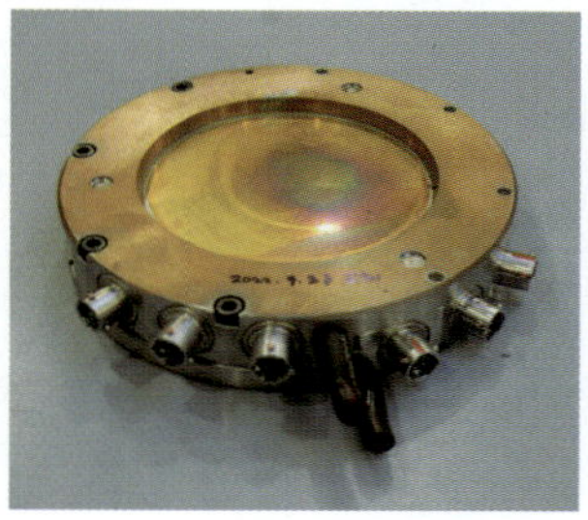	(명칭) 이온 전리함 1. X선 및 전자빔 발생 시 모두 사용함 2. 좌우 2개 1쌍으로 되어 있음 3. 역할 : ① 출력 ② 선량률 ③ 평탄도 ④ 대칭도
		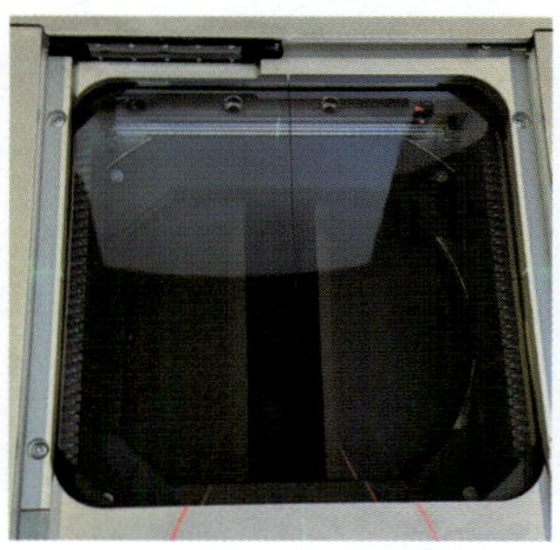	(명칭) 2차콜리메이터(Jaw) 1. 기하학적 조사영역 조사야 설정 시 사용함 2. 조사야 크기 및 동적쐐기필터(EDW) 역할 수행함 ☞ 동적쐐기필터(EDW) 역할을 다엽콜리메이터(MLC)가 작동하고 있지 않다는 것을 기억하기 바람
		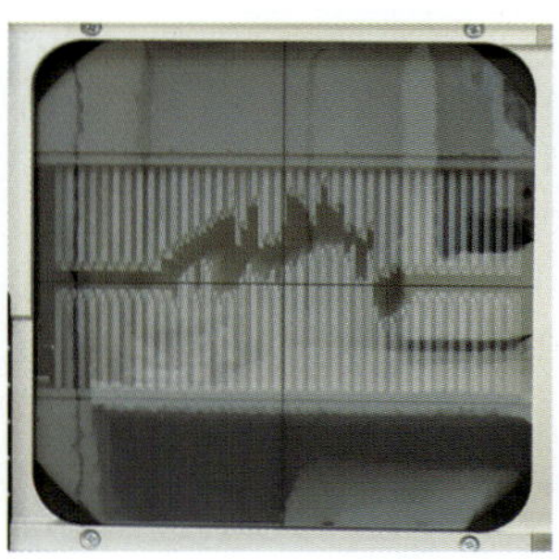	(명칭) 다엽콜리메이터(MLC) 1. X선 치료 시 사용함 2. 정상조직을 차폐하기 위해 차폐 블럭을 대신해 차폐 모양에 대한 제한성을 극복하여 부정형(否定形) 조사야도 만들 수 있는 장점 3. Block + MLC를 함께 사용하는 경우도 있음

MEMO

전신방사선조사(Total Body Irradiation)

1. 전신방사선조사(Total Body Irradiation)

목 적	• 골수 이식 진행하기 전에 시행하는 준비과정으로 새로운 골수가 이식된 이후 환자에게 발생할 수 있는 부작용을 최소화하고자 면역기능을 억제하여 환자의 상태를 조절하기 위한 방법임 • 의료기관에 조혈모세포이식병동이 있는 경우에만 시행할 수 있음
과 정	• 방사선치료 장치에서 가능한 최대 조사야로 환자 전신이 포함될 수 있도록 할 것 • 환자는 면역력이 약한 상태이므로 감염 위험을 줄이며 환자 셋업 진행함
특 징	① 환자는 눕거나 무릎을 구부려 환자 자세 진행함 ② 환자 부위별 두께를 측정하여 환자의 중심축(배꼽)을 기준으로 선량 처방을 진행함 ③ 다이오드, MOSFET, TLD 등을 이용하여 입사선량과 출사선량을 측정하고 각 부위별(머리, 목, 가슴, 골반 선량 분포를 균등할 목적으로 조직보상필터를 사용함) 조직보상필터 : 겐트리 헤드부에 장착(재질 : 두랄루민, 납, 알루미늄 등) ④ 일반적으로 Long SAD법으로 3~5 M 거리로 좌우 대향 2문조사 방식으로 진행함 ⑤ 선량률은 최대한 낮게 조사하여 생물학적 효과까지 고려함 ⑥ 방사선으로부터 발생하는 폐에 부작용을 줄이기 양 팔은 가슴에 위치함 ⑦ 방사선 조사기간 : 최소 2~3회 진행 ⑧ 빔스포일러(Beam Spoiler) : 피부표면선량 증가시키기 위해 사용함 ☞ 토모치료기를 이용하여 전신방사선조사(T.B.I) 가능함

MEMO

자세 영상

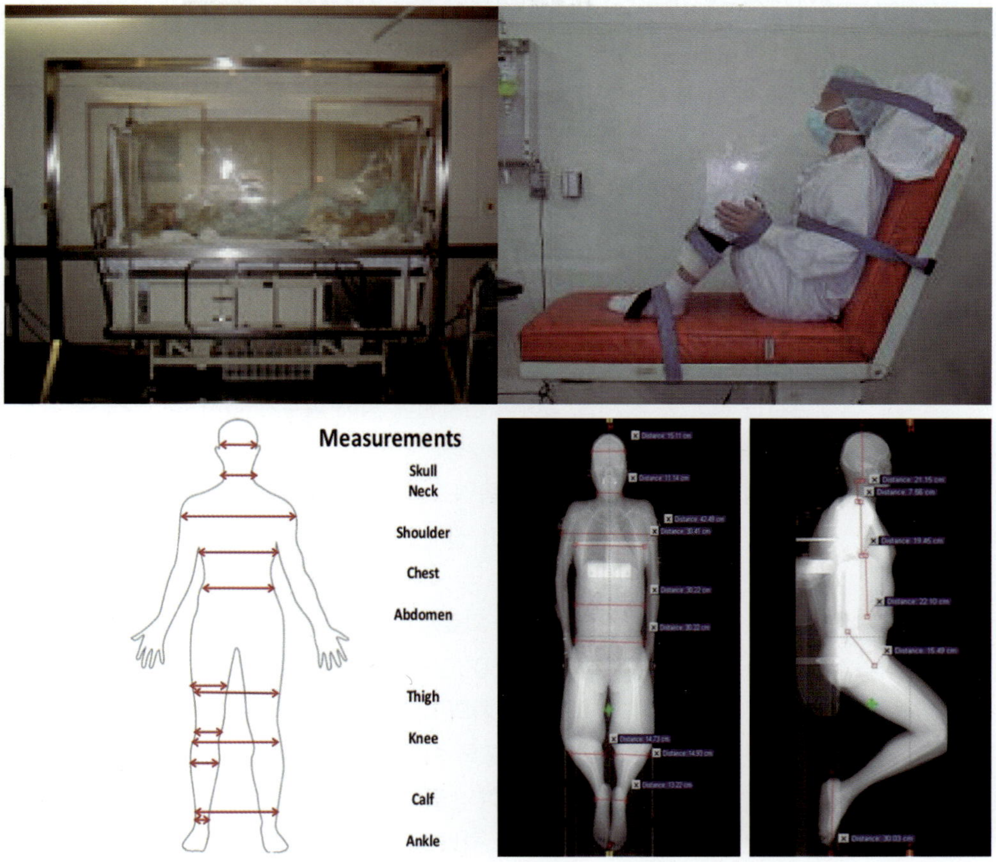

환자 셋업 영상

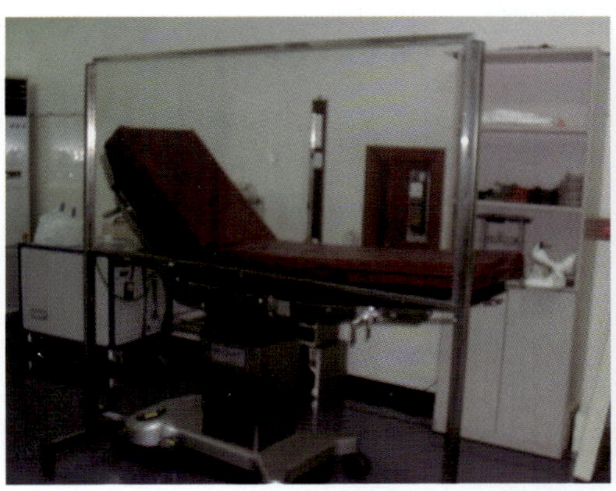

빔 스포일러

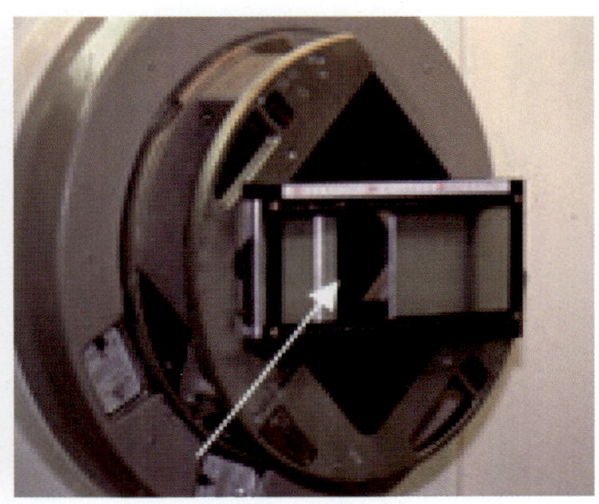

조직보상필터

MEMO

전신피부전자선치료(Total Skin Electron Irradiation)

1. 전신피부전자선치료(Total Skin Electron Irradiation)

목 적	• 악성종양인 균상식육종, 피부림프종 환자를 대상으로 전자빔을 이용하여 방사선치료를 진행하는 과정으로 선형가속기를 이용하여 치료에 적용하고 있음
과 정	• 방사선치료 장치에서 가능한 최대 조사야로 환자 전신이 포함될 수 있도록 해야 함 • 방사선을 조사할 경우 피부에 대한 반응이 민감하므로 피부 반응을 체크해야 함
특 징	① 환자는 서 있는 자세를 취하여 전자빔에 의해 피부가 겹쳐지지 않도록 팔, 다리를 벌려서 환자 자세를 취함 ② 전자빔을 사용하기 때문에 제동엑스선 발생으로 인해 엑스선 오염이 부여되므로 이를 주의하여 선량 부여를 진행해야 하고, 신체표면 및 감수성이 높은 장기 안구(수정체), 손톱 및 발톱에 대한 차폐를 해야 함 ③ Long SSD법이며, 대표적인 치료자세는 Stanford법으로 3~5 M 거리로 360° 회전하며 조사하는 방식 총 6개 방향을 60° 간격으로 1일차에 120° 간격 3개 방향(1개 방향당 2회 조사)으로 치료하고 2일차에는 1일차와 다른 120° 간격 3개 방향(1개 방향당 2회 조사)으로 조사하여 전신에 균등하게 분포하도록 치료하는 방식임 ④ 선량률은 최대한 높게 조사하여 생물학적 효과까지 고려함 ⑤ 방사선 조사기간 : 일반적으로 최소 10회 이상 진행하지만 환자마다 다름 ⑥ Beam Spoiler : 빔이 입사되는 방향에 피부표면선량 증가시키기 위해 사용함 ☞ 전자빔으로 치료하지만 전자빔 콘은 사용하지 않음

MEMO

자세 영상

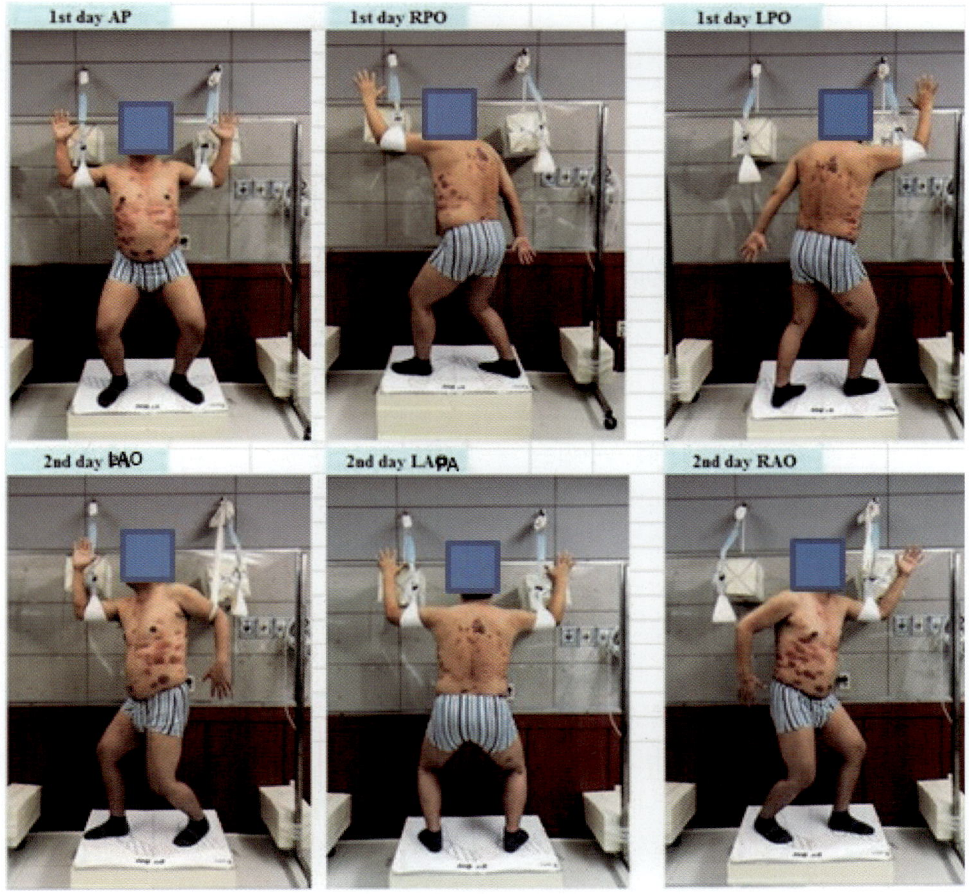

환자 셋업 영상

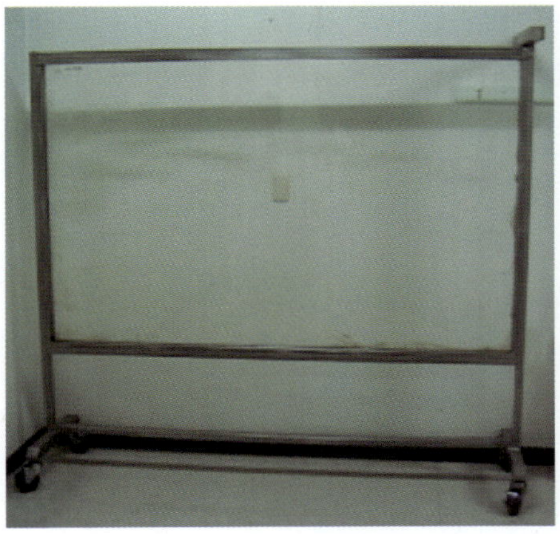

빔 스포일러

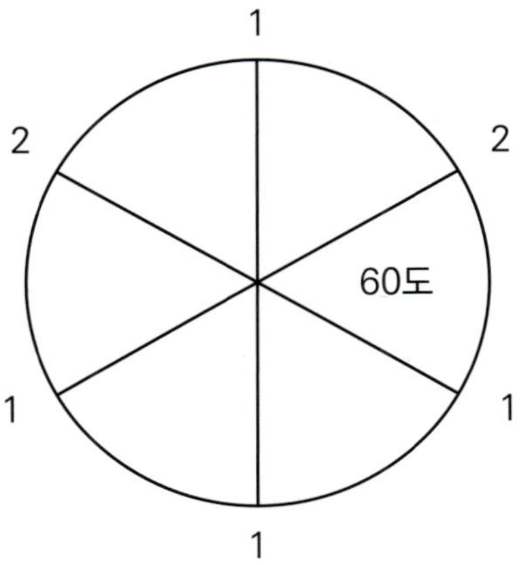

스탠포드법 환자 각도

선량분포변화기구

1. 쐐기필터(Wedge Filter)

<table>
<tr><td>목 적</td><td>• 직각 이등변삼각형 모양으로 선량 분포가 한쪽으로 치우쳐 있는 것을 전체적으로 균등하게 분포시키기 위해 사용하는 부속 기구임
• 피부 표면에서 최소 15 cm 이상 거리 유지
→ 피부보호효과(Skin Sparing Effect) 유지가 목적임</td></tr>
<tr><td>각 도 정 의</td><td>• 빔 중심축과 등선량곡선 50% 사이에 형성되는 각으로 정의함
• 빔 중심축과 10 cm 깊이 사이에 형성되는 각으로 정의함</td></tr>
<tr><td>종 류</td><td>① Individualized Wedge
출력 감소 최소화를 위해 조사야 경계를 Wedge 엷은 끝(Thin end)에 일치하는 방식으로 빔 감약을 최소화하며, ^{60}Co 장치에서 많이 사용하고 Set-Up 시간이 오래 걸림
② Universal Wedge
Wedge의 중심과 조사야 중심을 일치하는 방식으로 빔 감약이 높으며, LINAC에서 주로 많이 사용하고 Set-Up이 간편함
③ 동적쐐기필터(EDW)
2차콜리메이터(Jaw)가 한쪽 방향으로 이동하면서 Wedge 각도를 형성하는 것으로 물리적 Wedge는 아니지만 Wedge 역할을 수행함
☞ 쐐기필터(Wedge Filter)는 X선 치료 시 사용하는 것을 반드시 기억하기 바람
☞ 강도변조방사선치료를 진행할 경우 Wedge Filter는 사용하지 않음
④ Hinge angle
• 정의 : Wedge filter를 사용할 때 두방향 중심 선속이 교차하는 내각
• Wedge Angle(WA) = 1/2(180 - HA)
예) WA이 60도인 경우 HA는?
60° = 1/2(180 - HA) → 120° = 180 - HA → HA = 60°</td></tr>
<tr><td>영 상</td><td>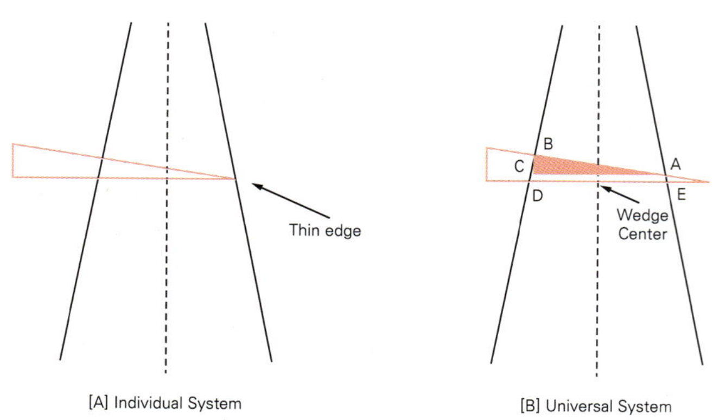

쐐기필터 종류</td></tr>
</table>

영 상

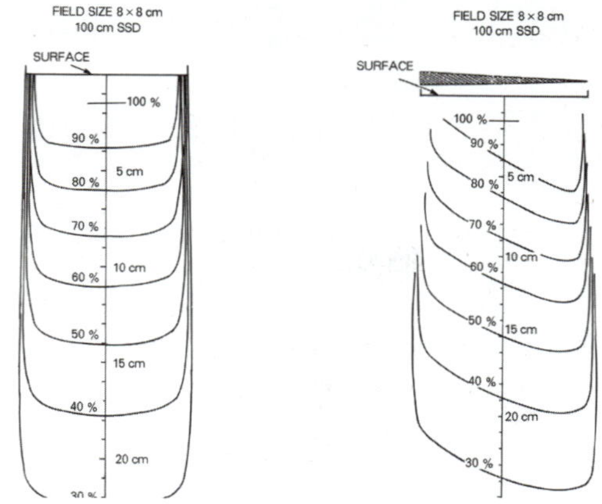

Open Field 쐐기필터 사용

쐐기필터 사용 시 등선량곡선

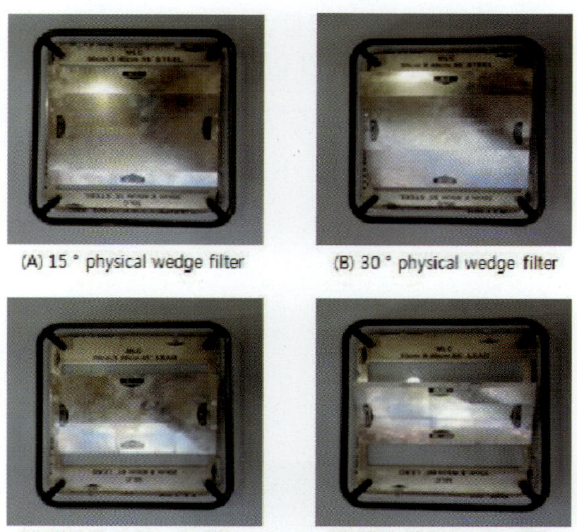

(A) 15 ° physical wedge filter

(B) 30 ° physical wedge filter

(A) 45 ° physical wedge filter

(B) 60 ° physical wedge filter

각도별 쐐기필터 종류

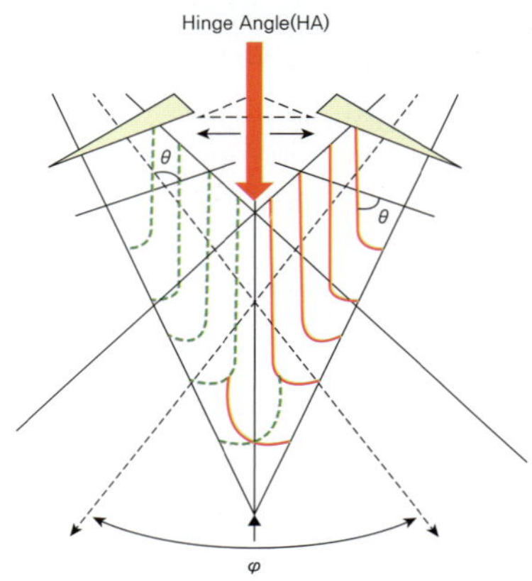

Hinge angle

선량분포변화기구

2. 볼루스(Bolus) & 조직보상필터(Compensating Filter)

목 적

- 방사선이 조사될 때 인체의 불균질부, 요철 및 굴곡진 부분이 있는 경우 선량분포가 불균등해지는 부분을 보정하기 위해 사용하는 것이 목적임
- 볼루스(Bolus)와 조직보상필터(Compensating Filter) 둘 다 모두 사용 목적은 동일함

종 류

볼루스(Bolus)	조직보상필터(Compensating Filter)
피부에 밀착시켜 사용함	피부에서 최소 15 cm 이상 거리
X선, 전자빔에 모두 사용	X선 치료 시 사용
최대선량(D_{max}) 깊이가 체표쪽으로 이동하여 피부선량이 증가함 (피부보호효과 기대하기 어려움)	피부보호효과가 유지됨

특 징

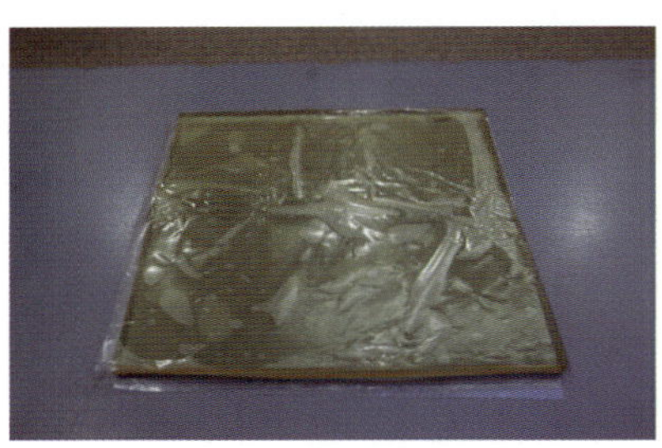

볼루스(Bolus)

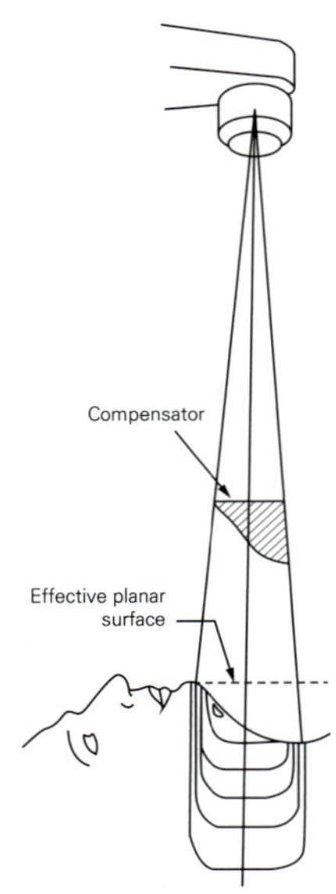

조직보상필터(Compensating Filter)

MEMO

치료확인촬영

1. 치료확인촬영(Linac Gram : L-gram)

목 적	• 방사선치료를 진행하기 전에 환자의 셋 업(Set-Up)이 모의치료과정에서 자세와 방사선치료를 시행하기 전에 치료부위, 차폐부위 및 환자 자세와 일치 여부를 확인하는 것으로 방사선치료 전 자세 확인을 시행하는 것임
특 징	① X선을 이용한 방사선치료 시 확인 가능(단, 전자빔 치료 시 치료확인 촬영 불가) ② 방사선치료기를 이용하여 셋업을 확인하므로 MV X선을 이용함 ③ 이중조사(Double Exposure)를 시행함 • 먼저 방사선이 조사되는 유효조사야로 한 번 조사 후 두 번째는 차폐체 제거 및 다엽콜리메이터(MLC)를 조사야 밖으로 넓힌 다음 한 번 더 조사하는 방식임 • 이중조사를 시행하지만 환자의 셋업을 볼 수 있으면 한 번 조사도 시행 가능함 • 과거에 필름으로 영상을 획득(고에너지로 인해 카세트에 납증감지 사용) 최근에는 전자영상포털장치(EPID)를 통해 영상을 획득하는 것이 일반적임 • 환자의 해부학적 구조 위치를 정확하게 확인하기 위해 눈금판(graticule)를 사용함 • 치료확인촬영을 위해서는 모의치료영상과 동일하게 빔이 조사되는 방향에서만 획득함 (예 : 대향 2문조사 AP/PA인 경우 치료확인촬영도 AP/PA에서 획득해야 함) ④ 코발트 60 Γ-gram과 선형가속기 L-gram 차이 구분 방법(Γ-gram이 반음영이 크다) • 조사야 경계 부분이 명확하면 L-gram • 조사야 경계 부분이 불명확하면 Γ-gram ※ 학습자들이 많이 혼동하는 부분 ☞ 치료확인촬영과 영상유도방사선치료(IGRT) 공통점이 환자 셋업을 체크하는 데 왜 분류를 나누는 것인가? ① 치료확인촬영은 모의치료 영상과 방사선치료 시 조사되는 빔 방향에서 획득한 영상을 별도로 비교하여 평가함 영상유도방사선치료(IGRT)는 모의치료영상에 치료 전 셋업 영상을 겹쳐서 확인 후 교정하는 방법까지 진행함 ② 영상유도방사선치료(IGRT)는 다양한 에너지를 선택하여 빔이 조사되는 방향이 아닌 다양한 방법으로 환자의 오차를 치료 중 또는 치료 간에 발생하는 오차까지 체크할 수 있다는 차이점이 있음

MEMO

영 상

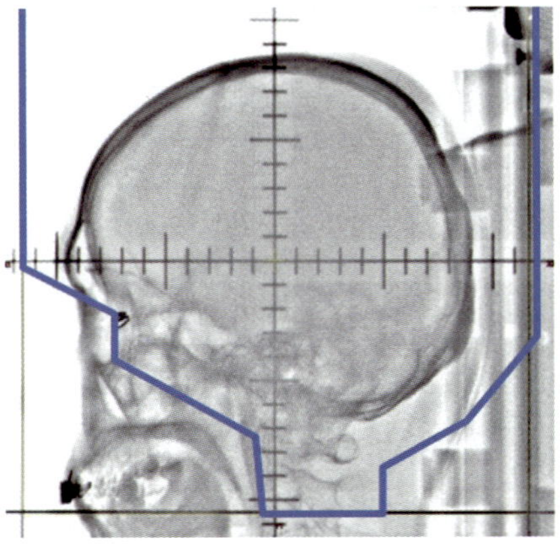

단순모의치료영상

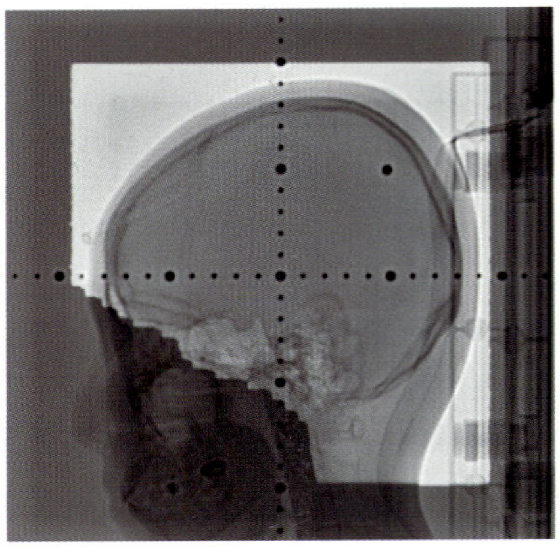

치료확인촬영영상(L-gram)

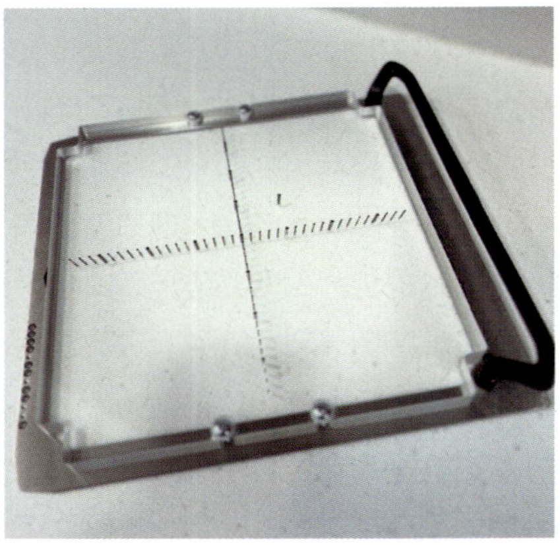

Graticule

MEMO

영상유도방사선치료(Image Guided Radiation Therapy)

1. 영상유도방사선치료(IGRT)

<table>
<tr><td>목 적</td><td colspan="2">• 방사선치료 진행하기 전 환자 셋 업(Set-Up)이 모의치료과정에서 자세와 방사선치료를 시행하기 전에 치료부위, 차폐부위 및 환자 자세와 일치 여부를 확인하는 것으로 방사선치료 전 자세 확인을 시행하는 것임</td></tr>
<tr><td>특 징</td><td colspan="2">① 치료확인촬영(L-gram)과 차이점을 반드시 기억해야 함
☞ 단, 영상유도방사선치료(IGRT)도 전자빔 치료에서는 치료확인 촬영이 불가함
② 환자의 셋업 영상을 비교하는 것을 포함한 것으로 매일매일 치료시 달라질 수 있는 인체 내부 병소부위 및 주변 장기의 움직임을 체크하는 것임
③ 치료 간 오차(Inter fractional error) : 매일매일 달라지는 환자 셋업 오차
④ 치료 중 오차(Intra fractional error) : 치료 중에 발생하는 환자 셋업 오차
⑤ 환자에게 부여하는 총선량 이외에 이미지 획득을 위한 추가적인 선량이 조사됨</td></tr>
<tr><td>종 류</td><td>선형
가속기
(LINAC)</td><td>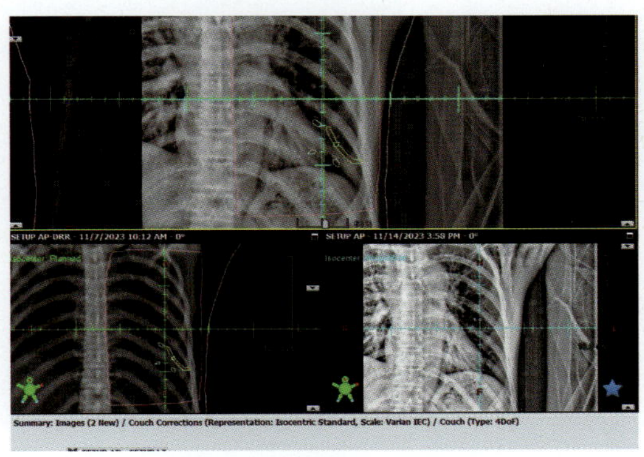
전후방향영상(AP 영상)
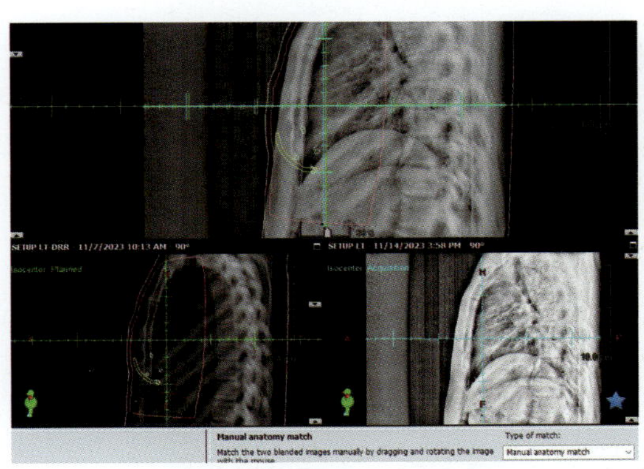
측면방향영상(LAT 영상)
• OBI(On Board Imager) : AP & LAT 이미지를 치료실에서 영상을 획득하여 CT에서 얻은 디지털영상재구성(DRR) 영상과 중첩하여 비교하여 환자 셋 업 오차 체크 후 교정하여 방사선치료를 진행함(kV에너지 사용)</td></tr>
</table>

종 류 — **선형 가속기 (LINAC)**

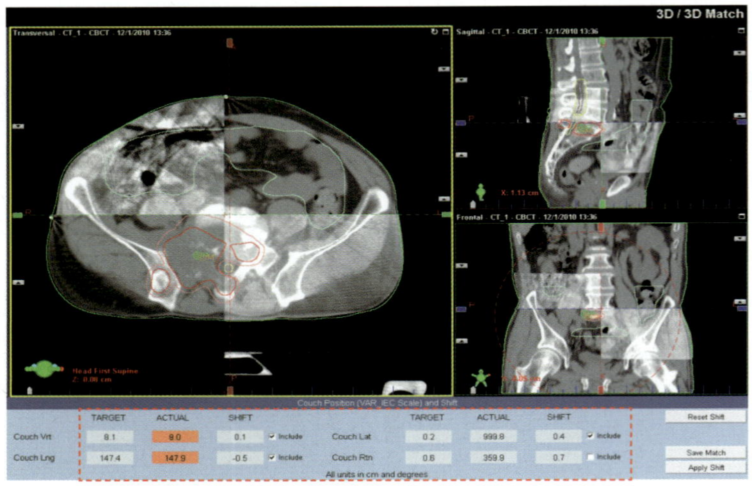

Cone Beam CT(CBCT) 영상

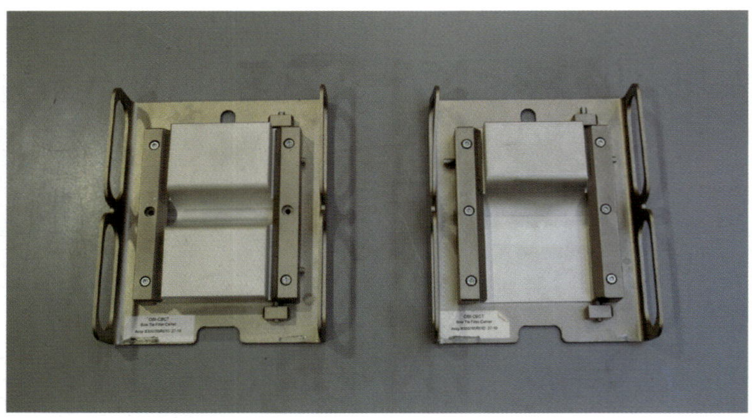

Bow-Tie Filter

- 선형가속기에 장착된 OBI(On Board Imager)로 원뿔 또는 사각뿔 형태 Cone Beam CT(CBCT)로 KV에너지로 이미지 획득함
- CBCT를 진행할 경우 알루미늄(Al) 재질인 Bow-Tie Filter 사용함

☞ Bow-Tie Filter 사용 목적

① 선질을 경화시켜 피부선량 감소

② 산란선 줄여 화질 개선

③ 검출기에 대한 과부하 감소 목적

☞ Bow-Tie Filter 종류

① Full Fan Mode

: 두경부암 전용으로 회전각도가 200°로 좁은 부위 영상 획득 시 사용함

② Half Fan Mode

: 흉,복부 및 골반 전용으로 회전각도가 360°로 넓은 부위 사용함

종 류

선형 가속기 (LINAC)

※ Tip 아래 이미지를 분석하는 방법

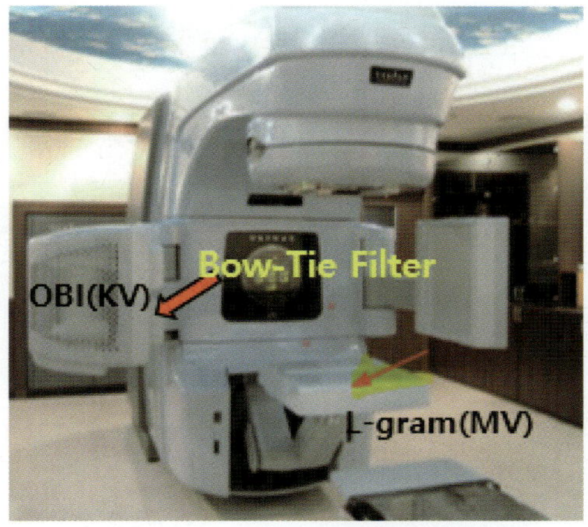

① 치료확인촬영(L-gram)용 EPID장치와 OBI 시스템 영상이 보일 경우
② 환자 자세 체크를 위한 종류를 정리하여 기억하기 바람
③ L-gram은 MV를 통해서 이미지를 획득하고, OBI 시스템은 KV를 통해 이미지를 획득한다는 것을 기억하기 바람
④ L-gram용 EPID는 MV, OBI 시스템 EPID는 KV로 이미지를 획득함
⑤ Bow-Tie Filter를 장착하는 위치를 기억하기 바람

토모 치료기 (TOMO)

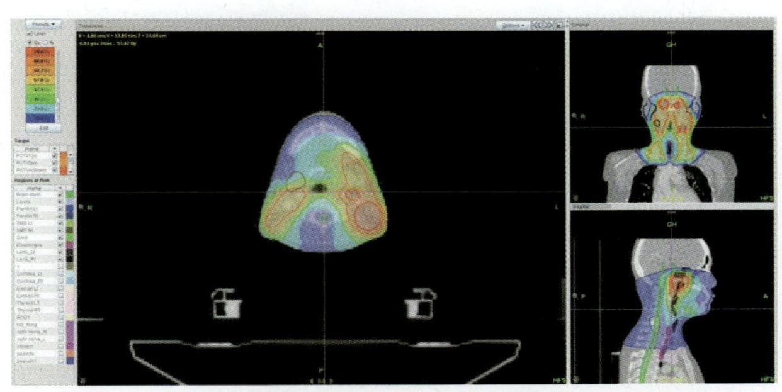

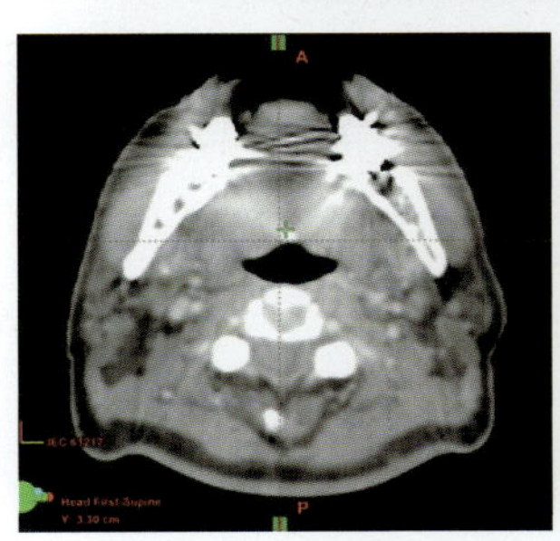

KVCT 영상

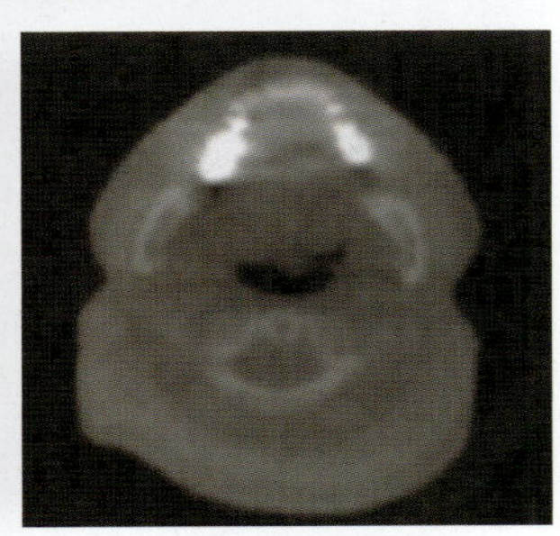

MVCT 영상

- 영상유도방사선치료(IGRT)를 시행하는 경우 고에너지 MV를 통해 영상을 획득하지만 KVCT를 이용한 영상보다 화질 저하됨(Fan Beam 형태)

☞ KVCT는 광전효과로 인해 화질이 우수하지만 MVCT의 경우 컴프턴 산란으로 인해 화질이 떨어진다는 것을 명심하기 바람

구분	항목	내용
종 류	Novalis (Exactrac)	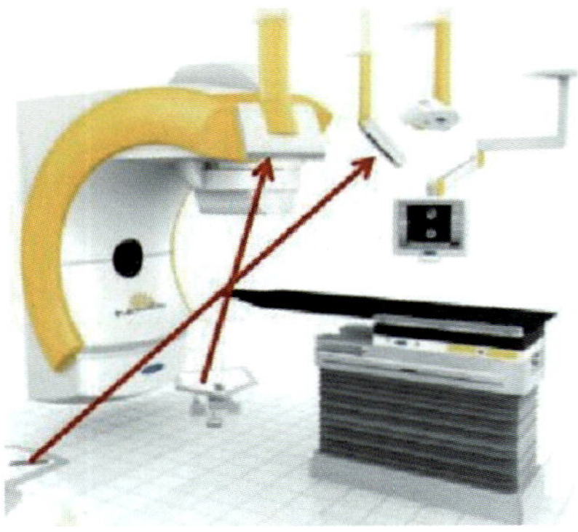 Novalis Tx(Dual X ray imaging) 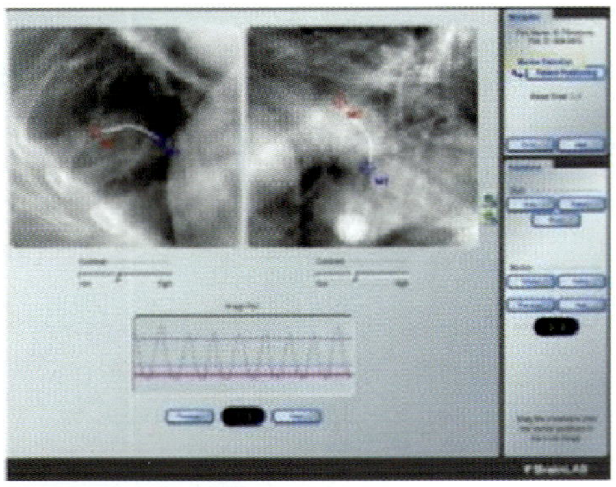 Exactrac • Novalis 치료기를 이용하여 영상유도방사선치료(IGRT)를 진행하는 경우 Exactrac을 이용하여 사방향 영상을 획득할 수 있음(KV 에너지 사용)
비 교	장비별 에너지 사용	☞ 학습자들은 영상유도방사선치료(IGRT)를 시행하는데 있어서 장비별에 따른 종류 및 에너지(MV/KV)별 차이로 획득한 영상을 반드시 분류해야 함

MV	KV
① L-gram(LINAC) ② MVCT(Tomo) ③ Cine EPID	① OBI(LINAC) AP&LAT(2D/2D MATCH) CBCT(3D/3D MATCH) ② Exactrac(Novalis Tx)

MEMO

강도변조방사선치료(IMRT)

1. 강도변조방사선치료(Intensity Modulated Radiation Therapy)

목 적

• 일반적인 방사선치료와 다르게 종양 및 정상조직에 부여되는 선량을 불균일하게 조사해서 정상조직에 부여되는 선량을 줄여 선량분포 차이로 방사선치료 효과를 극대화하기 위한 치료 기법임

특 징

1) 다엽콜리메이터(MLC) 사용이 필수적임
선형가속기(LINAC)를 이용하여 치료를 시행하지만 토모치료기(TOMO)의 경우 강도변조 방사선치료를 위한 전용 장치라고 할 수 있음

2) 선형가속기와 토모치료기에 대한 빔 전달방식을 구분할 것
• 선형가속기
겐트리가 고정된 후 방사선이 조사되는 방식과 겐트리가 이동하며 조사되는 방식
선형가속기에서 겐트리가 고정된 후 방사선이 조사되는 방식
① Step and Shoot ② Sliding Window
☞ 용적변조회전방사선치료(VMAT)은 겐트리 회전, 실시간 다엽콜리메이터 변화 및 선량률 변화로 빔이 조사되는 방식
• 토모치료기를 이용한 빔 전달방식
① Tomo Direct Mode ② Tomo Helical Mode

3) 강도변조방사선치료를 진행할 때 쐐기필터(Wedge Filter) 사용하지 않음

용어 및 치료기법

1) 용어 정의
① Beamlet : 한 개의 조사야를 나누었을 때 각각의 조사선속으로 가장 최소 소조사면
② Segment : 이 소조사면이 모여 하나의 큰 조사면을 형성하는 것

2) 역방향치료계획(Inverse Planning)
종양 및 주변에 인접한 정상조직 원하는 선량분포를 입력하면 컴퓨터가 변수를 고려하여 원하는 선량분포를 형성할 수 있도록 계산한 최적화된 치료계획을 의미함
(겐트리 각도, 조사야 크기, 각 조사야 beamlet 모양 크기, 개수 및 MU값을 포함)

☞ 3차원입체조형치료와 강도변조방사선치료와 비교

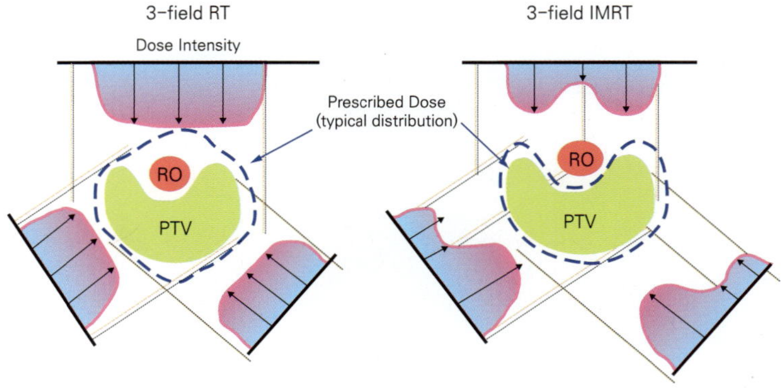

용어 및 치료기법

☞ 역방향치료계획(Inverse Planning)에 대한 선량체적히스토그램평가(선량제한)

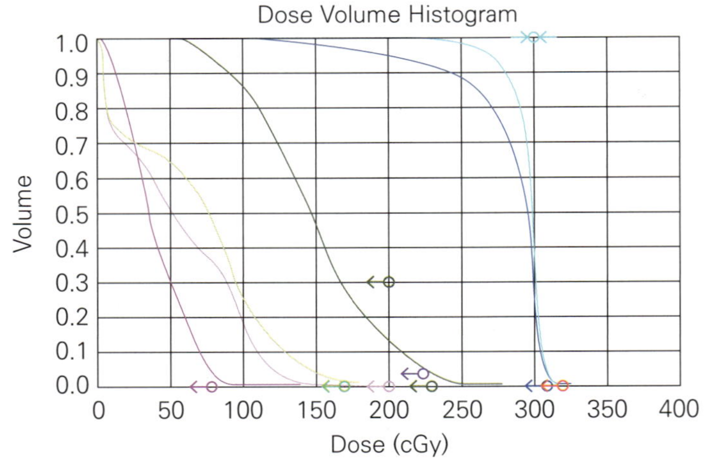

3) 강도변조방사선치료계획 선량분포 및 Isodose Overlay

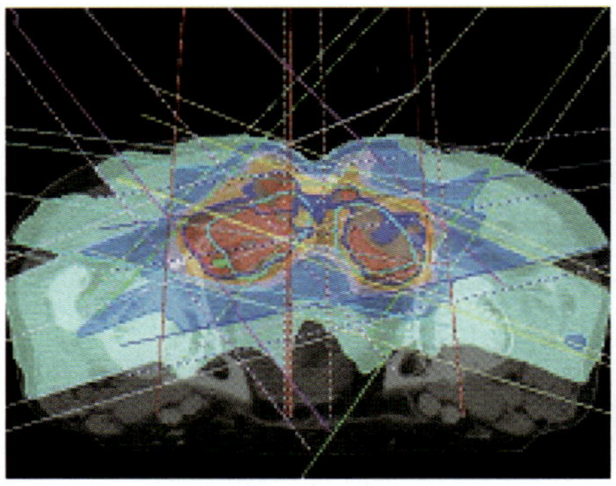

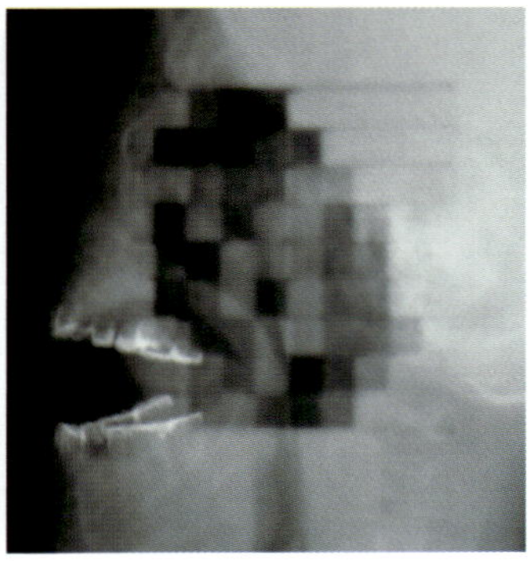

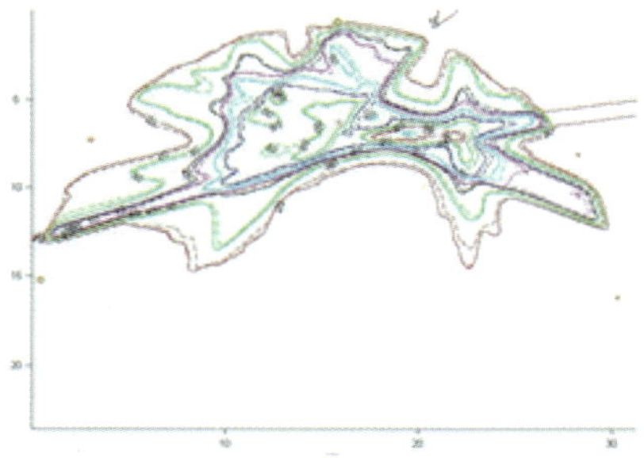

MEMO

용어 및 치료기법

4) 선형가속기를 이용한 방사선 조사 방식

(1) 겐트리가 고정된 상태에서 방사선이 조사되는 방식

① Step and Shoot(겐트리 고정, 다엽콜리메이터 고정)

방사선을 조사하고자 하는 조사야 한 개를 결정하여 다엽콜리메이터(MLC)가 정지된 후에 방사선이 조사되고 다음 조사야를 반복적으로 결정하여 조사하는 방식임

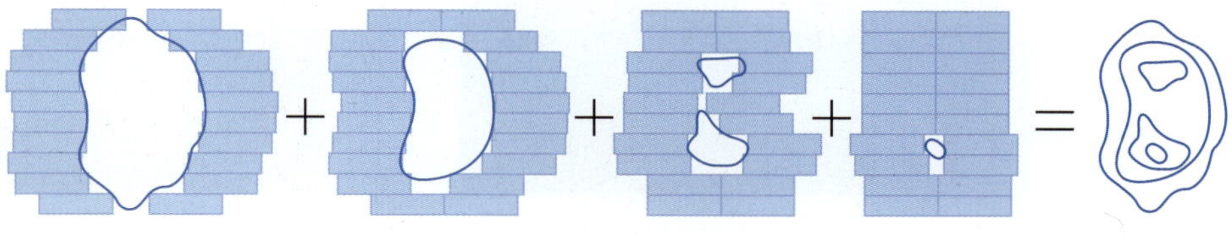

② Sliding Window(겐트리 고정, 다엽콜리메이터 이동)

방사선을 조사하고자 하는 조사야를 다엽콜리메이터(MLC)가 실시간으로 움직이면서 방사선 선량분포 변화를 진행하는 방식임

Step and Shoot 방식보다 치료시간이 빠른 장점이 있으나, 빔이 조사되는 도중에 멈추게 되면 어느 지점까지 빔이 조사되었는지 체크하는데 어려움이 있음

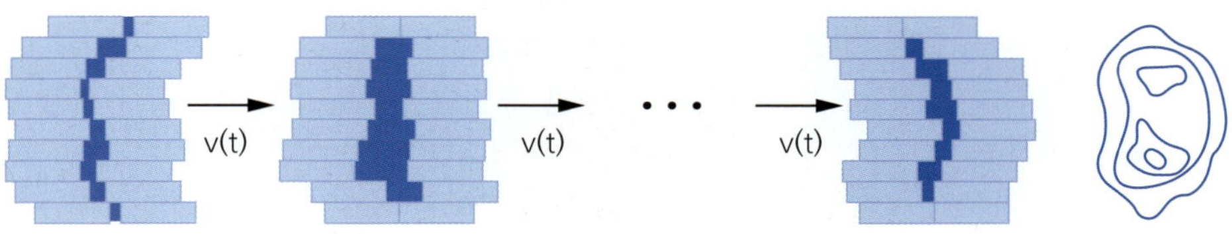

(2) 겐트리가 움직이며 방사선이 조사되는 방식

① 용적변조회전방사선치료(Volumetric Modulated Arc Therapy : VMAT)

선형가속기가 움직이면서 동시에 겐트리, 다엽콜리메이터(MLC)도 함께 실시간으로 변화하며 선량률 변화를 통해 종양에 집중적으로 선량을 부여해서 치료 시간을 단축시킬 수 있는 장점으로 현재 임상에서 매우 유용한 치료기법임

MEMO

용어 및 치료기법

☞ 겐트리가 고정된 IMRT VS 겐트리가 이동하며 조사하는 VMAT 영상 비교

강도변조방사선치료(IMRT)	용적변조회전방사선치료(VMAT)
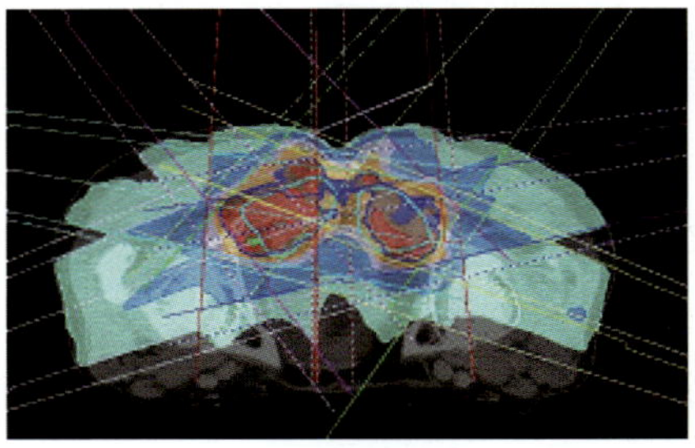	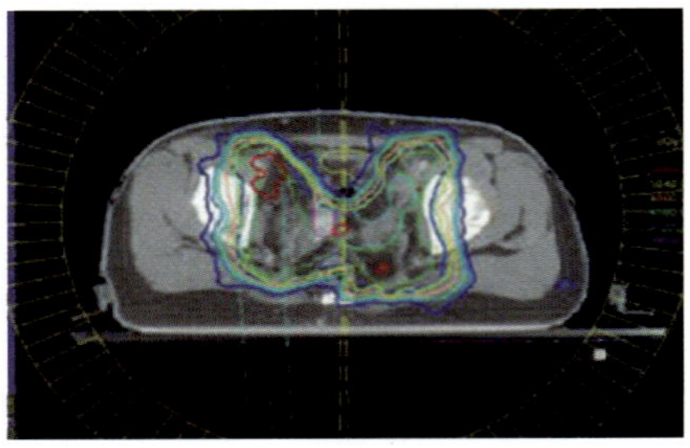

Tip 1. 강도조절방사선치료법 VS 일반적인 방사선치료 선량 분포 비교

☞ IMRT의 경우 종양에 선량 분포를 보는 것이 아니라 정상조직에 분포되는 선량 분포를 분석해야 하는데 일반적인 방사선치료 방식과 달리 IMRT는 정상 조직에 선량을 최소화 하기 위해 불규칙적인 조사야 배열을 하기 때문에 왼쪽에 정상조직(녹색)에 분포되는 선량이 불균등하게 조사되어 있음

Tip 2. 강도조절방사선치료는 겐트리 고정방식과 회전방식

☞ 강도조절방사선치료 VS 용적변조회전방사선치료 비교

겐트리가 회전하며 조사되는 방식(VMAT)은 오른쪽 영상을 보면 치료계획 이미지 옆에 진자 또는 원이 그려져 있음

이유는 실시간 변화하는 것을 표현할 수 없으므로 한계가 존재함

토모치료기를 이용한 강도조절방사선치료	
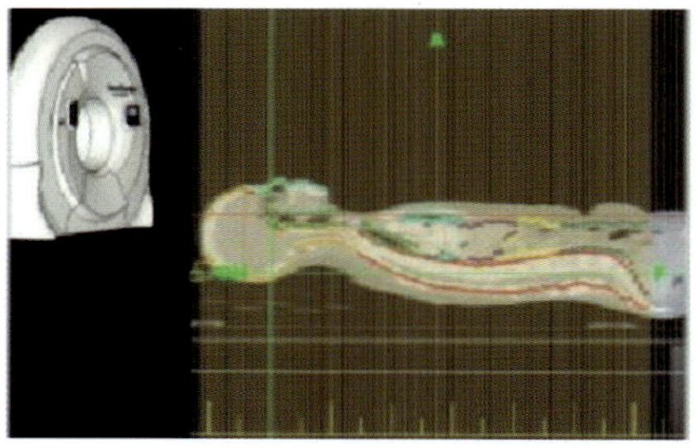	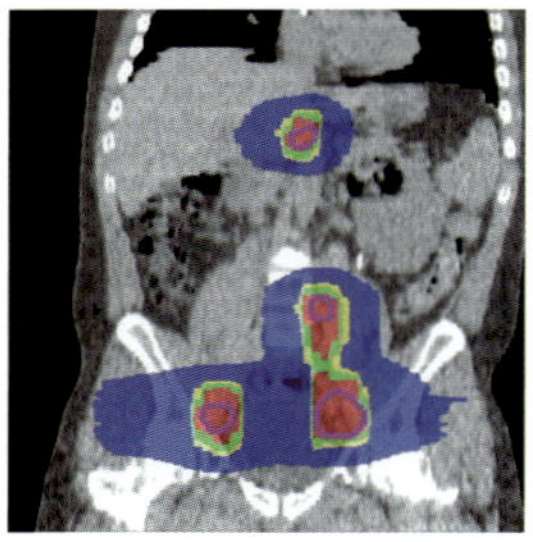

Tip 1. 토모치료기를 이용한 강도조절방사선치료를 구분하는 방법

☞ 선형가속기의 경우 조사야 제한성으로 인해 국소 치료에 한정되어 있지만, 토모치료기를 이용하여 강도조절방사선치료를 진행하는 경우 여러 부위에 퍼져 있는 암을 한 번에 치료할 수 있다는 장점이 있음

MEMO

4차원방사선치료(4DRT)

1. 호흡동조방사선치료(RGRT) 및 복부압박조절시스템 (Abdominal Compression System)

목 적

• 흉부 또는 복부에 위치한 종양이 호흡으로 인해 움직이며 시간의 흐름에 따라 위치 또는 형태가 변화하기 때문에 호흡이 가장 안정적인 구간에 방사선을 조사해서 치료하는 방법으로 대표적인 암이 폐암, 간암

특 징

① 호흡동조방사선치료(RGRT)
- 호흡동조방사선치료(RGRT)의 경우 호흡이 가장 안정적인 구간에서만 방사선이 조사되기 때문에 일반적인 방사선치료보다 치료 시간이 오래 소요됨
- 모의치료 전에 호흡 사이클 훈련을 사전에 진행하여 충실히 호흡 훈련이 가능한 환자를 선택적으로 적용한다(이런 이유로 흉, 복부 모든 환자에게 적용하지 않는다).

호흡동조 방식 및 위상·진폭변위

① 일정 주기와 진폭을 갖게 되는데, 위상(Phase)은 사인(Sine)파 곡선으로 유사하게 진행하는 숨을 들이마신 후부터 숨을 모두 내쉰 상태를 한 주기로 의미함
② 숨을 완전히 들이마신 상태(흡기)를 100% 또는 0% 위상으로 표현하고, 숨을 완전히 내쉰 상태(호기)를 50% 위상으로 설정하면 1회 호흡 시 0~100% 위상이 생김
③ 호흡 움직임이 가장 안정적인 위상(40~60%) 구간에서 방사선을 조사하는데, 환자의 호흡 상태에 따라 이 범위 설정은 조금씩 변화시킬 수 있음
④ 이와 같은 방법으로 방사선을 조사하기 때문에 정상조직에 부여되는 조사선량을 최소화할 수 있는 장점으로 호흡동조방사선치료를 가장 많이 적용함

• 일반적인 방사선치료와 호흡동조방사선치료 종양 위치변화

일반적인 방사선치료	호흡동조방사선치료
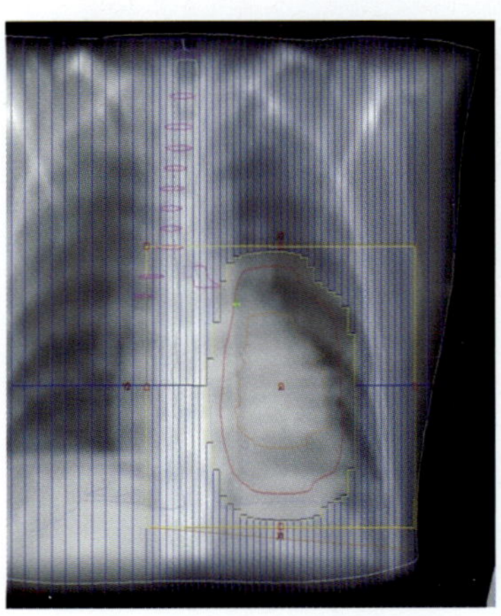	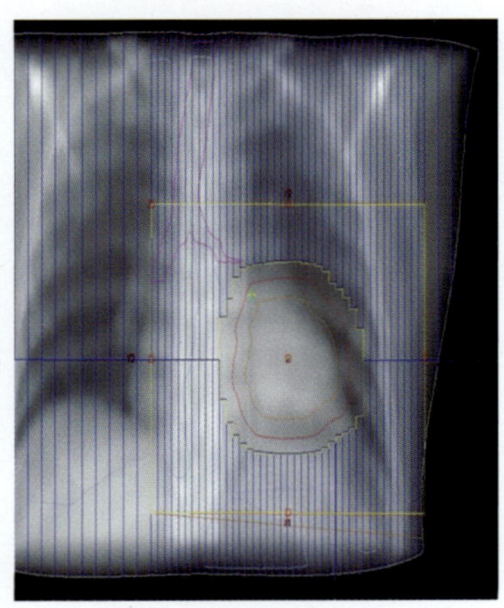

☞ 호흡동조방사선치료를 진행하는 경우 종양의 움직임이 적어서 정상조직에 부여되는 선량이 일반적인 방사선치료 시 자유 호흡으로 진행할 때보다 범위가 좁음

호흡동조 방식 및 위상·진폭변위

• 호흡주기 위상 기준과 진폭변위를 기준으로 한 호흡동조방사선치료

위상기준방식	진폭변위방식

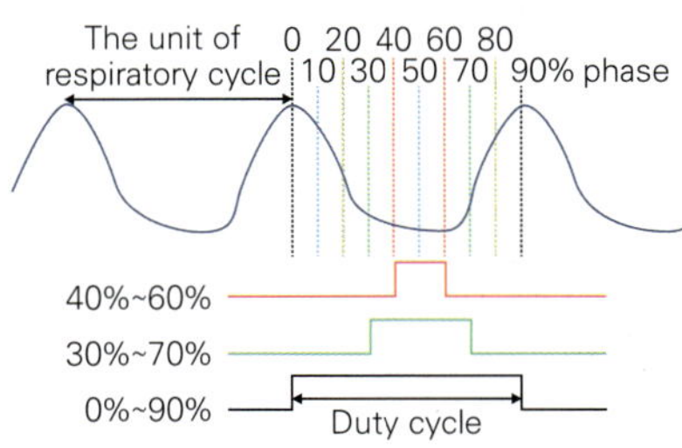

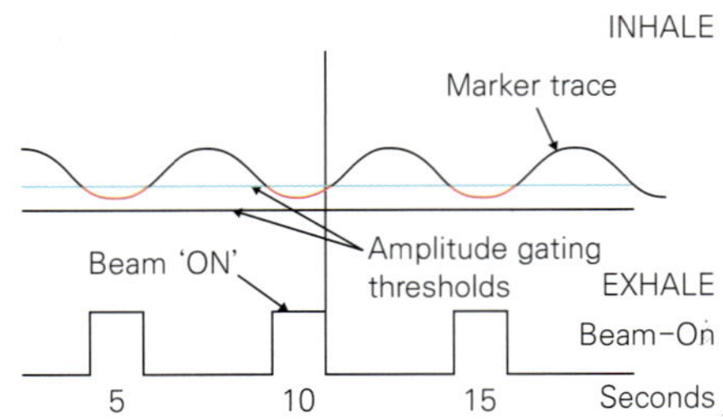

사용기구

• 호흡동조방사선치료 시 사용하는 각종 기구 및 영상

적외선카메라	마커블럭

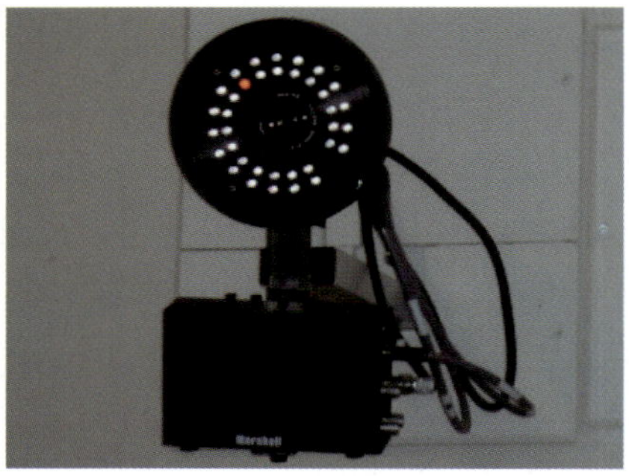

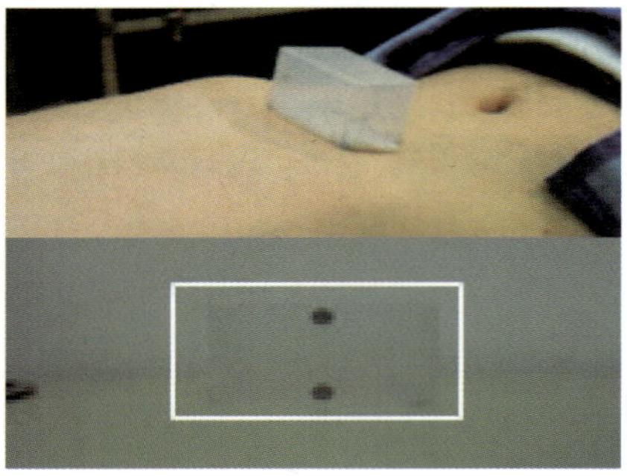

환자 자세 및 호흡 파형

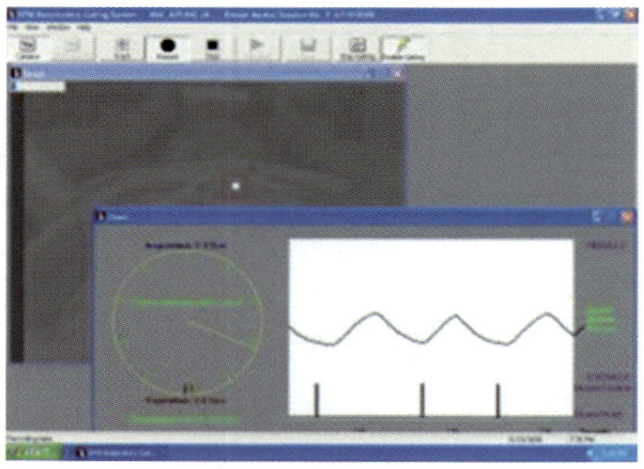

MEMO

사용기구

• Anzai Belt를 이용한 호흡 움직임 감지 시스템

Anzai Belt 시스템

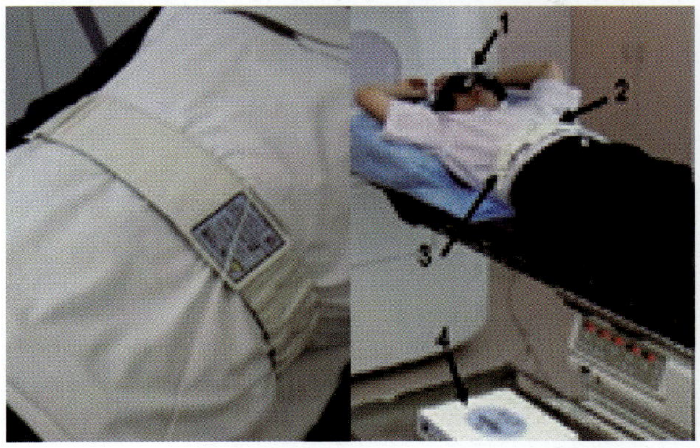

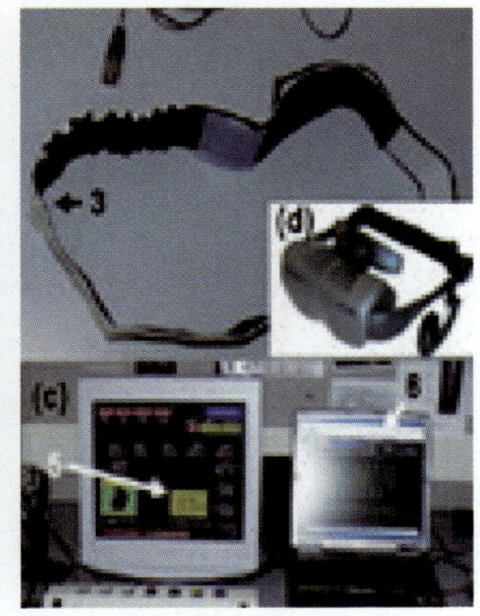

• 복부압박 호흡조절 시스템

복부 압박 시스템(Compression System)

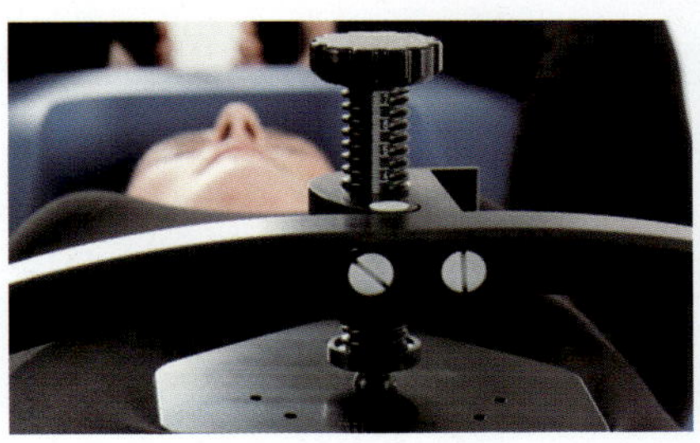

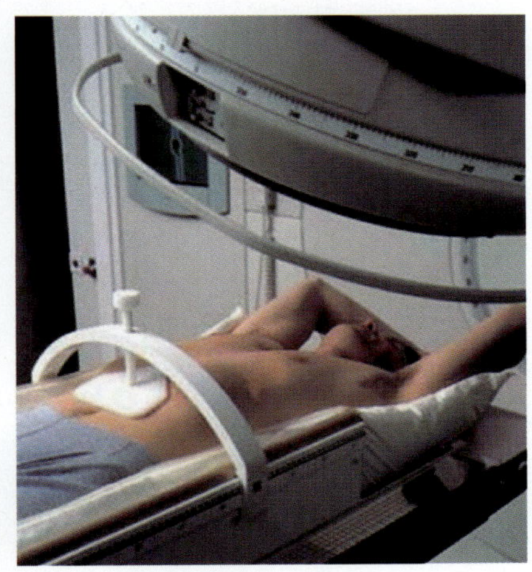

☞ 4차원방사선치료 호흡동조방사선치료 시 치료계획용적 ITV적용 기억할 것

MEMO

4차원방사선치료(4DRT)

2. 실시간호흡방사선치료(RTRT) 및 최대흡기상태 후 호흡 멈추는 방법(DIBH)

목 적

① 인체 안에 종양이 호흡으로 인해 움직이며 위치 또는 형태가 변화하기 때문에 실시간(Real Time)으로 방사선을 조사해서 종양을 추적하여 치료하는 방법

☞ 흉부 또는 복부에 위치한 종양을 대상으로 진행하며 폐암, 간암이 대표적임

② 최대흡기상태 후 호흡 멈추는 방법(DIBH)은 유방암 방사선치료시 심장에 부여되는 선량 감소를 위해 적용하는 것임

특 징

① 종양 움직임을 실시간(Real Time)으로 방사선을 조사해서 종양을 추적하여 치료함

② 종양 내 위치확인을 위해 인공적으로 Fiducial Marker를 추적하는 방식, 호흡에 의한 종양의 움직임을 반영하여 Surrogate의 위치 변화를 추적하는 방식 및 RF Transponder를 이용하는 방식 등이 있음

③ 최대흡기상태 후 호흡 멈추는 방법(DIBH)은 유방암 치료 시 전체 폐 용적은 증가하지만 방사선에 부여되는 실제 폐 용적은 자유호흡 상태와 차이가 없고 심장에 부여되는 선량 감소 효과가 있음

치료 시스템 및 사용기구

① 선형가속기를 이용한 실시간종양추적방사선치료 시스템(Exactrac)

실시간종양추적방사선치료 시스템(Novalis Tx. Exactrac)

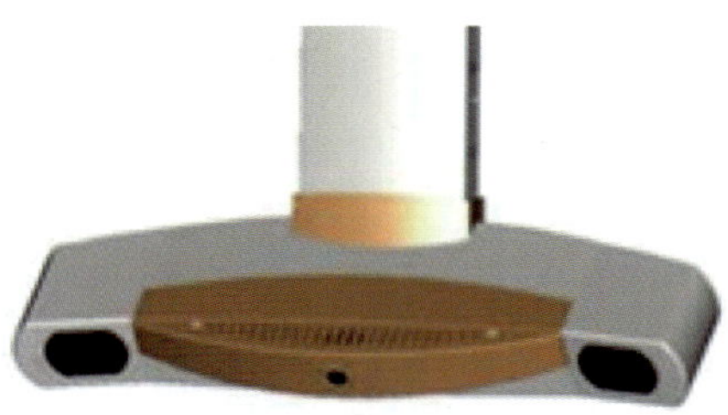

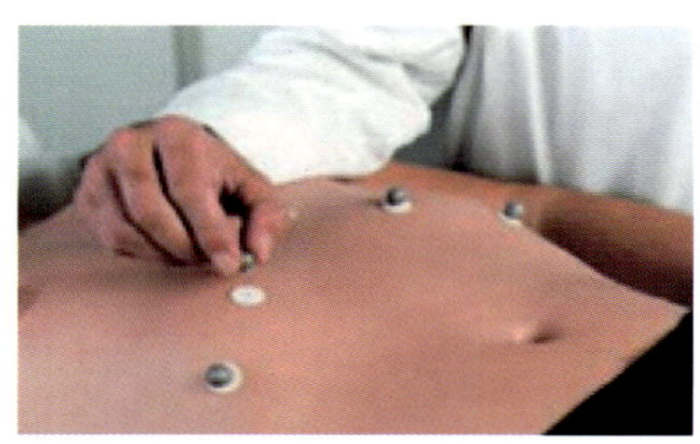

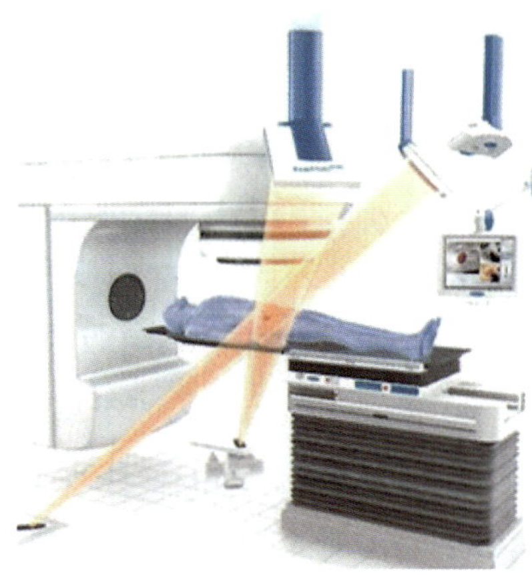

치료 시스템 및 사용기구

② 사이버나이프를 이용한 실시간종양추적방사선치료 시스템(Synchrony System)

사이버나이프 Synchrony System

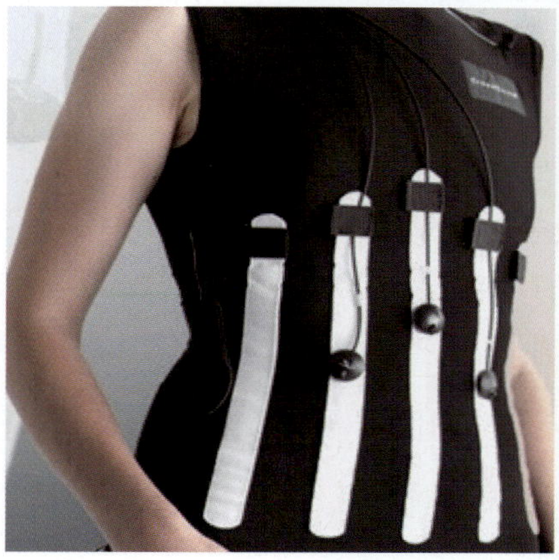

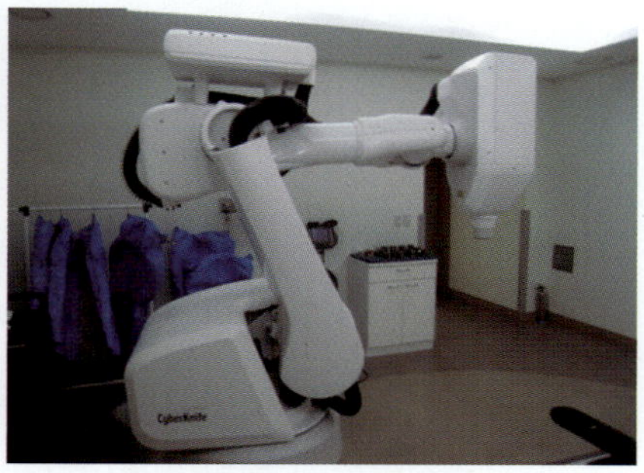

③ 최대흡기상태 후 호흡 멈추는 방법(DIBH) : 유방암 환자 적용(심장 선량 감소)

자유호흡	DIBH

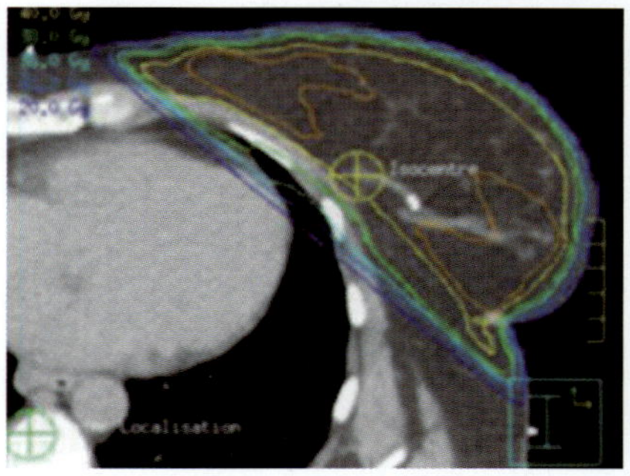

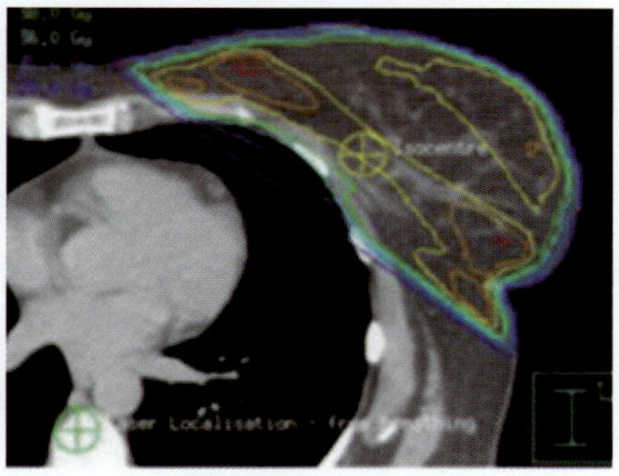

MEMO

정위적방사선치료(Stereotactic Radiation Therapy)

1. 정위적방사선수술(Stereotactic Radiation Surgery : SRS) : 선형가속기 X-Knife

목 적

- 일반적인 방사선치료보다 세밀하고 정교한 방사선치료를 위해 개발된 치료법으로 외과적 수술을 진행하지 않고 비침습적인 방법으로 방사선을 종양에 집중 조사하는 방식임
- 선형가속기에 정위적 수술을 위한 각종기구를 사용하였으며, X선을 이용하여 종양을 매끄럽게 제거한다는 의미로 X-Knife라고 명칭하고, 현재 다양한 장치 및 기법으로 확대되고 있음

특 징

- 정위적방사선수술은 뇌에 위치한 종양을 제거하기 위해 고안되었으나, 최근에는 인체 여러 장기까지 그 영역이 확대되고 있음
- 뇌에 위치한 암으로 뇌동정맥기형(AVM)과 같은 혈관성 병변 및 작은 크기 종양과 최근에는 흉부 및 복부 암에 적용하고 있음

치료 시스템 및 사용기구

- 분할정위적방사선치료(FSRT)와 정위적방사선수술(SRS) 차이점 및 공통점

분 류	FSRT	SRS
차이점	① 일반적인 방사선 치료처럼 분할 조사를 시행함 ② 종양의 크기가 비교적 큰 것 ③ 일일 선량을 소선량	① 정위적방사선수술용 프레임 사용 ② 1회 조사로 대선량 ③ 종양의 크기가 비교적 작은 것 ④ 외과적 수술과 동일한 효과 기대
공통점	① 선형가속기 조사야 형성이 사각형으로 형성되는 한계를 극복하고자 원통형 Cone을 종양 크기에 적합하게 사용하고 Pencil Beam 형태로 조사를 진행함 ② 종양의 크기에 따라 다양한 Cone Size가 존재함 ③ 머리 회전 방지를 위해 머리 고정 프레임 및 각종 측정기구 사용함 ④ FSRT, SRS 모두 방사선 조사방식은 겐트리가 회전하며 조사하는 운동조사 방식임 ⑤ 현재 거의 진행하지 않고 있으며, 다른 장비로 치료 대체 중임	

- 정위적방사선치료 및 정위적방사선수술 시 사용하는 기구

SRS Cone & 환자 자세	Angio Localizer	SRS Frame
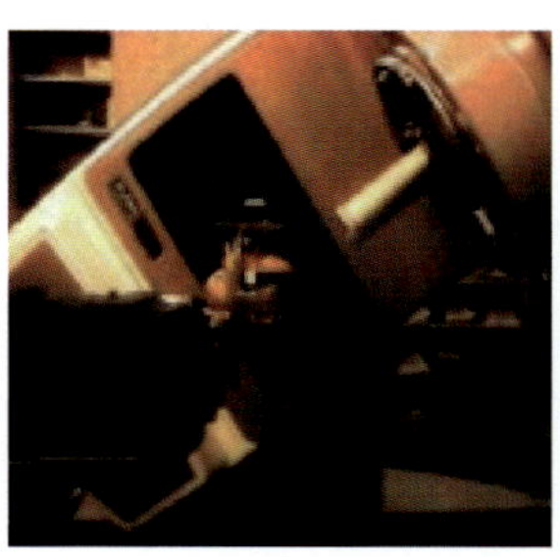	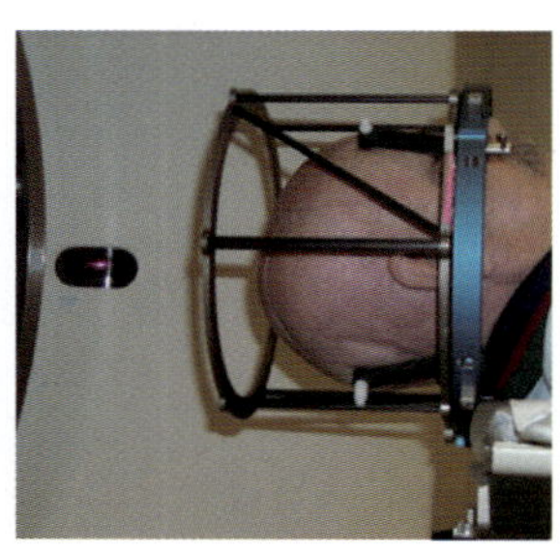	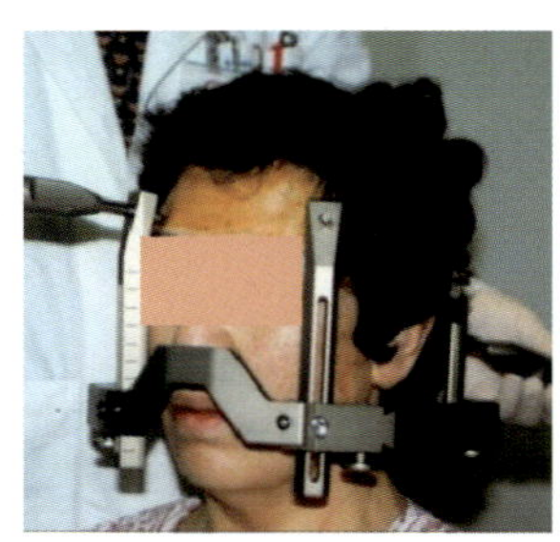

② 사이버나이프를 이용한 실시간종양추적방사선치료 시스템(Synchrony System)

사이버나이프 Synchrony System	
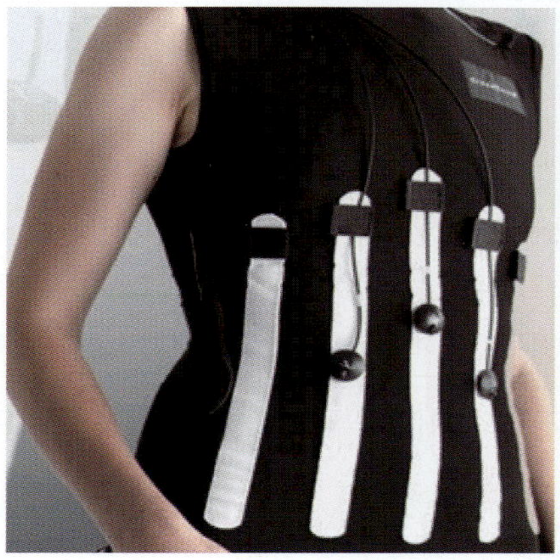	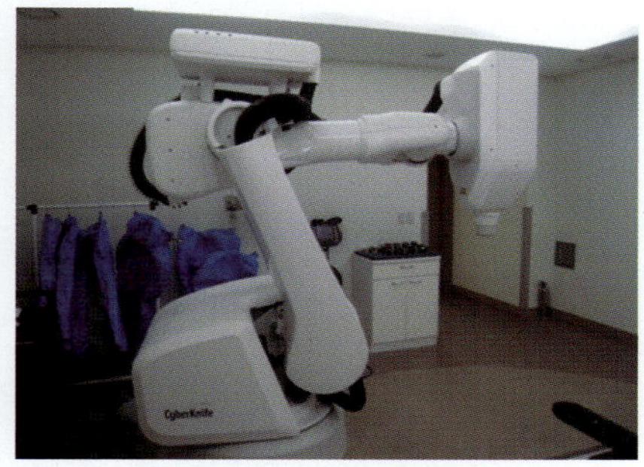

③ 최대흡기상태 후 호흡 멈추는 방법(DIBH) : 유방암 환자 적용(심장 선량 감소)

자유호흡	DIBH
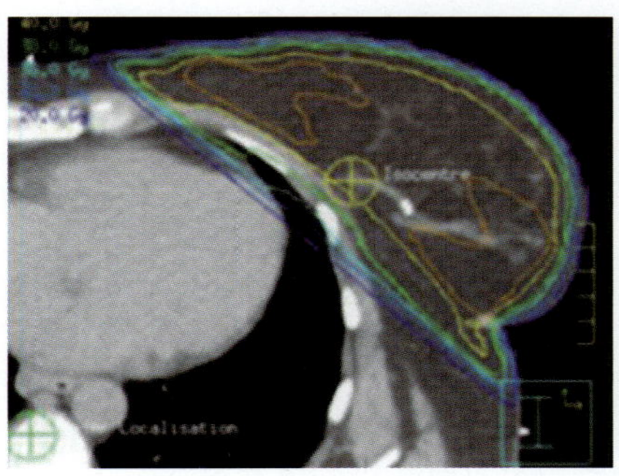	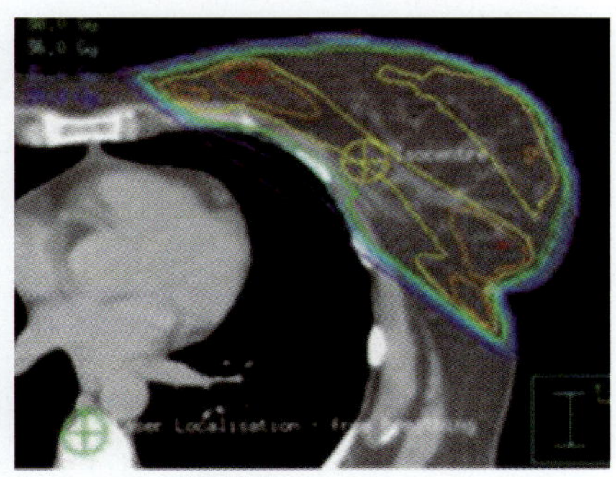

MEMO

정위적방사선치료(Stereotactic Radiation Therapy)

1. 정위적방사선수술(Stereotactic Radiation Surgery : SRS) : 선형가속기 X-Knife

목 적

- 일반적인 방사선치료보다 세밀하고 정교한 방사선치료를 위해 개발된 치료법으로 외과적 수술을 진행하지 않고 비침습적인 방법으로 방사선을 종양에 집중 조사하는 방식임
- 선형가속기에 정위적 수술을 위한 각종기구를 사용하였으며, X선을 이용하여 종양을 매끄럽게 제거한다는 의미로 X-Knife라고 명칭하고, 현재 다양한 장치 및 기법으로 확대되고 있음

특 징

- 정위적방사선수술은 뇌에 위치한 종양을 제거하기 위해 고안되었으나, 최근에는 인체 여러 장기까지 그 영역이 확대되고 있음
- 뇌에 위치한 암으로 뇌동정맥기형(AVM)과 같은 혈관성 병변 및 작은 크기 종양과 최근에는 흉부 및 복부 암에 적용하고 있음

치료 시스템 및 사용기구

- 분할정위적방사선치료(FSRT)와 정위적방사선수술(SRS) 차이점 및 공통점

분 류	FSRT	SRS
차이점	① 일반적인 방사선 치료처럼 분할 조사를 시행함 ② 종양의 크기가 비교적 큰 것 ③ 일일 선량을 소선량	① 정위적방사선수술용 프레임 사용 ② 1회 조사로 대선량 ③ 종양의 크기가 비교적 작은 것 ④ 외과적 수술과 동일한 효과 기대
공통점	① 선형가속기 조사야 형성이 사각형으로 형성되는 한계를 극복하고자 원통형 Cone을 종양 크기에 적합하게 사용하고 Pencil Beam 형태로 조사를 진행함 ② 종양의 크기에 따라 다양한 Cone Size가 존재함 ③ 머리 회전 방지를 위해 머리 고정 프레임 및 각종 측정기구 사용함 ④ FSRT, SRS 모두 방사선 조사방식은 겐트리가 회전하며 조사하는 운동조사 방식임 ⑤ 현재 거의 진행하지 않고 있으며, 다른 장비로 치료 대체 중임	

- 정위적방사선치료 및 정위적방사선수술 시 사용하는 기구

SRS Cone & 환자 자세	Angio Localizer	SRS Frame
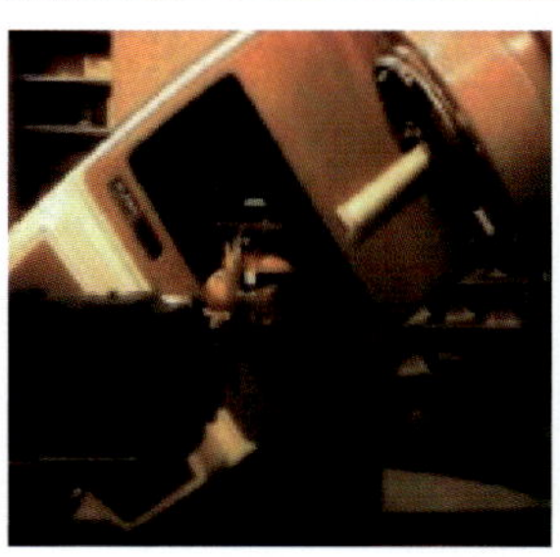	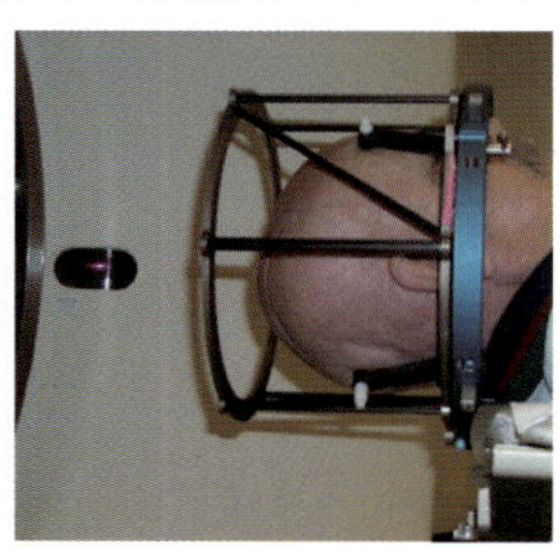	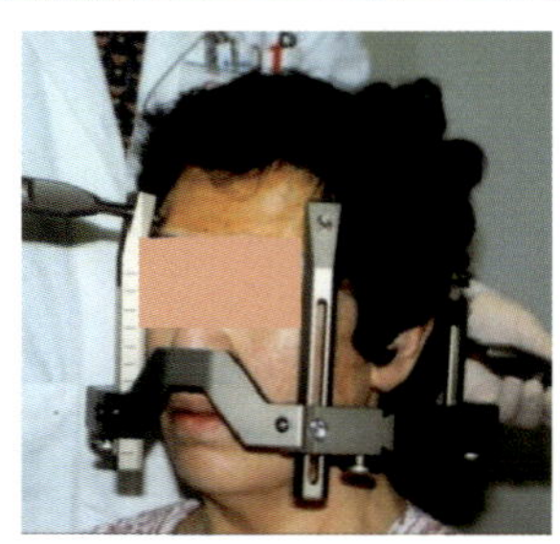

정위적방사선치료(Stereotactic Radiation Therapy)

2. 감마나이프(Gamma Knife)

목 적

- 일반적인 방사선치료보다 조금 더 세밀하고 정교한 방사선조사를 위해 개발된 치료법으로 분할을 통한 방사선치료 효과보다 외과적 수술을 진행하지 않고 비침습적인 방법으로 방사선을 종양에 집중 조사하는 방식으로 돋보기가 빛을 모으는 것처럼 감마선이 좁은 부위에 집중되도록 설계되어 있음

특 징

① Co-60 선원(Avg. 1.25 MeV)을 이용하여 뇌에 위치한 종양을 치료하는 방식임

② 초기 모델은 선원이 분포될 구멍 개수는 201개에서 현재는 192개 구멍으로 선원이 분포될 수 있도록 제작되었음

③ 초기 모델은 환자에게 헬멧형 콜리메이터를 장착하여 셋 업에 불편함이 있었으나, 현재는 헬멧형 콜리메이터를 사용하지 않는 장비로 대체 중임

④ 1회 대선량을 집중 조사하여 최소 30~50 Gy 선량을 진행하고 있으며, 종양 병변 크기는 4 cm 미만으로 국소 병변 치료 진행하고 최근에는 분할치료 가능함

⑤ 헬멧형 콜리메이터의 경우 재질은 텅스텐을 사용하고 두께는 6 cm로 다른 부위로 방사선이 전달되지 않도록 되어 있음

⑥ 종양 크기에 따라 직경 사이즈(4, 8, 12, 18 mm 등)가 다양하게 되어 있음

세대별 비교

- 감마나이프 세대별 비교

1세대(Leksell)

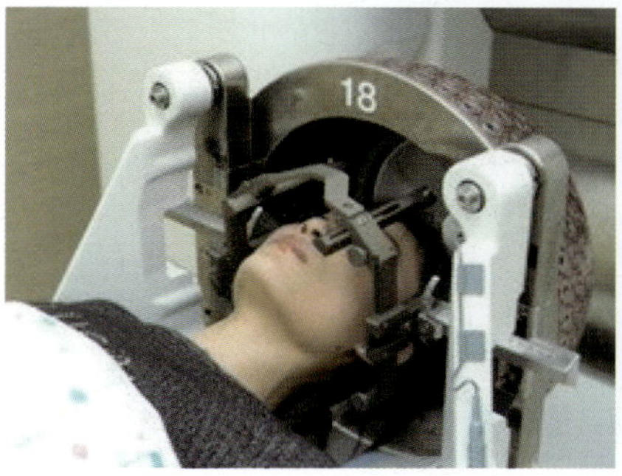

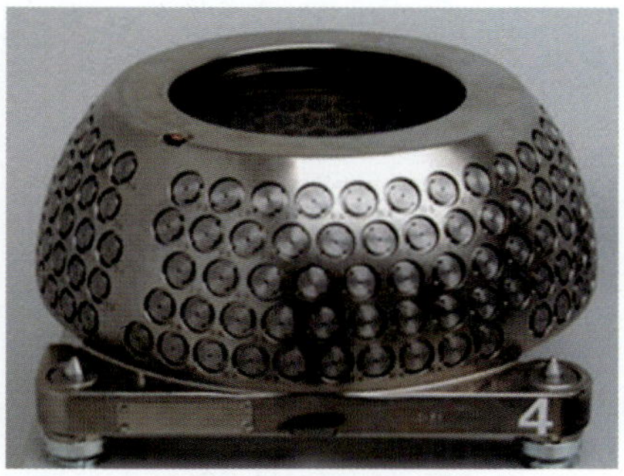

① 초기 모델 헬멧형 콜리메이터로 201개

MEMO

세대별 비교	2세대(Perfexion)
	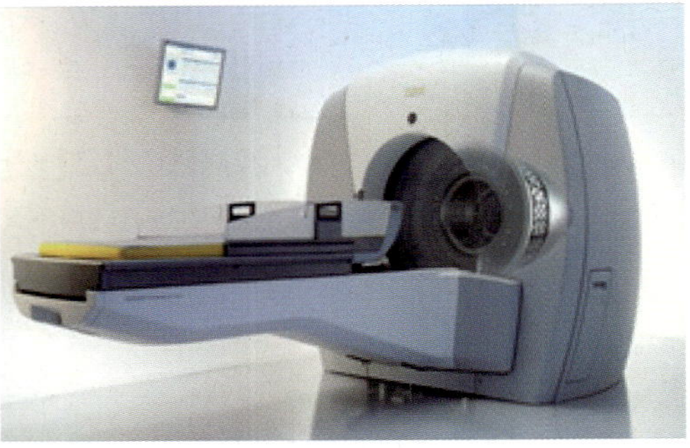
	① 콜리메이터 192개 ② 치아 고정틀 장착 ③ 8개 sector 구분
	3세대(Icon)
	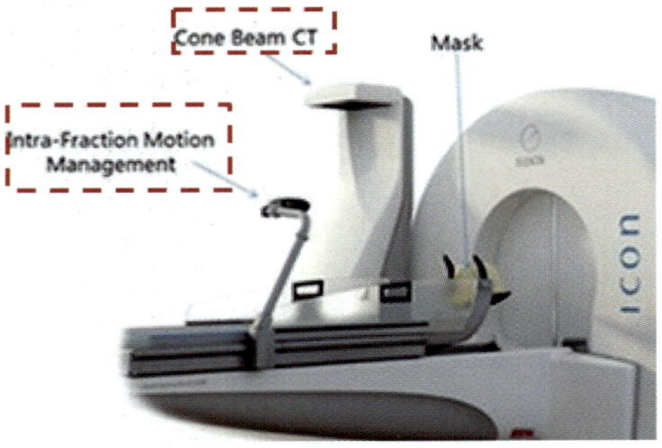
	① 콜리메이터 192개 ② 안면마스크 사용 ③ CBCT 가능 ④ 치료 중 오차 체크 가능(0.5~1.5 mm까지 가능)
	☞ 3세대 아이콘 장비가 CBCT 및 치료 중 오차까지 체크할 수 있다는 것은 영상유도방사선치료(IGRT) 개념까지 적용하고 있음

MEMO

정위적방사선치료(Stereotactic Radiation Therapy)

3. 사이버나이프(Cyber Knife)

목 적

• 외과적 수술을 진행하지 않고 비침습적인 방법으로 로봇 관절이 움직이면서 여러 방향에서 종양에 방사선을 집중시켜 고선량으로 매우 유용하게 사용함

특 징

① 6MV X선, 6개 관절축을 로봇 팔로 움직여서 비동일면(Non Coplanar) 및 비회전 중심축(Non Isocentric)을 이용하여 빔이 조사 방향에 대한 제한성이 없음
② Pencil Beam 형태로 조사되기 때문에 여러 방향에서 종양 부위로 집중시켜 고선량 방사선 조사로 종양을 괴사시키며, 최대 1,296개 방향에서 빔 조사가 가능함
③ 고출력으로 방사선을 조사하기 위해 편평화여과기(Flattening Filter)를 사용하지 않음
④ 로봇에 부착하는 선형가속기 최소화를 위해 고주파 발진관은 마그네트론을 사용함
☞ 사이버나이프와 토모치료기에 대한 공통점 및 차이점을 기억하기 바람

세대별 비교

☞ 용어 정리
① Path : 방사선수술을 진행하는 동안 로봇이 이동하는 구간
② Node : 108개로 로봇이 이동하여 방사선을 조사하는 지점
③ 1개 Node당 조사 가능한 빔의 개수 : 12개
④ 108 Node에서 각 Node당 12개 빔이 조사된다면 총 빔 방향은 1,296개 조사 가능

1세대

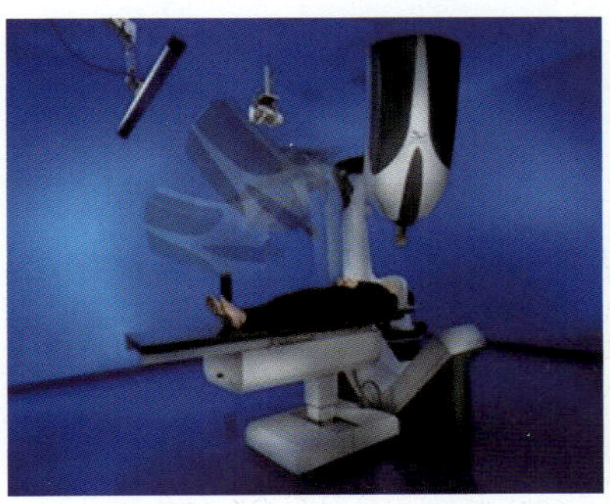

① Image Detector
② Sloping Type
③ 빔 조사야 제한적
④ Cone 크기 : 5~60 mm(12개)
⑤ Fixed Cone

2세대

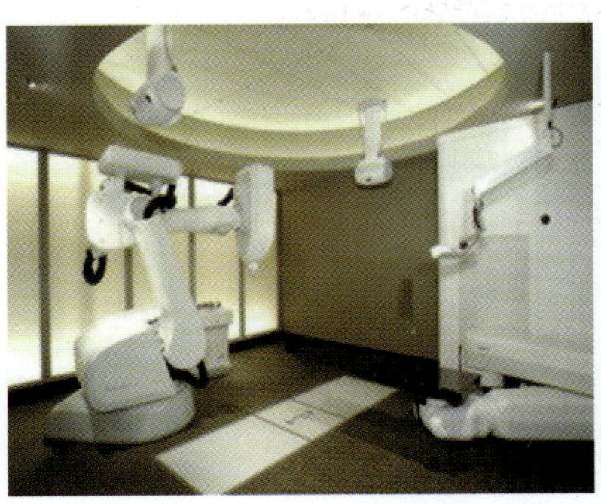

① Image Detector
② Floor Type
③ Cone 크기 : 5~60 mm(12개)
④ Aperture Collimator
⑤ 빔 조사방향 증가

세대별 비교

3세대	
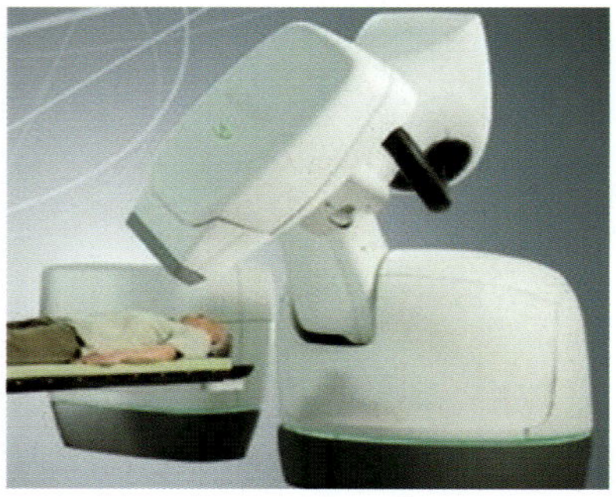	① Image Detector ② Floor Type ③ Cone 크기 : 5~60 mm(12개) ④ Static MLC : 41쌍(82개) ⑤ IMRT, SBRT, SRS 가능

☞ 사이버나이프와 토모치료기 공통점 및 차이점 비교

	사이버 나이프	토모치료기
공통점	① 6 MV X선 ② 마그네트론 사용	③ 편평화여과기 사용하지 않음
차이점	Pencil Beam	Fan Beam

MEMO

정위적방사선치료(Stereotactic Radiation Therapy)

4. 정위적체부방사선치료 (Stereotactic Body Radiation Therapy : SBRT=SABR)

목 적

• 선형가속기를 이용하여 1회 고선량으로 종양 부위에 방사선을 집중조사하고 총 선량을 증가시켜 치료기간을 단축시킬 수 있는 방법으로 임상에서 적용 중임

특 징

• 정상조직에 부작용을 최소화하면서 종양 조직에 방사선량을 효과적으로 집중시켜 암을 괴사시키기 위해 외과에서 진행하는 절제술과 동일한 종양 제어율을 기대할 수 있으며, 외과적 수술을 진행하지 않는 초기 암 및 척추 전이성 종양에 적용하고 있음

장비 및 고정용구

True Beam 선형가속기	SBRT 전용 Frame
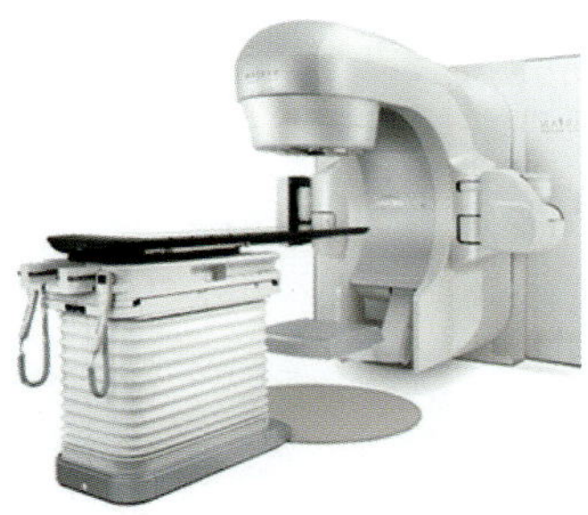	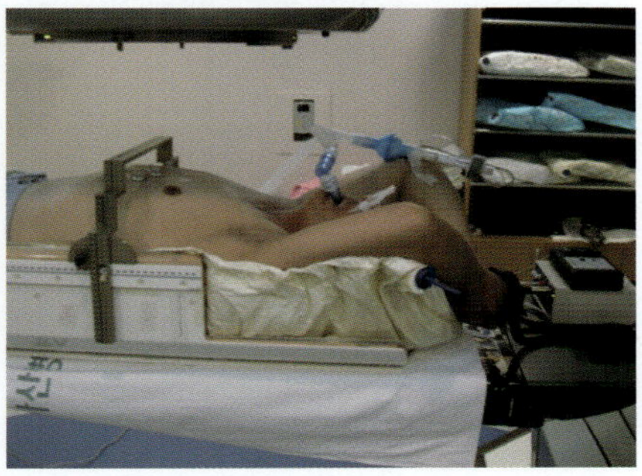

① 정위적방사선수술(SRS)에 최적화되어 있음
120개 다엽콜리메이터로 구성되어 있으며 60쌍, 최대 조사야 : 40 cm×20 cm

② 6 MV : 1,400 MU/min, 10 MV : 2,400 MU/min

③ 선속평탄여과판을 사용하지 않음(Flattening Filter Free : FFF)

④ IMRT, IMAT, VMAT, SRS, SBRT 가능

⑤ 6D couch(Roll, Pitch, Yaw)를 적용 가능 및 치료 테이블이 자동적으로 최초 위치를 찾아가는 Auto Shift가 가능함

⑥ IGRT: OBI (CBCT)

⑦ Calypso system 가능하여 전립샘환자 치료에 적용하고 있음

☞ 학습자들이 기억해야 하는 사항

• 정위적체부방사선치료는 1회 고선량 및 총선량도 고선량이라는 것과 정확한 환자 셋업 유지를 위해 전용 Frame을 사용한다는 것을 이미지와 함께 기억하기 바람

MEMO

양성자치료(Proton Therapy)

1. 양성자치료(Proton Therapy)

원 리

- 고에너지 X선 특성상 방사선치료 시 종양 주변에 인접한 정상조직에 불필요한 선량분포가 발생하는 한계를 극복하고자 양성자치료를 적용함
- 양성자치료는 수소 원자핵인 양성자를 사이클로트론으로 가속하여 암을 치료하는 것으로 종양에 집중조사를 진행 후 급격한 선량 감소 현상을 적용함

특 징

- 브래그 피크(Bragg Peak) : 단일 에너지 양성자선이 매질에 입사된 초기에는 낮은 선량을 주변으로 전달하고 비정이 끝나기 전에 선량이 급격히 증가하여 모든 선량을 부여하고 비정이 끝나는 현상

  ① 빔 전달방식 SOBP(Spread Out of Bragg Peak) 방식
  서로 다른 에너지 여러 개를 겹쳐 놓은 영역으로 여러 개 브래그 피크가 모여서 만들어진 것으로 환자 암 위치 및 두께에 따라 다르게 생성됨

양성자 치료장비 구성 및 각종기구

- 일반 고에너지 X선과 양성자선의 Bragg Peak 비교

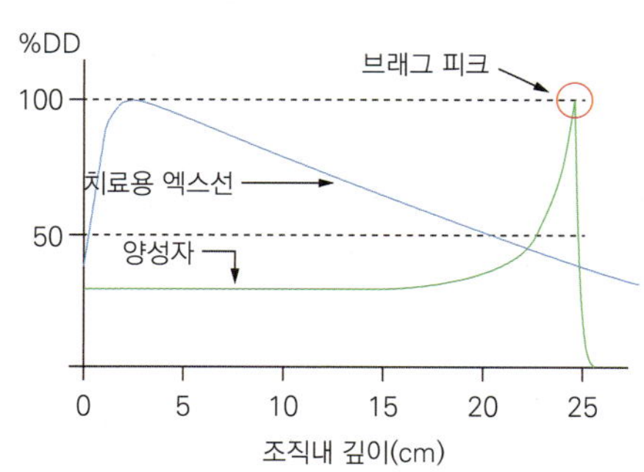

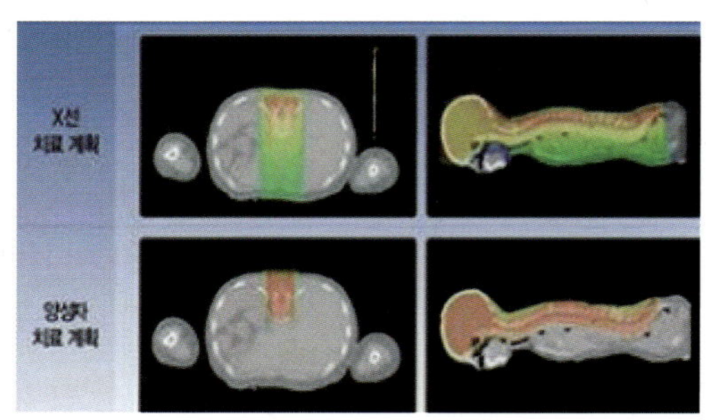

☞ 좌측 그래프를 분석하는 방법

① 치료용 엑스선의 경우 인체를 투과하여 지나가는 특성과 전자빔은 비정이 짧은 차이점을 알아낸다면 손쉽게 X선인 것을 알 수 있음

② KV 또는 MV인지 알기 위해서는 체표면에 선량 분포가 100% 아닌 체내 어느 깊이에서 100% 형성된 후 선량 감소가 발생하기 때문에 고에너지 X선을 알 수 있음

③ X선과 양성자선 비교에서 양성자선은 처음에는 강하게 선량분포가 발생하지 않다가 종양 위치 지점에서 급격한 선량 분포 증가 후 급격하게 감소하는 형태를 보고 양성자선을 판단함

MEMO

양성자 치료장비 구성 및 각종기구

• 양성자치료실 내부 및 외부 모습

양성자치료실 내부	양성자치료실 외부
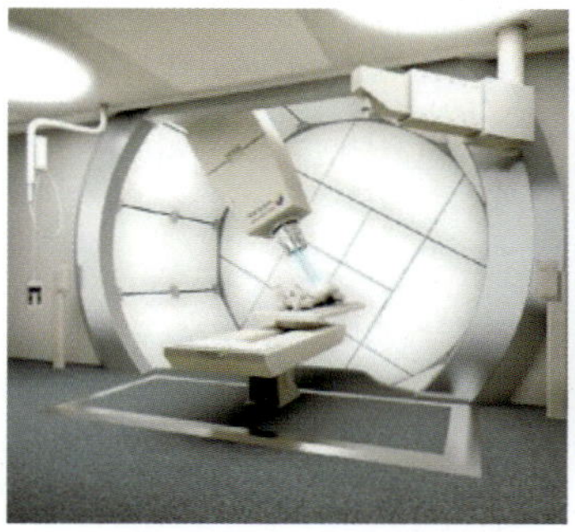	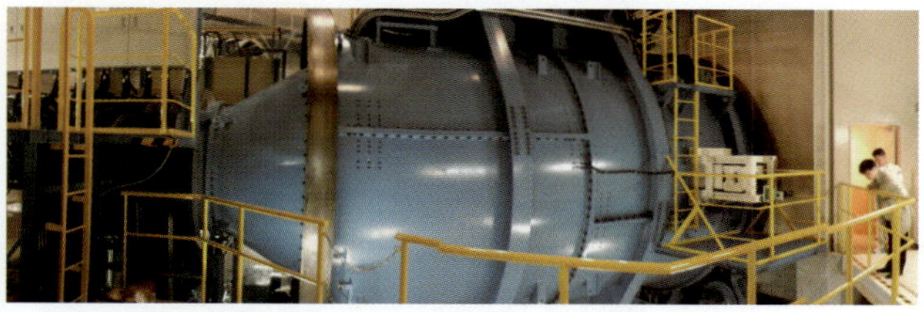

사이클로트론(Cyclotron)

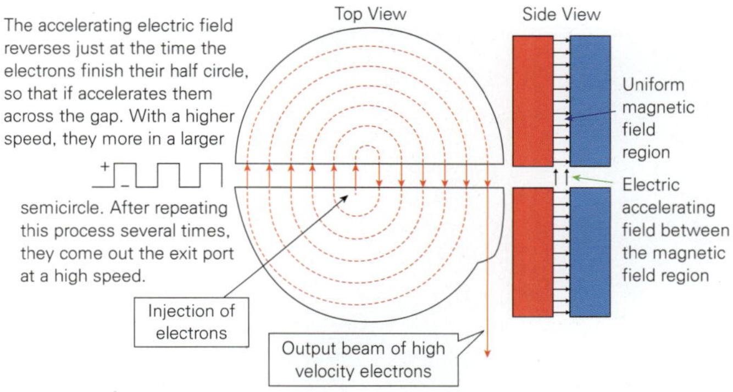

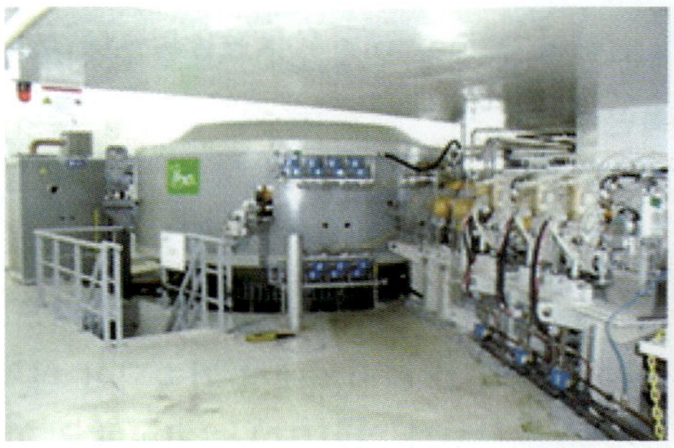

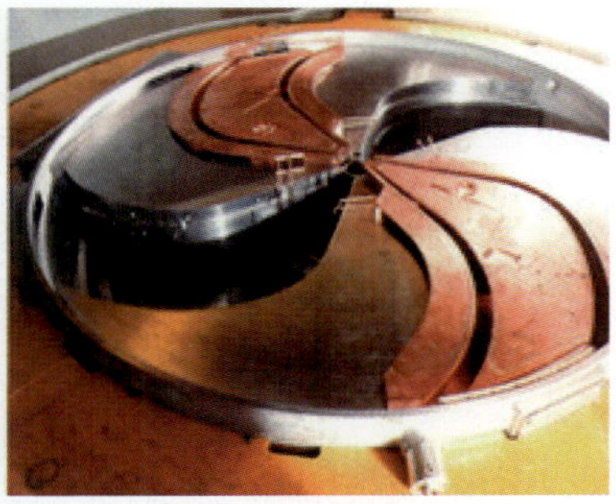

☞ 사이클로트론(Cyclotron) 특징

① 고정된 하나의 에너지만 만들어 냄

② 입자가 한 번 회전하는 시간은 일정하지만, 회전 반경이 증가할수록 입자의 속도는 증가함

③ 방출되는 빔은 연속선으로 고출력과 높은 선량률이 특징임

④ 에너지 조절은 에너지감쇠기를 이용

⑤ 싱크로트론에 비해 상대적으로 방사화 오염이 커서 유지 관리에 어려움

⑥ 출력이 안정적임

양성자 치료장비 구성 및 각종기구

• 양성자치료기 부품 명칭 및 역할

범위보상체(Range Compensator)	역할

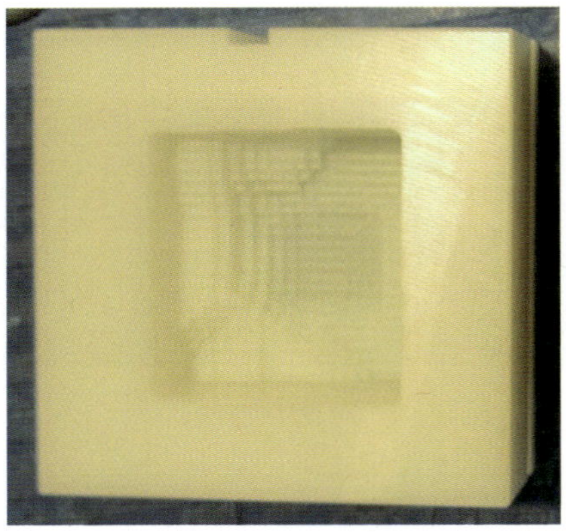

① 종양(타겟)이 끝나는 위치에 맞게 빔이 종료되도록 하는 역할
② 낮은 원자번호 물질 사용함

양성자 차폐체	역할

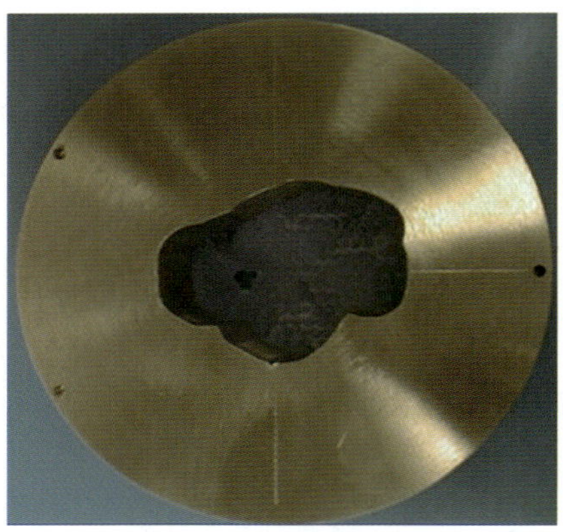

① 정상조직을 보호해 주는 역할
② 황동 재질로 되어 있으며, 금형으로 제작해야 함
☞ 양성자치료기도 MLC가 있음

스나우트(Snout)	역할

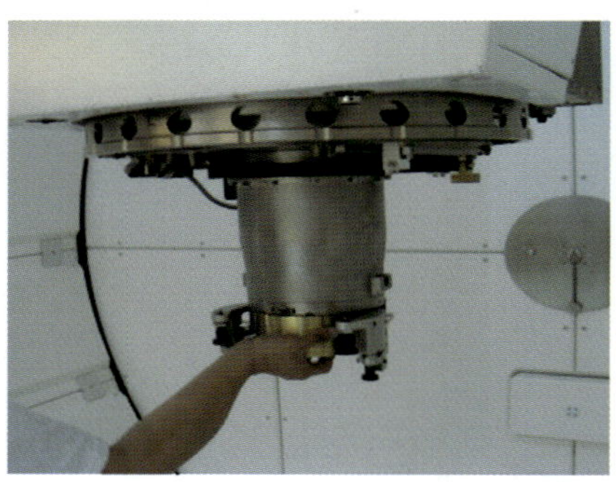

① 제작된 차폐체를 위치시키는 역할
② 양성자치료기 부품 중 인체와 가장 가깝게 장착되어 있음
☞ 선형가속기 차폐체 및 전자빔 콘을 장착하는 Mount에 해당됨

MEMO

토모치료기(Tomotherapy Machine)

1. 토모치료기(Tomotherapy Machine)

목 적

• 진단용 방사선영상장비인 단층촬영장치(CT)와 방사선치료기인 선형가속기를 결합한 형태로 강도변조방사선치료(IMRT)를 통해 국소에 국한된 종양분만 아니라 인체 여러 부위에 퍼져 있는 종양을 테이블을 이동시키면서 종양을 단층으로 제거하여 한 번에 치료하기 위한 장치임

특 징

① 강도변조방사선치료를 위해 나선형(Helical)으로 일정 두께씩 치료하는 방식으로 치료테이블(Couch)이 Y축으로 이동하며 최대 160 cm로 넓은 부위 치료가 가능함

② Binary MLC가 빠르게 움직이면서 수천 개의 방사선 소조사면(Beamlet)을 형성하면서 Fan Beam으로 정상조직에 부여되는 선량을 최소화하며 종양에 선량을 집중할 수 있는 가장 효과적인 강도변조방사선치료(IMRT) 장치임

장비구조 및 부품역할

• 토모치료기 기본 구조 및 구성

토모치료기 외형	토모치료기 내형 및 Binary MLC
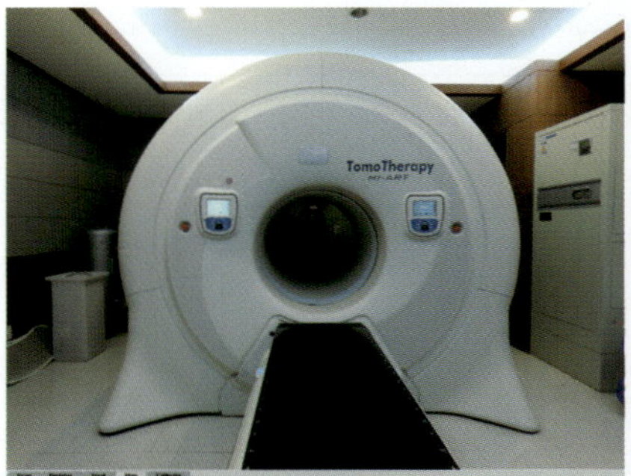 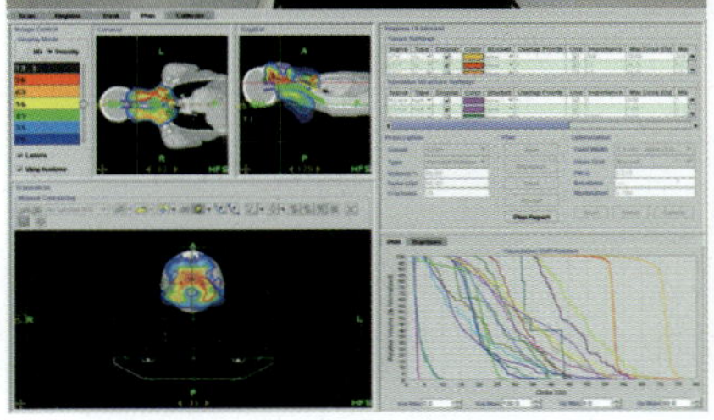	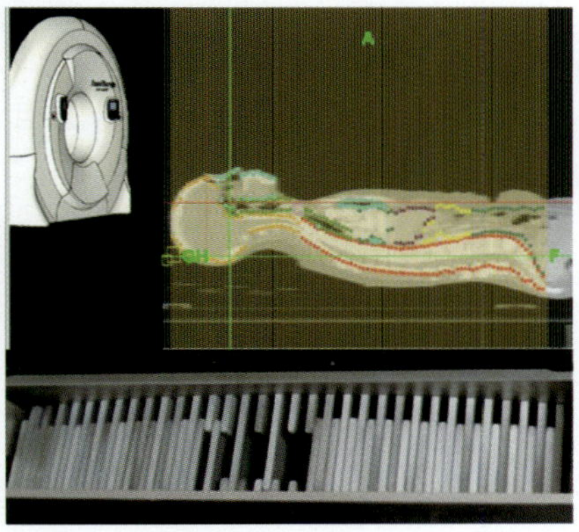

① 6 MV X선 단일에너지

② Jaw & MLC 폭을 1 cm, 2.5 cm, 5 cm 넓이로 조정 가능함

③ Binary MLC : 64개 빔 조사 시 열림과 닫힘 반복으로 동적으로 움직이며 치료함

④ 영상유도방사선치료(IGRT) : MVCT로 환자 셋업 체크 및 오차 조정함
(단, MV로 영상을 획득하기 때문에 이미지 질이 저하됨)

☞ CBCT 이미지와 MVCT 이미지 비교를 통한 장비 분류를 할 수 있어야 함

⑤ 고주파발진관은 마그네트론 사용함

⑥ 편평화여과기는 사용하지 않음
⑦ 선량 감약 최소화를 위해 SAD법 = 85 cm
⑧ 여러 부위에 퍼져 있는 암을 한 번에 조사할 수 있는 장점
☞ 전신방사선조사(TBI)는 가능. 단, 전신피부전자선치료(TSEI)는 치료할 수 없음
※ 학습자들이 기억해야 하는 사항
• 사이버나이프와 토모치료기 공통점 및 차이점을 기억하기 바람

장비구조 및 부품역할

• 토모치료기를 이용한 빔 전달방식

Tomo Direct Mode

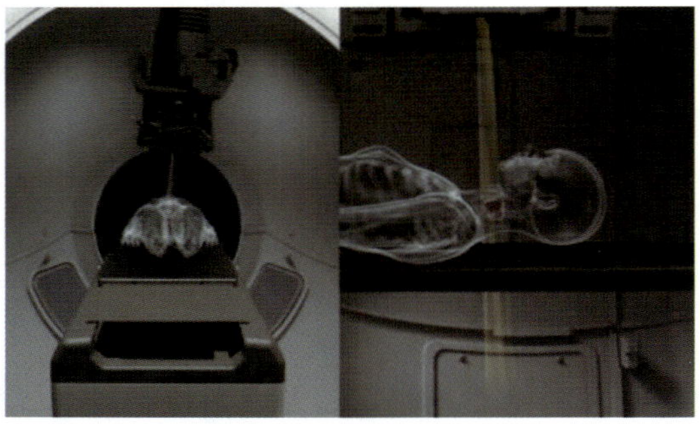

① 평면적인 조사방식으로 겐트리가 회전하지 않고, 특정 각도에서 정지한 상태로 조사하는 방식임
② 치료테이블이 일정한 속도로 Y축 방향으로 이동하며, 동시에 단층 단위로 여러 개 Beamlet으로 조사해서 3DCRT와 동일한 선량분포 얻음
③ 겐트리가 회전하지 않는 동일면조사

Tomo Helical Mode

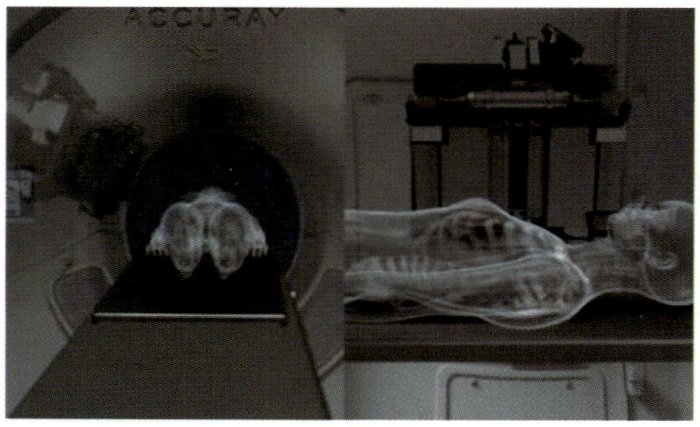

① 치료테이블이 치료 중 일정한 속도로 이동하면서 동시에 겐트리가 연속 회전하면서 Beamlet을 변화시키며 조사하는 방식함
② 선형가속기 MLC에 비해 빠른 속도로 움직이는 64개 Leaf을 가진 Binary MLC가 Beamlet을 생성함

장비구조 및 부품역할

• 영상유도방사선치료를 위한 CBCT VS MVCT 이미지 비교

CBCT	MVCT
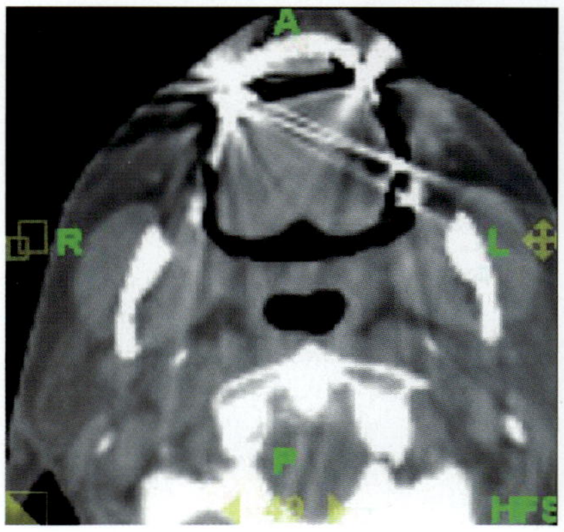	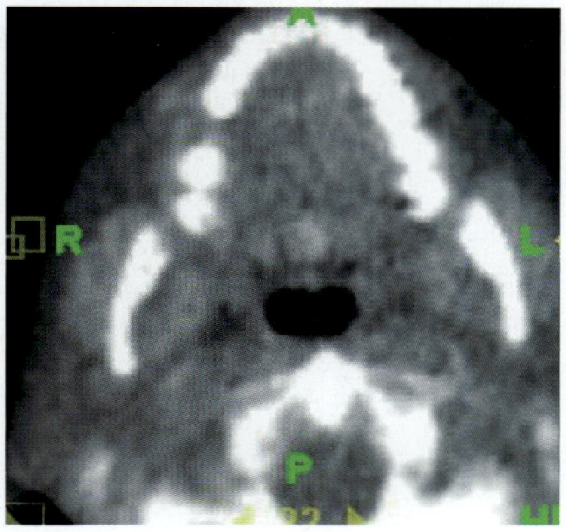

☞ CBCT VS MVCT 이미지 비교

① CBCT 이미지는 MVCT 이미지보다 영상의 질이 우수함
High Density 재질에 의한 Artifact 현상이 보이면 선형가속기 OBI로 획득한 CBCT 이미지로 분석 가능함

② MVCT 이미지는 CBCT 이미지에 비해 영상의 질은 낮음
영상에서 High Density 재질에 의한 Artifact 현상이 보이지 않으면 토모치료기에 장착된 MVCT 영상으로 분석이 가능함

MEMO

근접치료(Brachytherapy)

1. 근접치료(Brachytherapy)

<table>
<tr><td>목 적</td><td>• 방사성동위원소 밀봉선원을 이용해 인체 안에 기구를 삽입하여 선량 분포를 형성하는 것으로 외부방사선치료와 다르게 매우 근접한 거리인 수 mm~cm까지 방사선을 종양에 집중적으로 부여하여 치료하는 방법임</td></tr>
<tr><td>특 징</td><td>① 인체 안에 기구를 삽입하여 진행하기 때문에 통증이나 출혈 등이 발생함
② 대표적인 치료방법은 자궁경부암 환자으로 외부방사선치료와 병행하여 보조적 역할을 수행하는 강내조사가 대표적임
③ 방사선치료에서 유일하게 내조사법으로 진행하는 방식임
④ Ir-192(반감기 74.2일, 평균에너지 0.38 MeV)를 가장 많이 사용함</td></tr>
<tr><td>사용기구 및 역할</td><td>1. 선량계획 계산 시스템 종류 및 특징

<table>
<tr><th>치료계획시스템</th><th>특 징</th></tr>
<tr><td>Manchester (Paterson-Parker)</td><td>① 현재 임상에서 가장 많이 적용 중임
② Needle 및 Tube 형태의 정확한 선원을 사용해서 치료 부위에 균등한 선량을 얻기 위해 선원을 배치함
③ 균등한 선량을 얻기 위해 선원 배열은 불균등
④ 평면배치, 선형배치, 원통형 배치 및 조직내 자입</td></tr>
<tr><td>Quimby</td><td>① 등강도 선원을 등간격으로 배치
② 선원분포는 균등하나 선량분포는 불균등
③ 표면조사, 조직 내 자입</td></tr>
<tr><td>Memorial</td><td>① 등강도 Seed 선원을 1 cm 간격 격자 형태로 배치함</td></tr>
<tr><td>Paris</td><td>① 표적용적에 따른 임의 길이 선원을 이용함</td></tr>
</table>

2. 원격후장진법(Remote After Loading System : RALS)

<table>
<tr><th>근접치료장치</th><th>다채널 근접치료 선원 체크</th></tr>
<tr><td>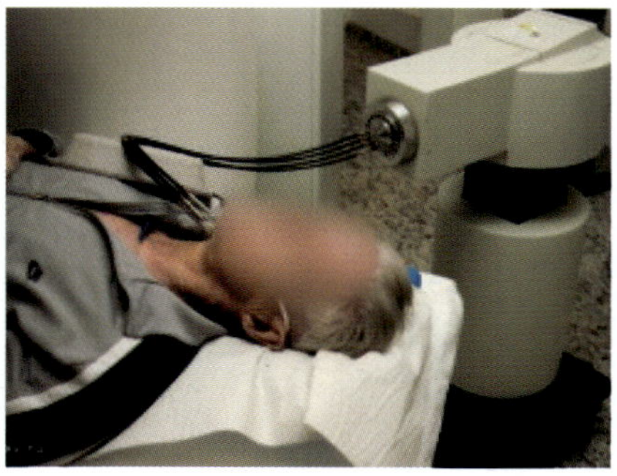</td><td>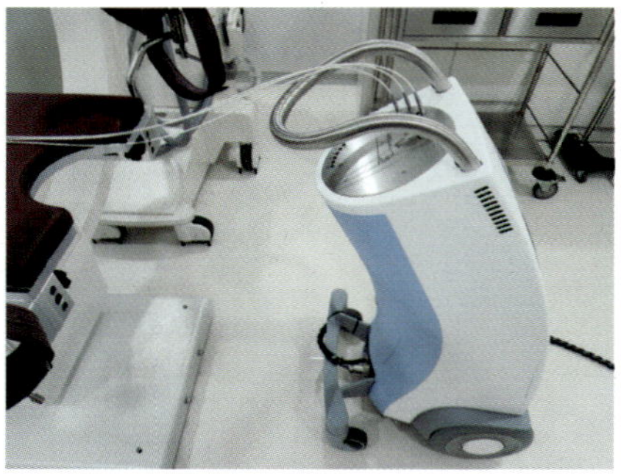</td></tr>
</table>
</td></tr>
</table>

사용기구 및 역할

근접치료에 대한 장·단점	
장 점	단 점
① 시술자에 대한 피폭이 없음 ② 환자의 고통이 적음 ③ 정확한 선량분포를 얻을 수 있음 ④ 분할조사가 가능 ⑤ 마취없는 진행으로 통원치료 가능함	① 가격이 고가 ② 구조가 복잡해 선원 교체가 빈번함 ③ 자궁경부암 치료 시 Vaginal Packing 재현성이 용이하지 못함 ④ 선원 관리에 대한 어려움

3. 근접치료의 종류

	근접치료법 종류	영 상
1	① 강내조사(ICR) ② 자궁경부암 환자 대상 ③ Tandem & Ovoid 사용 ④ A,B Point 기준 및 지표 암기	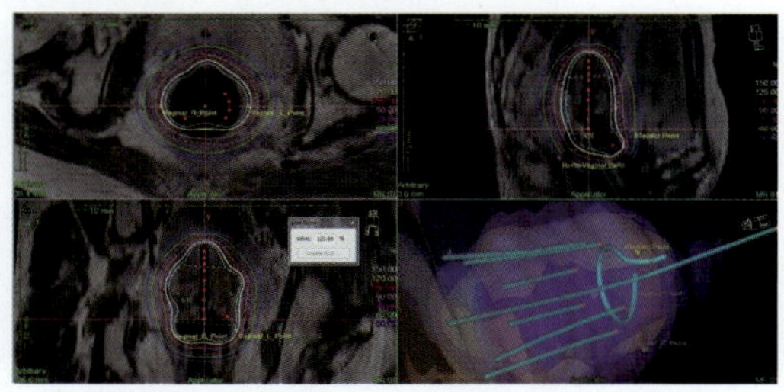
2	① 관내조사(ILR) ② 기관지 및 식도암 대상	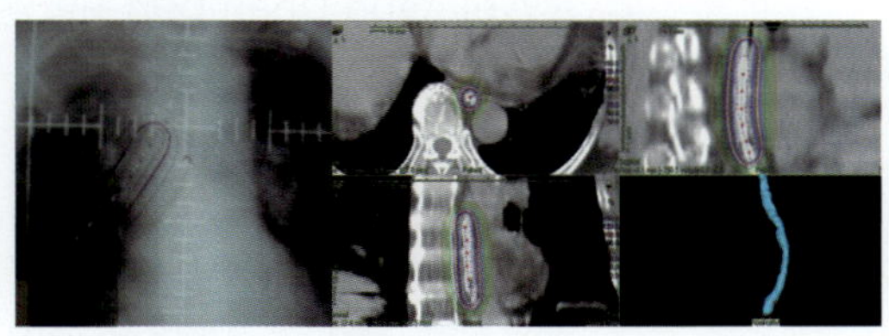
3	① 조직내조사(ILR) ② 근육 및 조직 대상	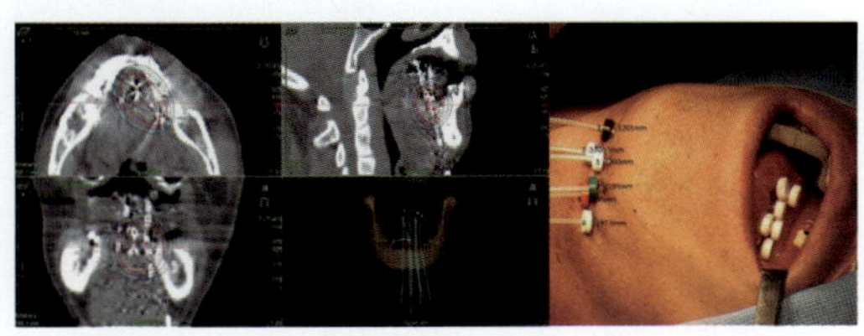
4	① Vaginal Mold ② 질암 환자 대상	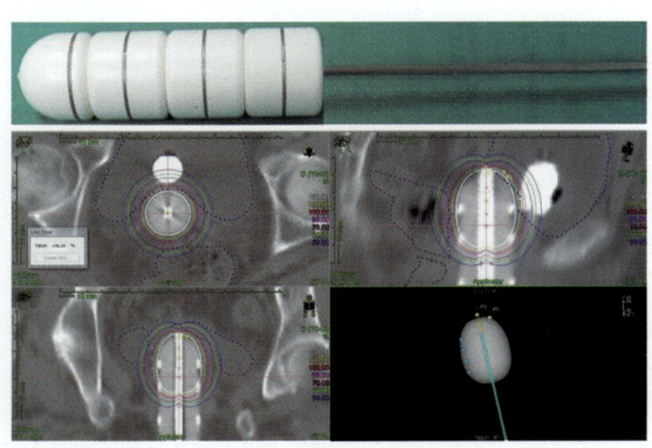

사용기구 및 역할

	근접치료법 종류	영 상
5	① Surface Mold ② 두피 또는 피부에 근접한 종양	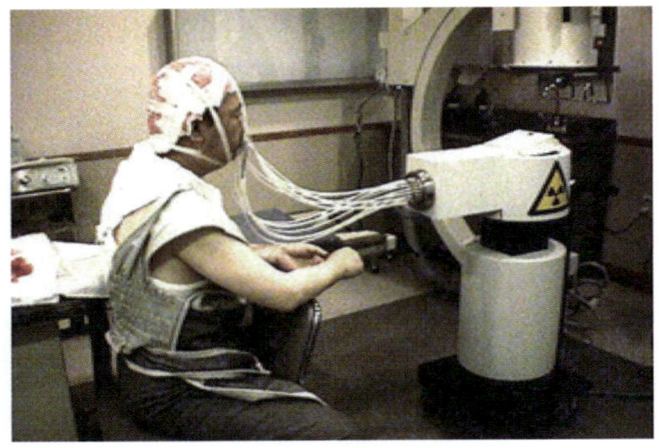
6	① 영구자입용 전립샘암 환자 ② 방사성동위원소 I-125 사용	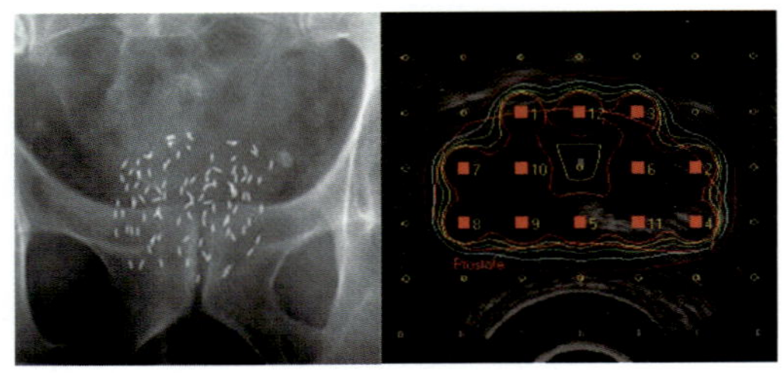

4. 근접치료용 정도관리(QA) 도구

Well type Chamber(우물형전리함)	Source Position
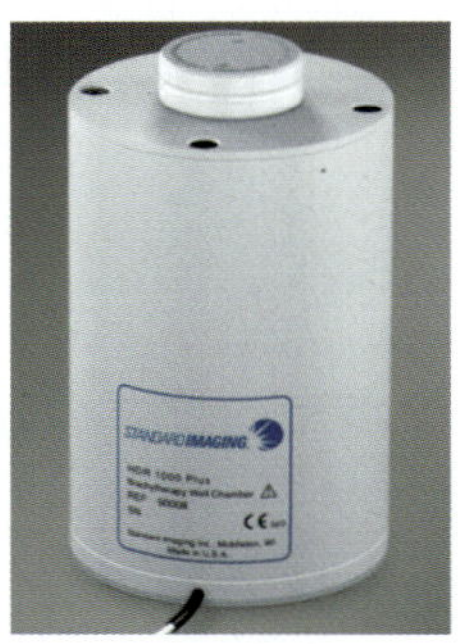	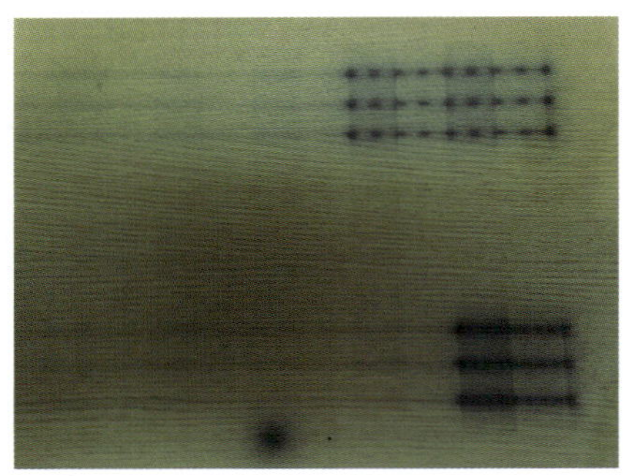
근접치료 진행 시 선원의 강도 측정	선원의 정확도 측정 위해 사용

MEMO

근접치료(Brachytherapy)

2. 강내조사(Intra Cavitary Radiotherapy : ICR)

목 적

- 자궁경부암 환자를 대상으로 진행하지만 강(Cavity)을 치료하는 부분을 포함할 경우 비강(Nasal Cavity)도 적용될 수 있음

특 징

① 자궁경부암 강내조사를 진행할 경우 Tandem&Ovoid 사용, A Point, B Point 기준 및 지표를 반드시 암기하기 바람

② 학습자들은 근접치료에서 강내조사가 가장 많이 출제된다는 것을 명심하기 바람

종류별 치료법 특징

1. 자궁경부암 근접치료 해부학적 구조 및 A, B Point

A Point, B Point 기준 및 지표

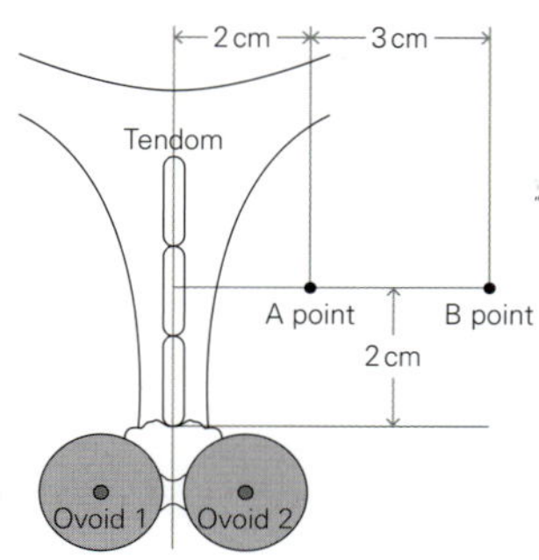

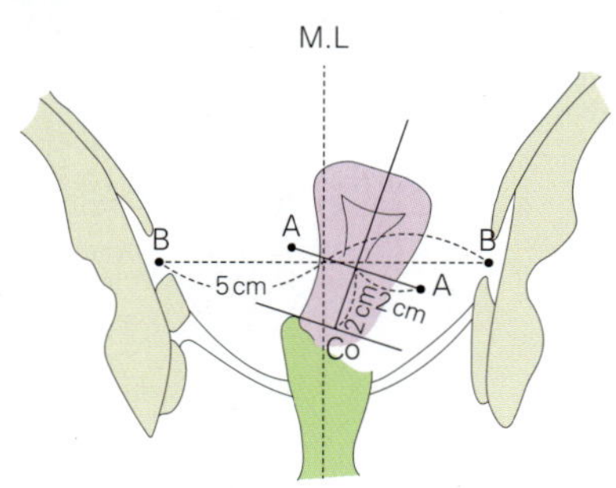

☞ **A Point 기준 및 지표**

① 자궁강 입구에서 장축을 따라서 상방 2 cm 높이에서 좌, 우 측방 2 cm 지점

② 원발병소의 치유선량

③ 직장 및 방광 장해선량 지표

☞ **B Point 기준 및 지표**

① 골반강 장축(ML)을 따라서 상방(위로) 2 cm 높이에서 좌, 우 측방 5 cm 지점 (A, Point에서 측방 2 cm 또는 환자 중심에서 측방 5 cm도 동일한 정의)

② 골반벽의 선량

③ 전이에 대한 선량지표

2. Appilcator(Tandem & Ovoid)

Tandem(중간에 길게 1개로 구성)	Ovoid(좌,우 1쌍으로 구성)
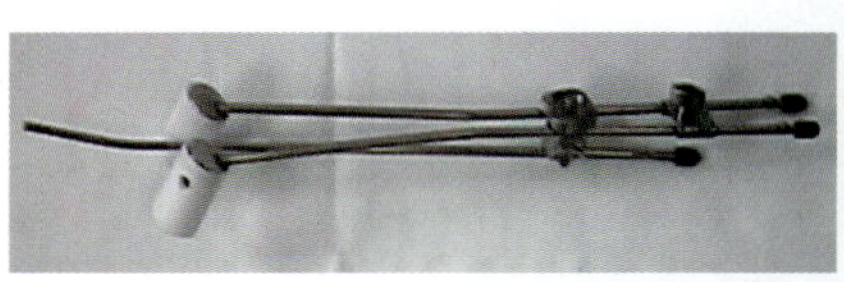 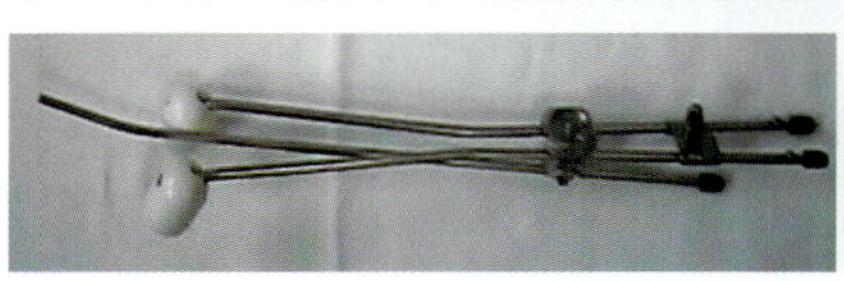	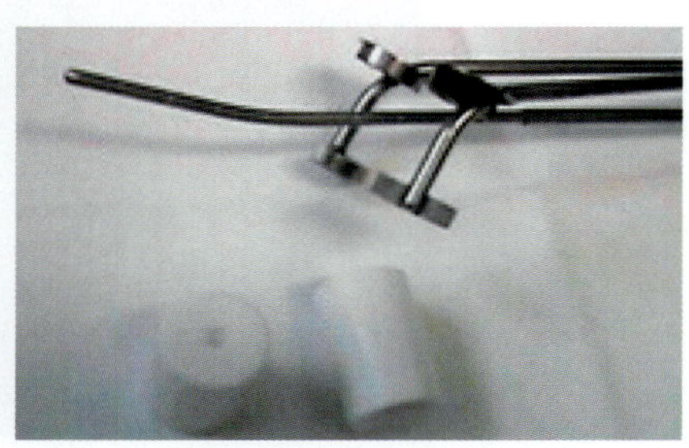

① 환자 치료에 따라서 Tandem & Ovoid를 함께 사용할 수 있고, 별도로 Ovoid만 사용하는 경우도 있음
② Ovoid Cap을 사용하는 이유는 인접장기에 부여되는 선량 감소를 위해 사용함

3. 모의치료 영상 Tandem & Ovoid 및 방광, 직장 위치 확인 방법

전후 영상	측면 영상
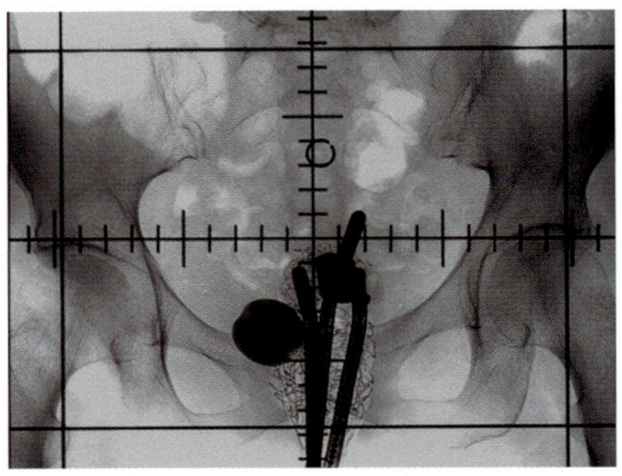	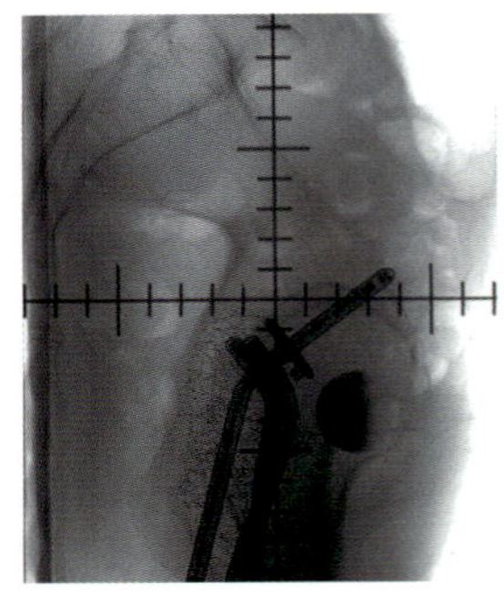

☞ 기준점에서 흡수선량
① 방광 포인트 : 조영제로 채워진 풍선과 Foley 카테터를 이용하여 위치 결정함
② 직장 포인트 : 전면 방사선영상에서 오보이드 선원 중간지점 또는 선원의 자궁 속 아래 끝부분으로 정해지거나 측면 영상에서 오보이드 선원들의 중심으로 그려지는 선, 즉 질 후벽 5 mm 떨어진 곳에 위치함

4. 3D View를 통한 선량 분포 방법

Tandem & Ovoid 모두 사용	Ovoid만 사용
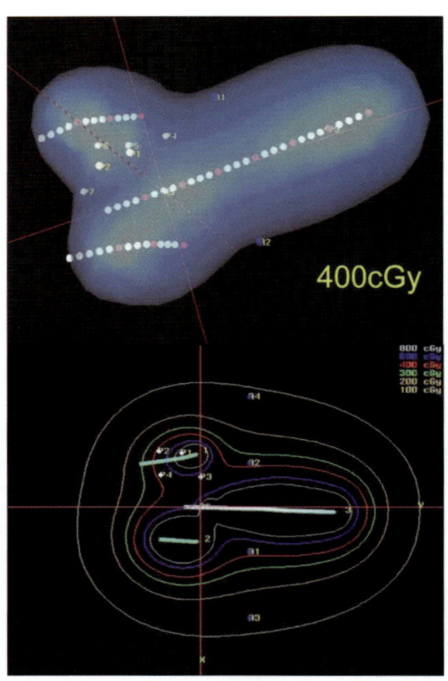	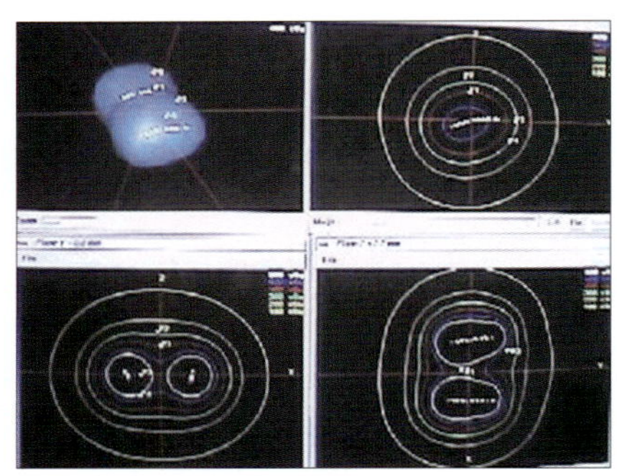

종류별 치료법 특징

5. 근접치료 시 응급 상황 발생 시 대처 요령
 ① Emergency Switch를 작동시킴
 ② 치료기에서 Applicator를 분리시킴
 ③ 환자를 치료실 밖으로 이동시킴
 ④ 치료실 출입문을 잠그고 제한함
 ⑤ 관련자에게 신속하게 보고함

MEMO

정도관리(QA)

1. 정도관리(Quality Assurance)

목 적

- 정확한 방사선치료를 진행하기 위해 방사선치료장치에 대한 관리는 필수적임
- 방사선치료장치에 대한 점검 항목 및 오차 범위에 대해 설명하고자 함

특 징

- 방사선치료 장치별 검사항목 및 주기별 점검 항목에 대해 숙지해야 하며, 각 항목에 대한 오차 범위에 대해 소개하고자 함

종류별 치료법 특징

1. 주기별 점검 항목(선형가속기 해당)

주 기	점검 항목	오차 허용 범위
일일 (Daily)	• X선 및 전자빔 출력 일치도 • 레이저 정확도 • 거리지시기 정확도 • 콜리메이터 크기 표시기 • 광거리(ODI) 표시기	±3% ±2 mm ±2 mm ±2 mm ±2 mm
월간 (Monthly)	• 광조사면 크기 일치도 • 치료대 위치 표시기 • 레이저 정확도 • 겐트리/콜리메이터 각도 중심축	±2 mm ±2 mm ±2 mm ±1°
연간 (Annually)	• X선 및 전자빔 편평도 변화 • X선 및 전자빔 대칭도 변화 • 쐐기필터 투과인자 일치도	±1% ±1% ±2%

2. 기계별 정확도 검사

Frontal Pointer(정면지시계)	ODI(광학거리지시계)
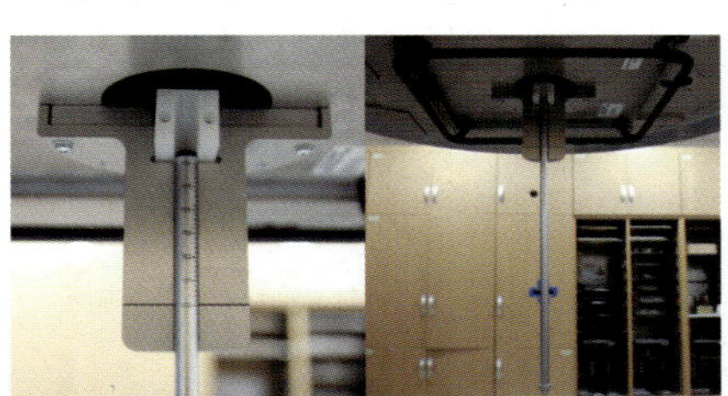	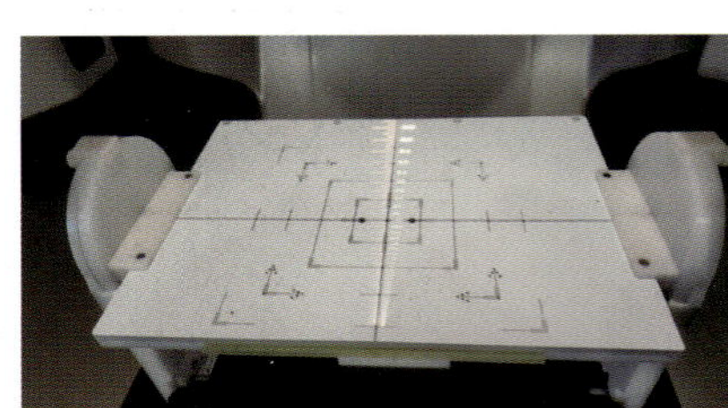
SSD 및 중심선속 확인	SSD 확인

광조사야 체크	콜리메이터 Jaw 대칭성 검사
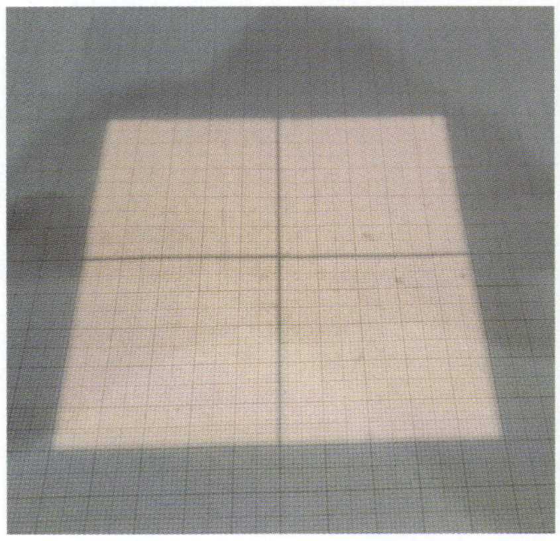	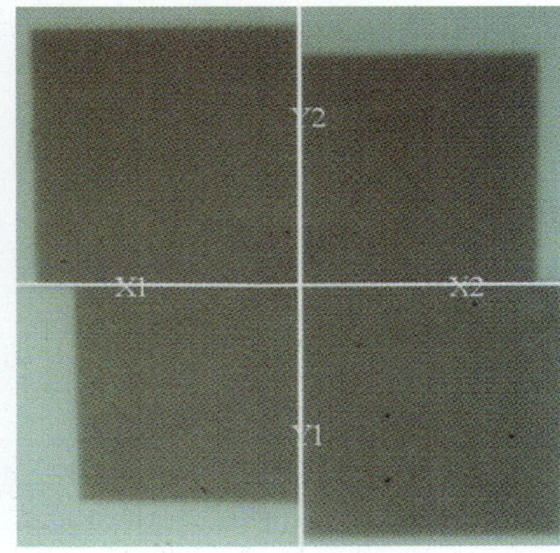
조사야 크기 정확도 확인	X1, X2, Y1, Y2 Jaw 대칭도 확인

3. 장비별 회전 중심축 정확도 검사(선형가속기 해당)

항 목	영 상	오차 허용 범위
콜리메이터 회전중심축	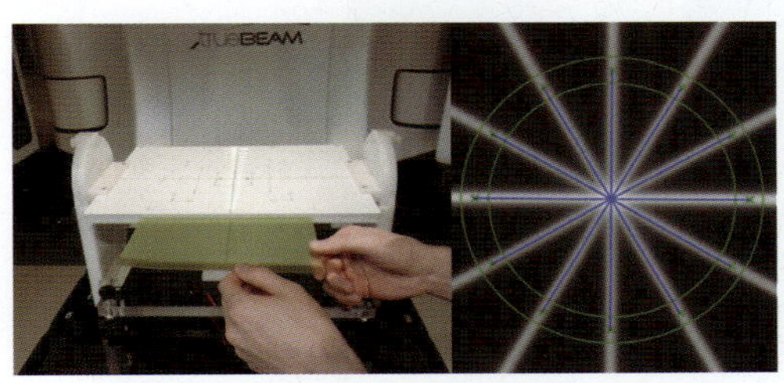	±2 mm
겐트리 회전중심축	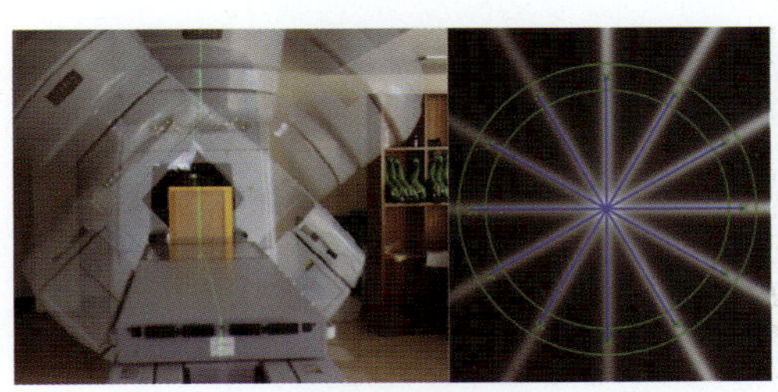	±2 mm
치료테이블 회전중심축	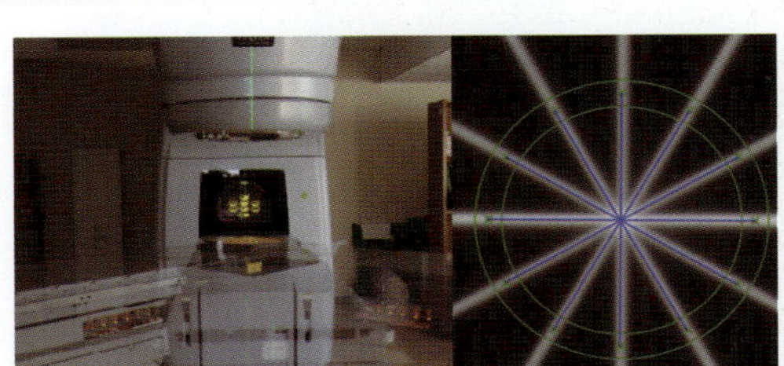	±2 mm

종류별 치료법 특징

4. 기타 정도관리를 위한 QA 장비 및 전리함

Farmer Type 전리함	Parallel Plate Chamber
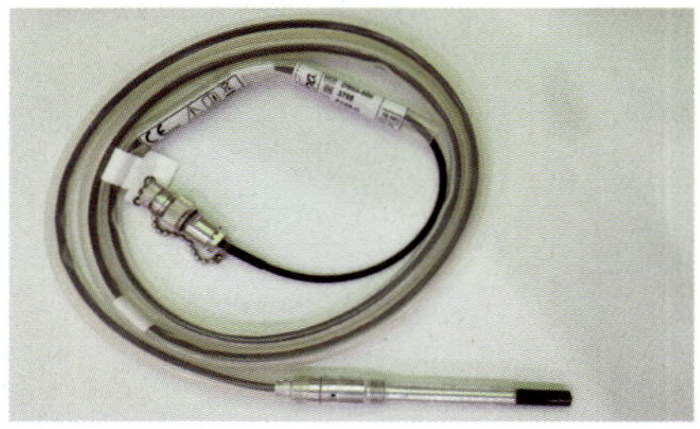	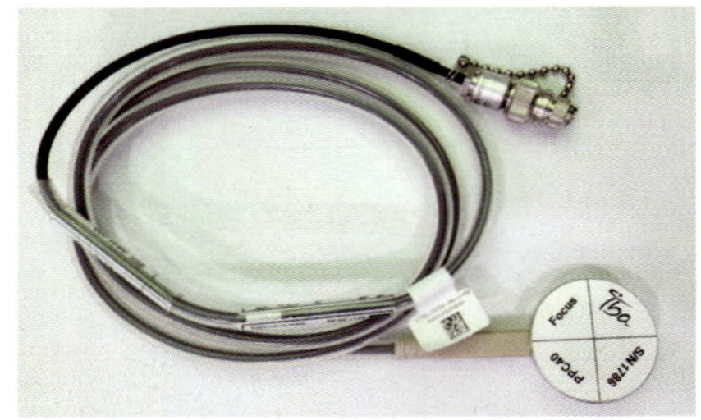
주로 X선 심부선량 측정에 사용	주로 전자빔 표면선량 측정에 사용

ISO Alignment QA 장비	물 팬톰
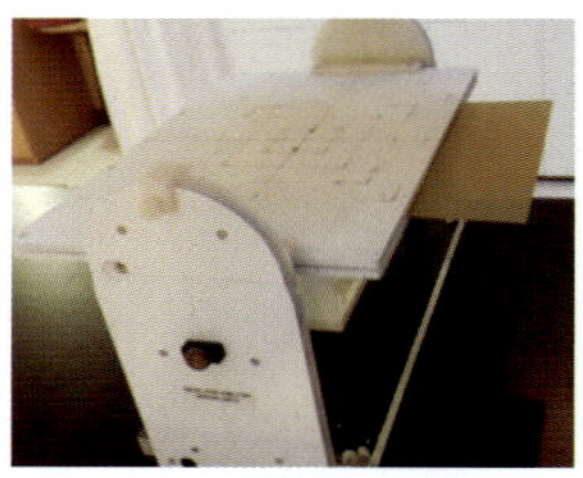	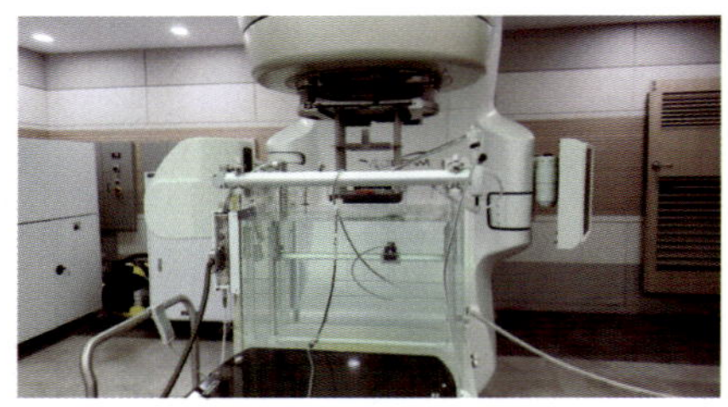
① 레이져 ② SSD ③ 조사야 모두 체크	선량 및 각종 변수 측정 시 사용

MEMO

방사선치료학

문제

Simulation(모의치료)

문 제 01

문 제

다음 영상에 대한 설명으로 옳은 것은?

영 상

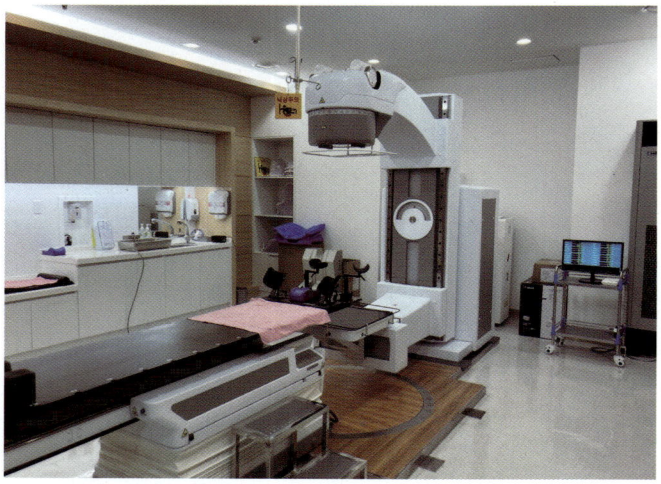

답가지

① 방사선치료기와 에너지 크기가 동일하다.
② 종양 및 정상조직에 부여되는 용적선량 파악이 가능하다.
③ 인체 불균질 조직에 대한 선량 보정 작업을 진행할 수 없는 것이 단점이다.
④ 치료계획용 프로그램으로 환자 자세 영상에 직접 치료계획을 진행할 수 있는 정보를 제공한다.
⑤ 토모치료기를 이용한 고정밀 방사선치료를 위해 가장 첫 단계로 환자 자세 및 종양 위치 파악을 진행한다.

답가지 해설

정답 : ③

- 단순모의치료기는 선형가속기와 기하학적으로 일치하지만 KV 저에너지 X선을 사용함
- 투시를 이용하여 종양 위치 파악하는데 용이하지만, 인체에 부여되는 종양 및 정상조직에 선량 파악을 할 수 없는 것이 단점으로 이를 보완하고자 최근에는 CT를 이용한 모의치료가 일반적으로 진행됨
- CT를 이용한 모의치료를 진행하면 전산화치료계획 컴퓨터 치료계획시스템을 통해 종양 및 정상조직에 부여되는 선량체적평가히스토그램(DVH) 평가가 가능함
- 토모치료기는 대표적인 세기조절방사선치료(IMRT) 장치로 6 MV X선으로 고정밀 방사선치료를 진행하기 위해서는 방사선치료 첫 단계부터 전산화단층모의치료(CT Sim.)를 진행해야 함

MEMO

Simulation(모의치료)

문 제 02

문 제

다음 영상에 대한 설명으로 옳은 것은?

영 상

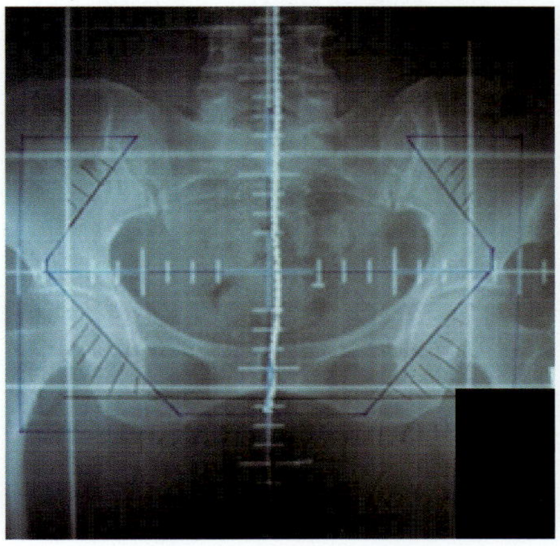

(가)

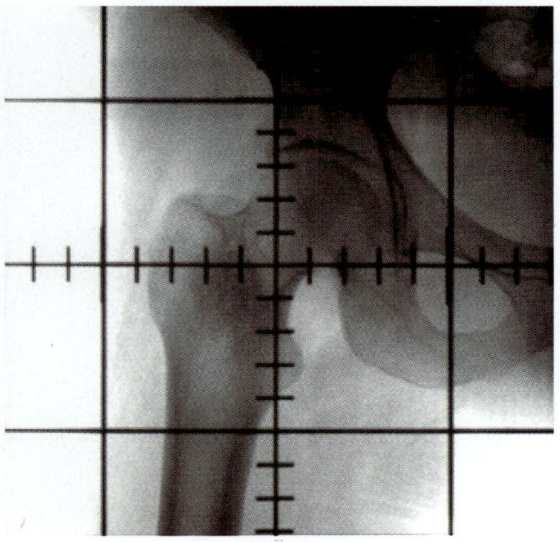

(나)

답가지

① 투시를 통해 정확한 치료 위치 확인을 진행하였다.

② 영상은 전자빔 치료를 위해 모의치료를 진행하였다.

③ 정상조직 차폐를 위해 다엽콜리메이터(MLC)를 이용하였다.

④ 전산화단층모의치료(CT) 영상으로 선량체적히스토그램(DVH) 평가가 가능하다.

⑤ 두경부암 대상이며 피부선량 감소를 위해 열가소성플라스틱 마스크(Thermoplastic Mask)를 사용한다.

답가지 해설

정답 : ①

- 위 영상은 단순모의치료를 위한 영상임
- (가)는 정상조직 차폐를 위해 차폐체(Block)를 사용하였으며, 다엽콜리메이터(MLC)를 사용하는 경우 leaf들이 개별적으로 작동하므로 계단 형식의 차폐 모양이 형성되지만 본 영상에서 차폐모양은 굴곡진 부분이 매끄럽게 보이기 때문에 X선 차폐체(Block) 제작을 진행하였음
- (나)는 종양 조직의 위치를 정확하게 파악하기 위해 투시로 단순모의치료를 진행하였음
- 전자빔 치료 시 차폐체는 전자빔 콘의 사용으로 정사각형 모양으로 본 모의치료 영상은 직사각형으로 되어 있어 X선을 이용한다는 것을 알 수 있음
- 전산화단층모의치료(CT) 영상으로 선량체적히스토그램(DVH) 평가가 가능한 것이 장점이지만 전산화단층모의치료(CT) 영상은 축 영상(Axial View)로 영상을 획득하므로 본 영상은 축 영상(Axial View) 영상이 아니므로 전산화단층모의치료를 진행하지 않았다는 것을 알 수 있음
- 두경부암 환자의 대부분은 환자 움직임 감소를 위해 열가소성 마스크(Thermoplastic Mask)를 주로 사용하는데 열가소성 마스크(Thermoplastic Mask)를 사용할 경우 피부 선량이 증가하는 현상이 발생하는 단점이 있으나, 환자 자세에 대한 재현성 확보를 위해 사용하고 혀(Tongue)를 보호하기 위해 마우스피스(Mouth Piece)를 사용함

Simulation(모의치료)

문 제 03

문 제

다음 영상에 대한 설명으로 옳은 것은?

영 상

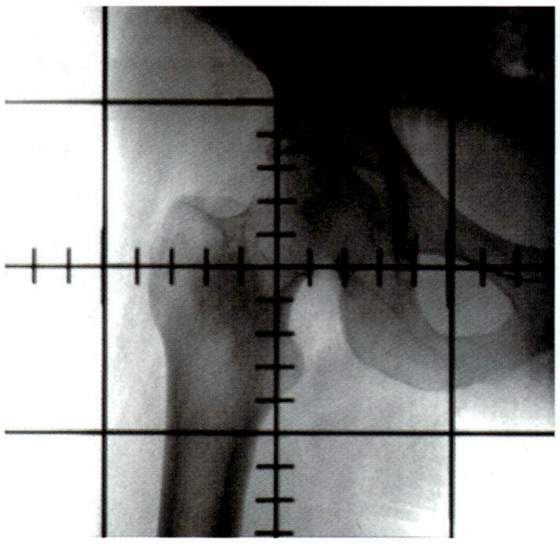

(가)

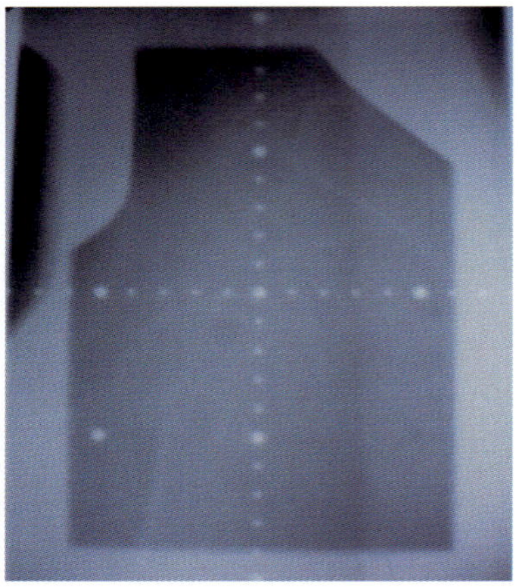

(나)

답가지

① (가) 영상을 통해 선량체적히스토그램(DVH) 평가를 진행할 수 있다.
② (나) 영상은 정상조직 차폐를 위해 차폐체(Block)를 제작한 모습이다.
③ (나) 영상은 저에너지(KV)를 이용하여 환자 자세의 정확도를 평가 영상이다.
④ (가), (나) 영상 모두 X선을 이용한 것으로 단순모의치료 및 치료확인 촬영 영상이다.
⑤ (가) 영상은 치료확인촬영(L-gram)으로 영상 획득을 위해 저에너지(KV)를 사용한다.

답가지 해설

정답 : ④

- (가)는 단순모의치료 KV투시를 이용한 환자 위치잡이를 진행한 영상이고, (나)는 치료확인촬영(L-gram)으로 MV 영상으로 이중조사를 진행했고 차폐는 Block을 사용하였음
- (가) 영상은 단순모의치료를 통한 환자 종양의 위치를 확인하는 것으로 저에너지(KV)를 이용하여 투시를 통해 종양 위치잡이를 진행한 영상임
- (가) 영상은 단순모의치료를 통해 단순선량계산을 진행하므로 치료계획용컴퓨터를 통한 방사선치료계획을 진행하지 않으므로 선량체적히스토그램(DVH) 평가를 진행할 수 없음
- (나) 영상은 치료확인촬영(L-gram)으로 방사선이 조사되는 방향에서 정확한 환자 자세 재현성이 유지되는지 모의치료 영상과 비교하여 확인하는 것으로 고에너지(MV) X선을 이용하고 주로 이중조사(Double Exposure)를 진행하지만 한 번의 조사로 셋업 확인이 가능할 경우 1회 조사하는 경우도 있음
- 과거에는 필름을 이용해 영상을 획득하였으나 최근에는 전자포털영상장치(EPID)를 통해 영상을 획득하고 있으며, 전자빔 방사선치료는 치료확인촬영(L-gram)을 진행할 수 없음

MEMO

Simulation(모의치료)

문 제 04

문 제

다음 영상에 대한 설명으로 옳은 것은?

영 상

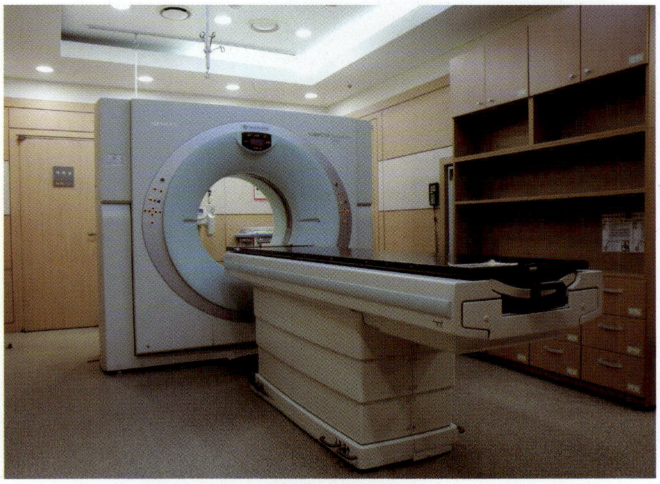

답가지

① 진단용 CT 장치와 차이점은 Bore Size가 크다는 것이다.
② 조영제를 사용하지 않아서 환자자세 및 종양 위치 파악이 용이하다.
③ 모의치료 촬영 시 초점-필름간의 거리는 항상 일정하게 유지해야 한다.
④ X선으로 투시를 통해 종양과 내부 장기의 위치를 정확하게 알 수 있다.
⑤ 선량체적히스토그램(DVH)에 대한 평가를 진행할 수 없는 한계로 단순선량 계산을 진행해야 한다.

답가지 해설

정답 : ①

- 위 영상은 전산화단층촬영 모의치료기 영상임
- 단순모의치료보다 진보된 방법으로 3차원적 선량계획을 수립하기 위하여 체표윤곽도 획득 및 정확한 해부학적 구조 등을 파악할 수 있는 장점이 있음
- 진단용 CT와 구조적 차이는 환자를 방사선치료를 진행하는 경우 각종 고정용구를 사용하기 때문에 Bore Size 80 cm 이상으로 커야 하며, 치료테이블도 장비와 기하학적으로 일치시키기 위해 방사선 치료장치와 동일하게 편평하게 되어있는 것이 특징임
- 정확한 종양의 위치 파악을 위해 환자의 상태 및 검사에 따라 조영제를 사용함
- 전산화단층모의치료 장점을 기억하기 바람
  ① 체표 윤곽 & 내부장기 묘사 정확이 가능함
  ② 종양 및 주요 장기 위치, 크기 파악이 가능함
  ③ CT 영상에 선량분포를 직접 그릴 수 있음
  ④ 주요 장기의 용적선량 파악이 용이함
  ⑤ 3차원적 선량계획 가능함
  ⑥ 영상재구성에 의해 정확한 조사야 확인이 가능함

Simulation(모의치료)

문 제 05

문 제

다음 영상에 대한 설명으로 옳은 것은?

영 상

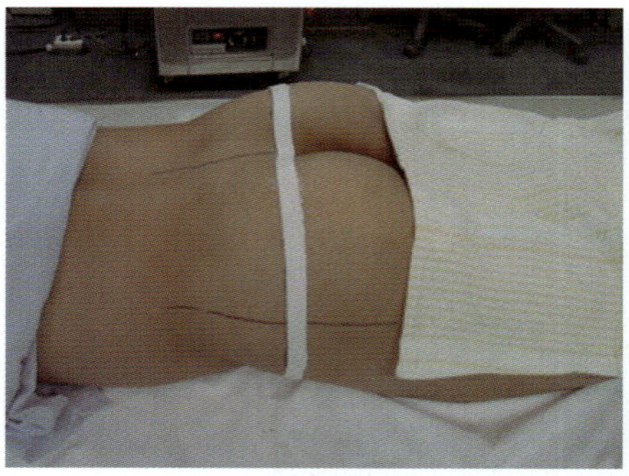

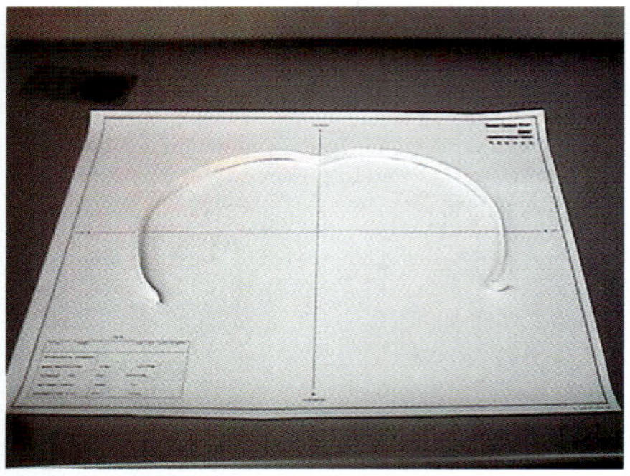

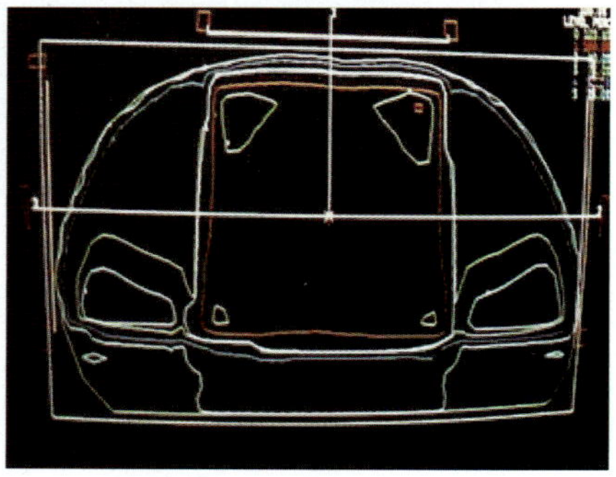

답가지

① 대표적인 재질은 플라스틱을 주로 사용한다.
② 전산화단층 모의치료를 진행하기 전에 수행하는 단계이다.
③ 현재 방사선치료계획을 위해 필수적으로 적용하고 있는 매우 유용한 방법이다.
④ 단순모의치료의 한계를 극복하기 위해 인체의 단면도로 치료계획을 계산하기 위한 과정이다.
⑤ 최근에 진행되고 있는 자기공명영상장치(MRI) 모의치료를 진행할 때 체표윤곽도(Body Contour)를 작성하면 인체 연부조직을 구체적으로 표현할 수 있다.

답가지 해설

정답 : ④

- 위 영상은 체표윤곽도(Body Contour)에 대한 것임
- 체표윤곽 모양에 따라 종이(Sheet)에 Digitizer를 이용하여 신체 표면의 모양을 컴퓨터에 입력 후 컴퓨터에 입력된 모양에 방사선치료계획을 진행함
- 인체 굴곡진 부분을 체표 윤곽도를 제작하기 위해 유연한 재질인 납줄, 열가소성 마스크(Thermoplastic Mask) 또는 석고붕대(Cast Bandage)를 가장 많이 사용함
(딱딱한 재질은 굴곡진 부분에 체표 윤곽도를 제작하는데 한계가 있음)
- 단순모의치료 한계를 극복하기 위해 인체를 좀 더 입체적으로 표현하기 위한 과정이며, 현재 전산화단층 모의치료를 진행하면 인체의 단면을 더 정확하게 묘사할 수 있어 현재 체표윤곽도(Body Contour)를 작성할 필요가 없음

Simulation(모의치료)

문 제 06

문 제

다음 영상에 대한 설명으로 옳은 것은?

영 상

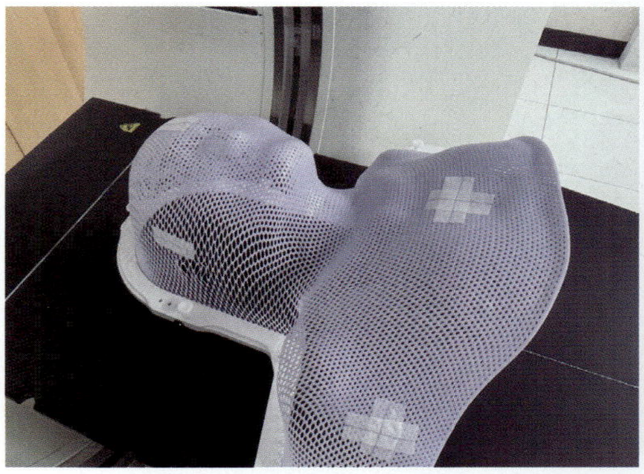

(가)

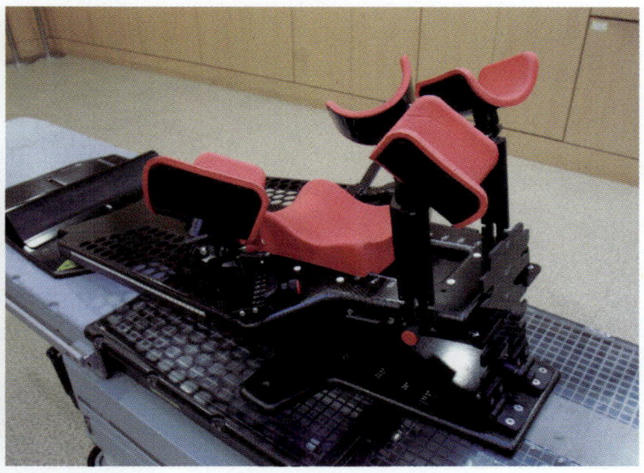

(나)

답가지

① (가)는 자세 재현성 확보를 위해 인체와 최대한 밀착해서 제작해야 한다.
② (가)는 인체 모든 부위에도 적용할 수 있고, 주로 복부 및 골반 부위에 주로 사용한다.
③ (가)를 사용하는 경우 볼루스와 같이 피부보호효과를 기대할 수 있는 장점이 있다.
④ (나)는 흉, 복부 환자를 대상으로 사용하는데 대표적으로 상반신 맨틀 환자가 대상이다.
⑤ (나)를 이용하여 방사선 치료계획을 진행할 경우 피부에 선량이 증가되어 피부보호효과가 없는 것이 단점이다.

답가지 해설

정답 : ①

- (가) 열가소성 마스크(Thermoplastic Mask)는 두부 및 두경부암 환자에게 주로 사용하고 있으며, 환자 움직임 방지를 위해 최대한 피부에 밀착하여 제작하지만, 이로 인해 볼루스(Bolus)와 유사하게 피부선량이 증가되어 피부보호효과를 기대할 수 없는 것이 단점임
- (나)는 유방암 환자를 대상으로 사용하는 Breast Board이며, 접선조사 방식을 적용하기 위해 환자를 방사선이 조사되는 방향과 일치하도록 치료 부위를 거상해서 사용하는 것으로, 사방향으로 입사되는 빔을 팔로 인해 방해 받을 수 있어 빔 감약을 최소화하기 위해 양쪽 팔을 올림
- 상반신 맨틀의 경우 대표적인 암은 호치킨병 환자를 대상으로 대향 2문조사를 진행하며, 후두, 양측 폐 및 양쪽 어깨관절을 차폐해야 함

MEMO

Simulation(모의치료)

문 제 07

문 제

다음 영상에 대한 설명으로 옳은 것은?

영 상

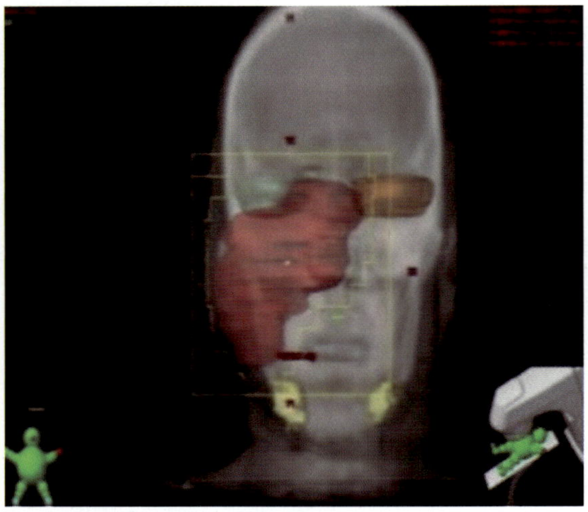

답가지

① 단순모의치료 과정으로 방사선이 조사되는 방향을 알 수 있다.
② 조사방향, 조사야 및 빔이 조사될 때 정상조직과 종양조직과의 분포를 알 수 있다.
③ 본 영상은 치료실 문을 열고 들어갔을 때 보이는 REV(Room's Eye View) 영상이다.
④ 선량체적히스토그램(DVH) 영상으로 차폐 부위 및 겐트리 각도를 알 수 있는 것이 장점이다.
⑤ 전자빔으로 방사선치료를 진행하는 경우 본 이미지를 획득할 수 없어 치료확인 촬영을 할 수 없다.

답가지 해설

정답 : ②

- 본 영상은 BEV(Beam's Eye View) 영상으로 전산화단층모의치료 진행을 통해 디지털영상재구성(DRR) 영상에서 빔이 조사되는 방향에서 바라본 모습으로 겐트리 각도, 치료테이블 각도, 콜리메이터 각도, 조사야 크기 및 정상조직과 종양조직 분포까지 알 수 있음
- 치료실 문을 열고 들어갔을 때 보여지는 REV(Room's Eye View) 영상은 겐트리 각도, 치료테이블 각도만 알 수 있음
- BEV(Beam's Eye View) 영상은 전산화단층 모의치료 진행을 통해 디지털영상재구성(DRR) 영상에서 얻은 영상이므로 X선 또는 전자빔으로 치료를 진행하는 선질과 관련이 없음
  전자빔으로 치료할 경우 치료확인 촬영을 진행할 수 없으며, BEV(Beam's Eye View) 영상은 볼 수 있음

MEMO

차폐(Shielding)

문제 08

문 제

다음 영상에 대한 설명으로 옳은 것은?

영 상

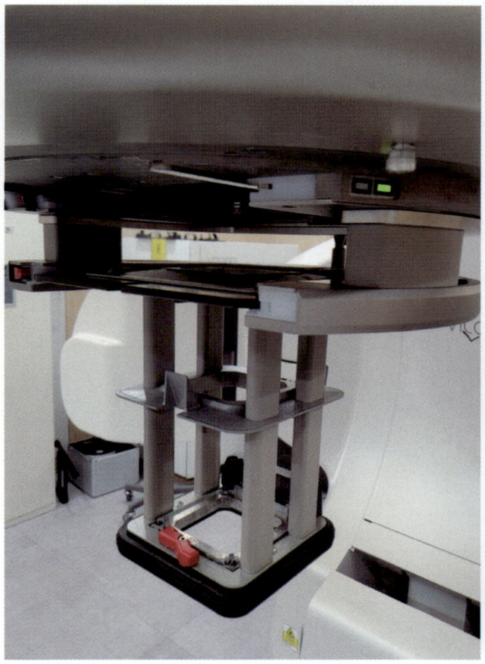

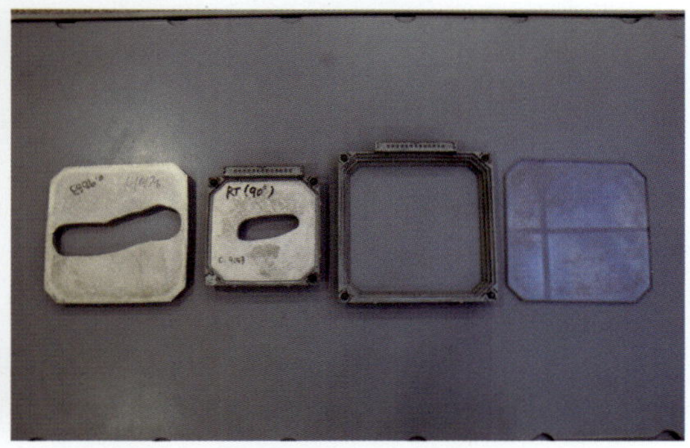

답가지

① 다엽콜리메이터와 함께 사용한다.
② 치료확인촬영(L-gram)을 진행할 수 없다.
③ 선형가속기 조사헤드 부품 중에 타겟과 함께 사용한다.
④ SSD법과 SAD법 모두 가능해서 종양 위치에 맞게 적합한 기준법을 적용한다.
⑤ 저융융점 납합금으로 정상조직을 완전 차폐를 진행할 경우 최소 7 cm 이상이 되어야 한다.

답가지 해설

정답 : ②

- 위 영상은 전자빔 콘과 차폐체를 보여주고 있음
- 전자빔을 발생 시 선형가속기 조사헤드부에 사용하는 부품
  ① 1차 콜리메이터, ② 2차 콜리메이터, ③ 산란박막, ④ 이온 전리함
  (단, ① 타겟 ② 편평화여과기 ③ 다엽콜리메이터는 사용하지 않음)
- 전자빔으로 환자 셋업의 정확도를 위한 치료확인촬영(L-gram)은 진행할 수 없으며, 항상 SSD법 1문 조사를 진행함
- 학습자들이 X선 차폐체와 전자빔 차폐체를 구분하는 방법은 X선 차폐체의 경우 인체 깊숙이까지 투과할 수 있으므로 두께가 두껍고 음영반에 올려놓고 사용하는 것이 특징이고, 반면에 전자빔 차폐체는 항상 전자빔 콘을 사용해야 하므로 모양이 정사각형으로 두께가 X선 차폐체보다 상대적으로 얇은 것이 전자빔 차폐체임(단, 전신피부전자빔치료의 경우는 전자빔 콘을 사용하지 않음)

차폐(Shielding)

문 제 09

문 제

다음 영상에 대한 설명으로 옳은 것은?

영 상

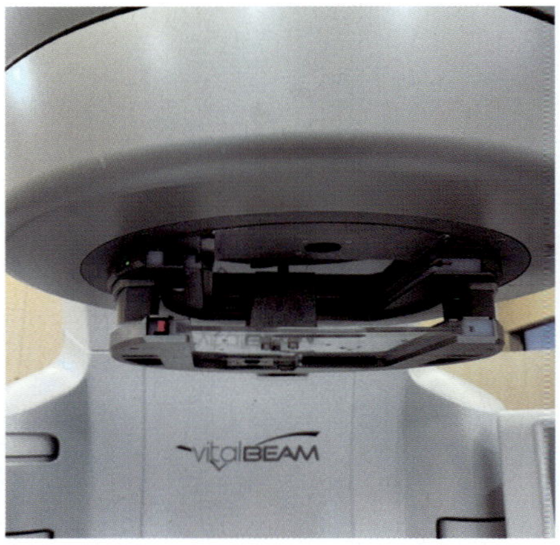

(가)

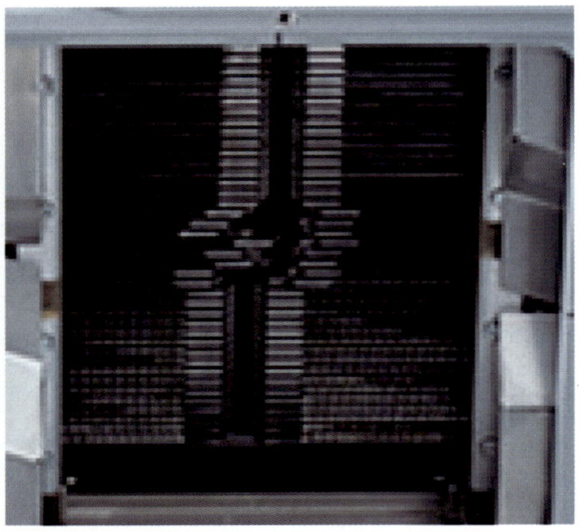

(나)

답가지

① (가), (나) 모두 X선 차폐를 위해 사용한다.
② (가)는 (나)보다 차폐효율이 낮은 것이 단점이다.
③ (나)는 차폐하는 역할도 수행하지만 동시에 동적쐐기필터(EDW) 역할도 가능하다.
④ (가)를 이용하여 정상조직 완전 차폐를 위해 제3반가층 75% 이상 차폐면 가능하다.
⑤ (나)에 대한 장점은 두께를 얇게 해도 차폐체(Block)와 동일한 차폐 효과가 가능하다.

답가지 해설

정답 : ①

- (가)는 X선 차폐를 위해 사용하는 확산형(Divergent) 차폐체이며, 항상 음영반(Shadow Tray)을 함께 사용함
- (가) 차폐체가 보이면 선형가속기 조사 헤드부에서 사용하는 부품
  ① 타겟, ②1차 콜리메이터, ③ 편평화여과기, ④ 이온 전리함, ⑤ 2차 콜리메이터
- (가)는 확산형(Divergent) 차폐체, (나)는 다엽콜리메이터(MLC)로 두 개 모두 X선 차폐를 위해 사용함
- 전자빔을 조사하는 경우 다엽콜리메이터(MLC)를 사용하지 않고 전자빔 콘을 사용해 차폐를 진행함
- (가) 확산형(Divergent) 차폐체, (나) 다엽콜리메이터(MLC) 모두 X선 차폐를 진행하므로 완전차폐를 위해 95% 이상 차폐가 이루어져야 하고, 5반가층(HVL)에서 완전차폐가 가능
- 차폐효율은 다엽콜리메이터(MLC) 폭 크기 및 모양으로 인해 차폐체(Block)보다 차폐효율은 조금 낮지만 차폐 모양의 다양성 및 제작의 번거로움을 해소하고자 임상에서 다엽콜리메이터(MLC)를 사용하고 있음
- 다엽콜리메이터(MLC)는 차폐모양을 형성하기 위해 사용하는 것일 뿐, 동적쐐기필터(EDW) 역할은 2차 콜리메이터(Jaw)가 역할을 하고 있음

MEMO

차폐(Shielding)

문 제 10

문 제

다음 영상에 대한 설명으로 옳은 것은?

영 상

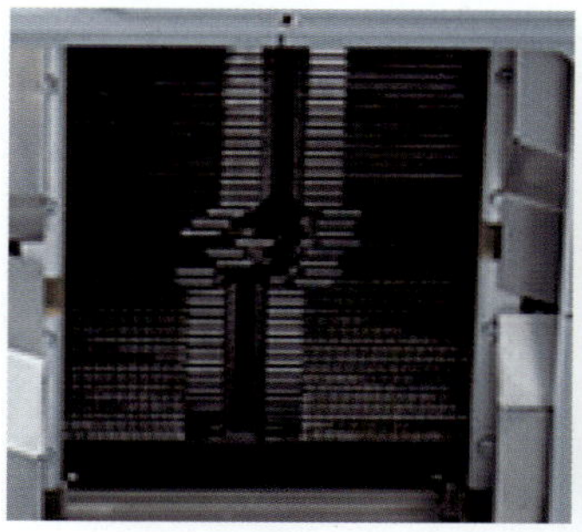

(가)

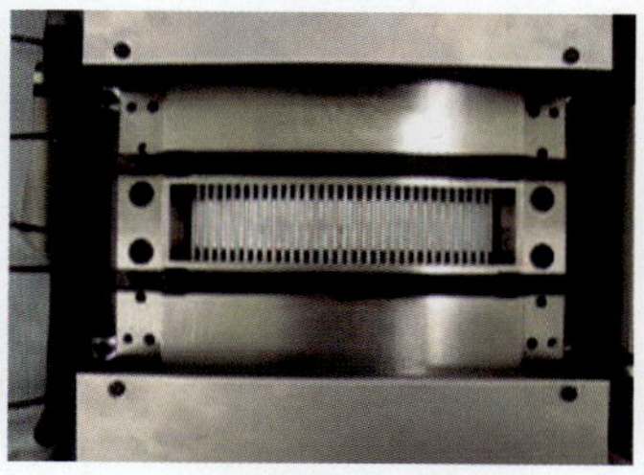

(나)

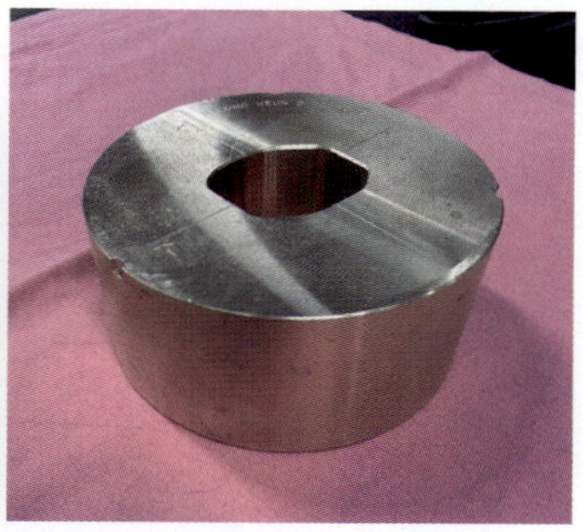

(다)

답가지

① (가), (나), (다) 모두 X선 차폐를 위해 사용한다.
② (가)는 수술 중 조사(IORT)를 진행할 때 병행해서 사용한다.
③ (나)는 선형가속기에서 강도변조방사선치료(IMRT)를 진행할 때 사용한다.
④ (나)는 Binary MLC로 토모치료기에 장착되어 있으며, 가로 길이가 긴 것이 특징이다.
⑤ (다)는 양성자치료 시 사용하는 것으로 재질은 파라핀과 텅스텐 합금으로 구성되어 있다.

답가지 해설

정답 : ④

- (가), (나), (다) 모두 차폐를 위해 사용하는 것은 동일하지만 (가), (나)는 X선 차폐를 위한 다엽콜리메이터(MLC)이고, (다)는 양성자치료를 위한 차폐체임
- (가)는 선형가속기에 사용하는 다엽콜리메이터(MLC)로 수술 중 조사(IORT) 시 사용하지 않으며, (나)는 Binary MLC로 토모치료기에 장착되어 있으며, 치료테이블이 이동하면서 방사선이 조사되는 방식으로 다엽콜리메이터(MLC) 움직임이 빠르게 작동되어야 하고, 여러 부위를 한 번의 스캔 방식으로 조사하므로 가로가 긴 것이 특징임
- 토모치료기는 강도변조방사선치료(IMRT)를 위한 최적화되어 있는 방사선치료장치임
- (다)는 양성자치료를 진행할 때 정상조직 차폐를 위해 사용하는 차폐체로 재질은 황동으로 되어 있음

MEMO

선형가속기(Linear Accelerator)

문 제 11

문 제

다음 영상에 대한 설명으로 옳은 것은?

영 상

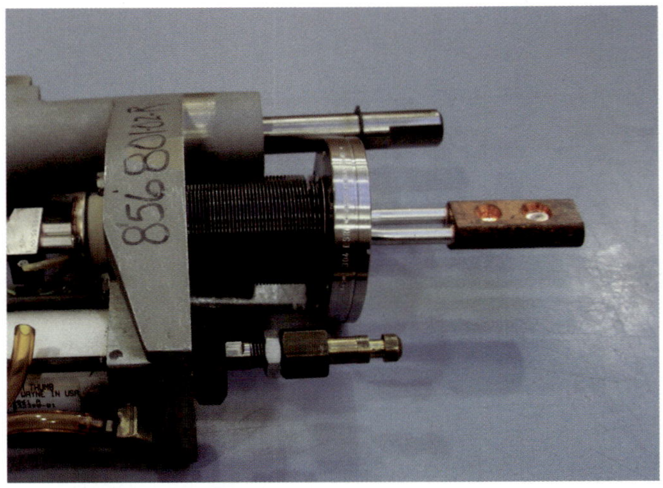

답가지

① 고주파발진관으로 고주파 발생 시 사용하는 마그네트론이다.
② 조사헤드부에 해당하는 부품으로 X선 강도를 균등하게 하는 편평화여과기이다.
③ 조사헤드부에 해당하는 부품으로 가속 전자가 충돌해서 X선을 발생하는 타겟이다.
④ 가속관부에 해당하는 첫 번째 부품으로 전자를 발생시키는 역할을 하는 전자총이다.
⑤ 가속관부에 해당하는 부품으로 고속으로 가속된 전자 진행 방향을 바꿔주는 편향전자석이다.

답가지 해설

정답 : ③

- 위에 이미지는 선형가속기 조사헤드부 첫 부품으로 가속된 전자를 X선 발생시키는 타겟임
  가속된 전자가 타겟에 부딪히면 X선 그대로 통과하면 전자빔이 형성됨
- 선형가속기 조사헤드부품
  ① 타겟
  ② 1차 콜리메이터
  ③ 편평화여과기
  ④ 산란박막
  ⑤ 이온챔버
  ⑥ 2차콜리메이터(Jaw)
  ⑦ 다엽콜리메이터(MLC)
  (단, X선을 발생시킬 경우 산란박막을 제외한 모든 부품을 사용함)
- 조사헤드부에 해당하는 부품으로 X선 강도를 균등하게 하는 역할을 하는 부품은 편평화여과기를 사용하면 중앙부보다 측면부에 선량이 증가되는 Horn 현상을 기억하기 바람

답가지 해설

- 토모치료기, 사이버나이프는 편평화여과기를 사용하지 않음
- 가속관부에 해당하는 부품으로 편향전자석은 고속으로 가속된 전자 진행 방향(90° 또는 270°)을 바꿔주는 역할을 하고 진행파형 가속관의 길이가 길고, 환자와 수평으로 제작되어 가속된 전자의 방향이 원심력으로 인해 궤도 밖으로 이탈되는 현상도 방지하는 역할도 진행함
  ☞ 편향전자석을 사용할 경우 의미는 가속관은 항상 진행파형가속관을 사용함

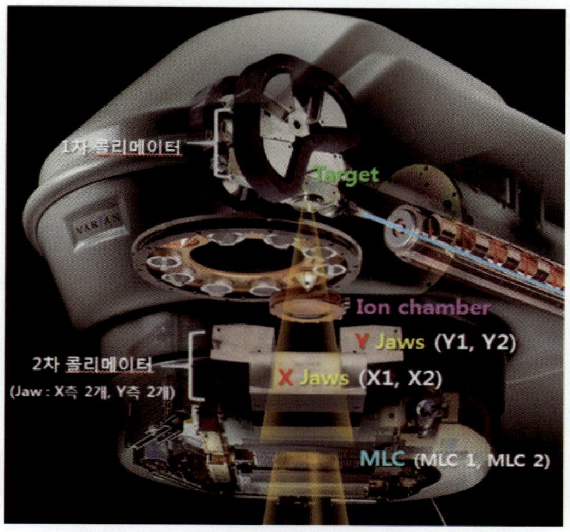

MEMO

선형가속기(Linear Accelerator)

문 제 12

문 제

다음 영상에 대한 설명으로 옳은 것은?

영 상

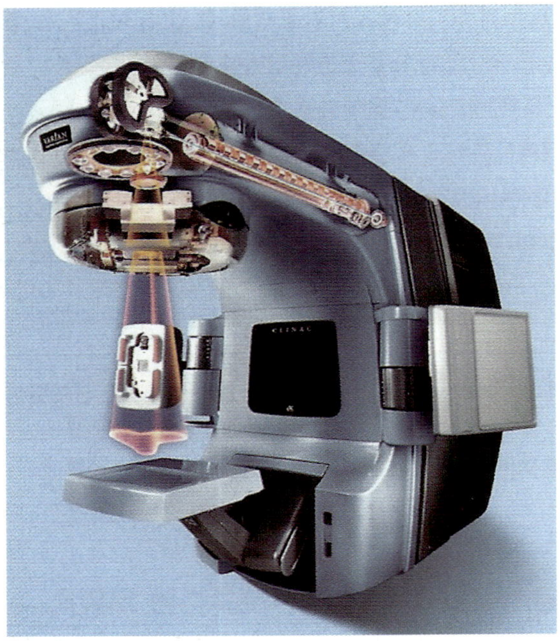

답가지

① 산란박막을 사용하고 있다.
② 전자빔콘을 사용하고 있다.
③ 동적쐐기필터를 사용하고 있다.
④ 다엽콜리메이터를 사용하고 있다.
⑤ 정재파형 가속관을 사용하고 있다.

답가지 해설

정답 : ④

- 이 영상은 매우 중요하므로 아래 내용을 보고 정리 바람
  ① 첫째 먼저 저에너지 또는 고에너지 선형가속기를 판단해야 함
  ② 편향전자석이 보이면 진행파형가속관을 사용하므로 고에너지 선형가속기임
  ③ X선 또는 전자빔 발생에 대한 부분임. 위의 이미지를 보면 조사야가 사각형으로 되어 있는지 부정형 조사야로 되어 있는지 보면 부정형 조사야가 보임(다엽콜리메이터를 사용했다는 것).
  ④ 다엽콜리메이터(MLC)는 X선으로 방사선을 치료할 경우 사용하므로 위의 이미지는 고에너지 X선으로 치료하는 선형가속기인 것을 알 수 있음
- 조사야크기 결정을 위해 2차콜리메이터(Jaw)를 사용하지만 위의 이미지에서 동적쐐기필터(EDW) 사용 유, 무를 알 수는 없음
- 다엽콜리메이터(MLC) 아래에 위치한 전자영상포털장치(EPID)의 경우는 치료확인촬영(L-gram)을 진행하기 위해 사용하는 것으로 MV로 영상을 획득하고 전자빔 치료 시 L-gram영상을 얻을 수 없음

선형가속기(Linear Accelerator)

문 제 13

문 제

다음 영상은 고에너지 X선 발생선형가속기이다. 사용하는 부품으로 옳은 것은?

영 상

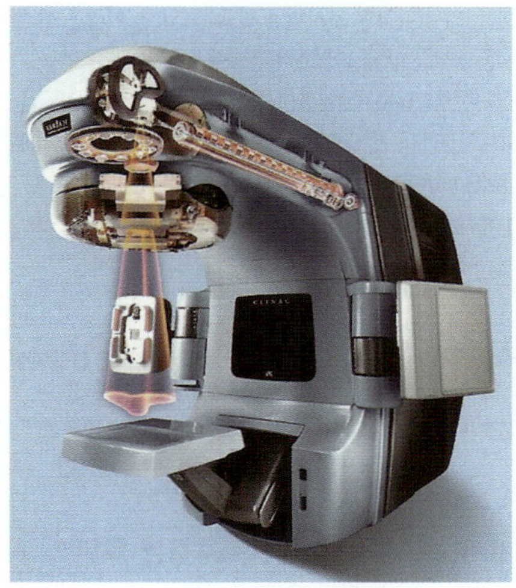

답가지

① 산란박막을 사용하고 있다.
② 전자빔 콘을 사용하고 있다.
③ 마그네트론을 사용하고 있다.
④ 편향전자석을 사용하고 있다.
⑤ 정재파형가속관을 사용하고 있다.

답가지 해설

정답 : ④

- 편향전자석이 보이면 가속관은 진행파형가속관을 사용하므로 고에너지 선형가속기임
  고에너지를 발생시키기 위해 고주파 발진관은 클라이스트론을 사용하고 가속관은 고에너지 전용 진행파형 가속관을 사용해서 인체에 가속 전자가 도달할 수 있도록 편향전자석을 사용하고 있다는 것을 기억하기 바람
- 전자빔 콘 사용은 전자빔으로 환자를 치료할 경우 사용하기 때문에 해당되지 않으며, 위의 영상에도 전자빔 치료를 한다면 전자빔 콘이 없는 것을 확인할 수 있으니 X선 치료 모습임
- 정재파형 가속관은 저에너지 전용으로 인체와 수직으로 되어 있으며, 가속관 길이가 약 30 cm로 짧은 것이 특징임. 만약 정재파형 가속관을 사용한다면 고주파발진관은 마그네트론을 사용한다는 것을 연관하여 기억하길 바람

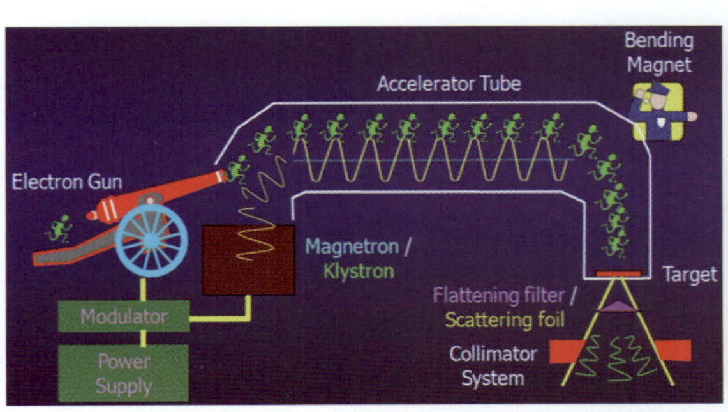

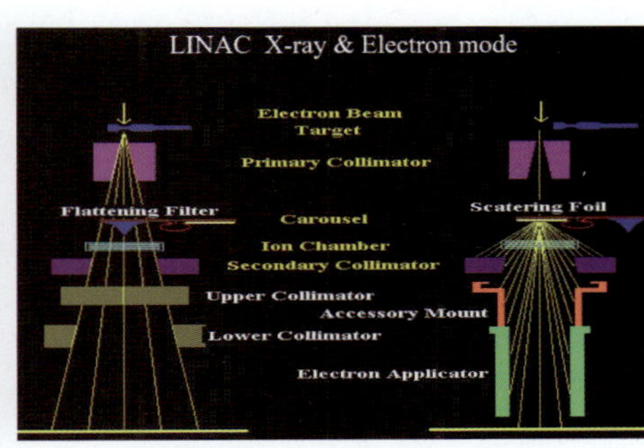

선형가속기(Linear Accelerator)

문 제 14

문 제

다음 영상에 대한 설명으로 옳은 것은?

영 상

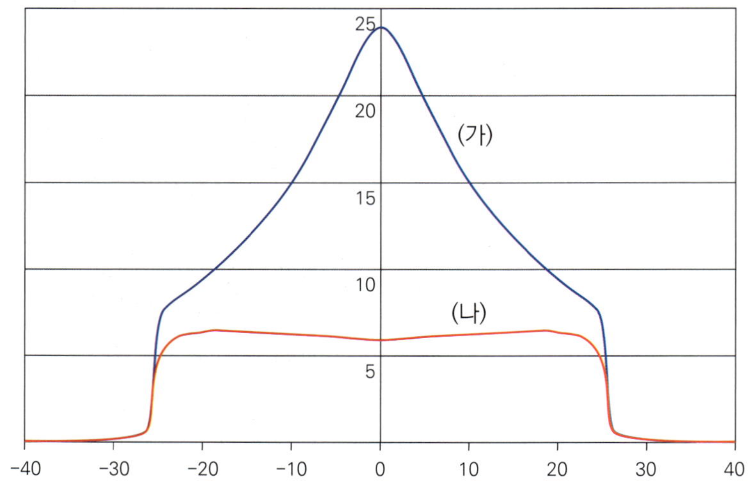

답가지

① (가)의 선량분포가 (나)로 변한 것은 볼루스 사용 때문이다.
② (가)의 선량분포가 (나)로 변한 것은 산란박막 사용 때문이다.
③ (가)의 선량분포가 (나)로 변한 것은 쐐기필터 사용 때문이다.
④ (가)의 선량분포가 (나)로 변한 것은 편평화여과기 사용 때문이다.
⑤ (가)의 선량분포가 (나)로 변한 것은 조직보상필터 사용 때문이다.

답가지 해설

정답 : ④

- 볼루스, 산란박막, 쐐기필터, 편평화여과기, 조직보상필터에 대한 사용 목적 및 특징을 알아야 함
- 볼루스는 조직등가물질로 피부표면에 밀착시켜 사용하는 것으로, 최대선량지점(D_{max})이 체표쪽으로 이동해 피부선량(표면선량)이 증가, 즉 피부보호효과가 없다는 것이 단점임
- 조직보상필터는 볼루스와 사용 목적은 동일하지만 피부에서 최소 15 cm 이상 떨어트려 사용해서 피부보호 효과가 좋지만 방사선 조사 방향마다 제작해야 하는 어려움이 있음
- 편평화여과기는 조사헤드부에 해당하는 부품으로 X선 선속을 균등하게 하는 역할을 하지만 중앙부보다 측면부에 선량이 증가되는 Horn 현상이 발생함

  ☞ 위의 이미지처럼 원래 (가)의 선량분포가 (나)로 변한 경우 2가지 형태가 있는데, 위 (가)처럼 좌우가 대칭으로 이루어진 후 (나)처럼 변한 경우는 편평화여과기 사용에 의한 것이며, (가)가 비대칭이고 (나)처럼 변한 경우는 쐐기필터를 사용했기 때문임

  쐐기필터(Wedge Filter)는 한 쪽으로 치우친 선량 분포를 전체적으로 균등하게 하기 위한 목적으로 사용하기 때문에 학습자들은 2가지의 경우를 혼동하지 않길 바람

MEMO

선형가속기(Linear Accelerator)

문 제 15

문 제 다음 영상에 대한 설명으로 옳은 것은?

영 상

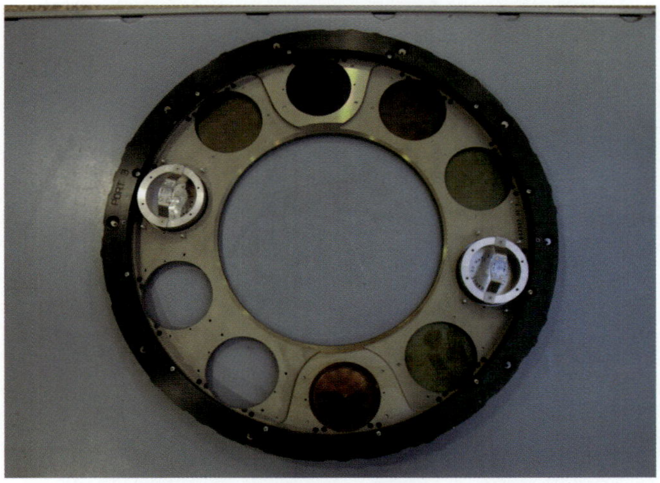

답가지

① 가속관부 – 전자총
② 가속관부 – 편향전자석
③ 조사헤드부 – 산란박막
④ 조사헤드부 – 다엽콜리메이터
⑤ 고주파발진부 – 클라이스트론

답가지 해설

정답 : ③

- 위 이미지는 선형가속장치 조사헤드부에 위치한 Carousel이다. Carousel은 원판으로 되어있고 가속된 전자가 타겟에 부딪치면 가속된 전자의 크기에 맞게 편평화여과기로 회전하며, X선속의 강도를 균등하게 하고, 가속된 전자가 타겟과 충돌하지 않고 계속 가속되어 이동하면 가속된 전자의 크기에 맞게 산란박막을 지나가면서 선속의 산란 및 확산시켜 선량붙포가 균등하게 이루어지도록 하는 역할을 함
- 산란박막(Scattering Foil) 재질은 전자선속의 에너지에 따라서 Al, Cu, Ta(Tantalum), Pb 등을 사용하며 두께는 0.1~0.3mm 정도의 얇은 산란막을 사용함
- 산란박막(Scattering Foil)은 전자빔 발생 시 사용하므로 선형가속기 조사헤드부에서 사용하는 부품은 1,2차 콜리메이터 및 이온 전리함과 함께 사용함
  (산란박막은 전자빔 치료시 사용하는 부품임)

MEMO

선형가속기(Linear Accelerator)

문 제 16

문 제

다음 영상에서 방사선이 발생되는 순서대로 설명으로 옳은 것은?

영 상

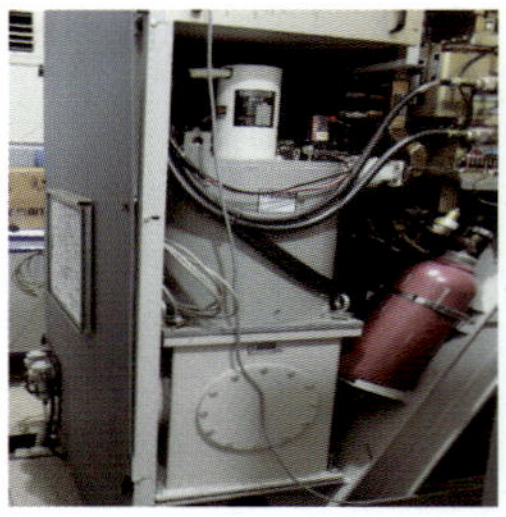

(가)

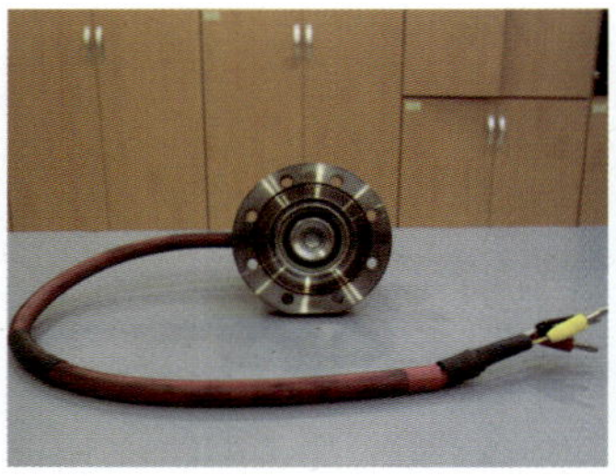

(나)

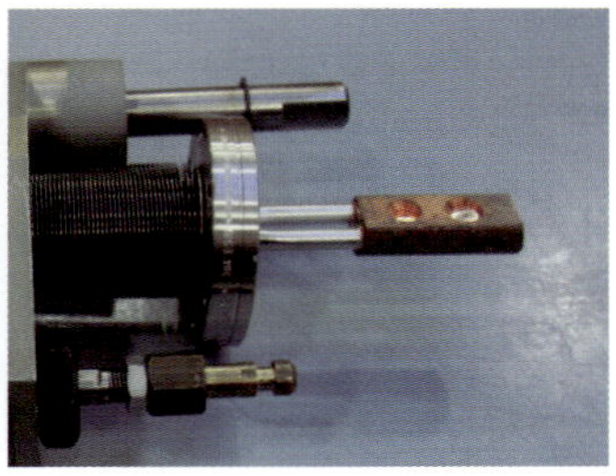

(다)

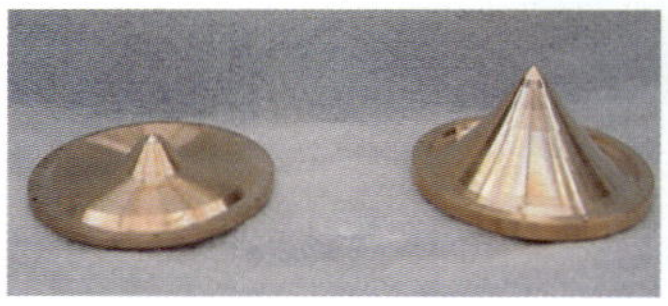

(라)

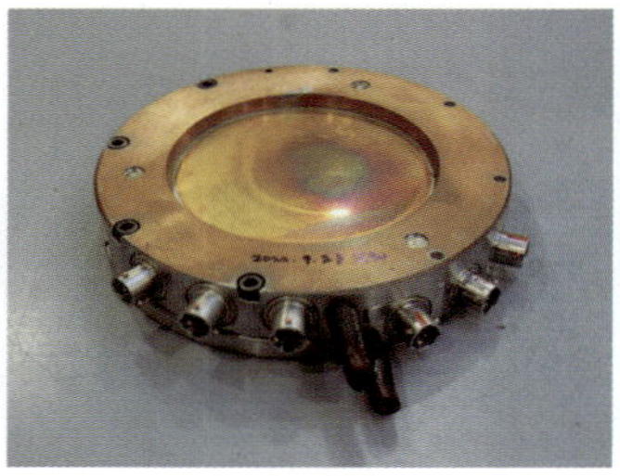

(마)

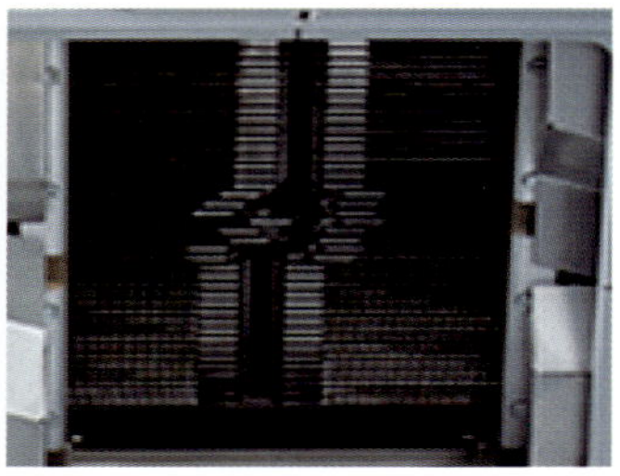

(바)

답가지

① (가) - (나) - (다) - (라) - (마) - (바)
② (다) - (나) - (가) - (사) - (바) - (마)
③ (나) - (가) - (마) - (라) - (다) - (바)
④ (라) - (마) - (다) - (나) - (가) - (바)
⑤ (마) - (바) - (가) - (라) - (나) - (다)

답가지 해설

정답 : ①

- (가) 고주파발진관으로 고주파를 증폭시킬 때 사용하는 클라이스트론이며, 고에너지 고주파 발생 시 사용하는 부품임
  (나) 가속관부에 가장 첫 부속품으로 전자를 발생시킬 때 사용하는 전자총이며. 가속관부 부품중에 인체에서 가장 멀리 위치한 가속관 부속기구임
  (다) 선형가속기 조사헤드 부속 기구 중 가장 첫 번째에 위치하고 있는 부품인 타겟은 가속된 전자가 여기에 부딪히며 X선을 발생하는 것으로 조사헤드부 부속품 중에 인체와 가장 멀리 떨어져 있는 부품임
  (라) 편평화여과기는 조사헤드 부속 기구로 X선을 발생시 선속 강도를 균등하는 부속기구임
  (마) 이온 전리함은 X선 및 전자빔 발생 시 모두 사용하며 출력, 선량률, 평탄도 및 대칭도 측정이 가능하며 2개 1쌍으로 이루어져 있음
  (바) 다엽콜리메이터(MLC)는 조사헤드부 부속 기구로 인체와 가장 가깝게 위치하며, X선 치료 시 정상조직 차폐를 위해 사용함

선형가속기(Linear Accelerator)

문 제 17

문 제 다음 영상에서 방사선치료 시 아래 부속기구와 함께 사용해야 하는 조사헤드부 부품은?

영 상

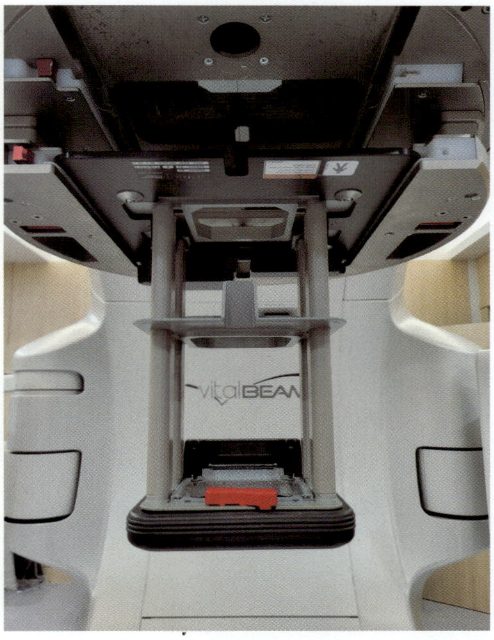

답가지

① 타겟
② 산란박막
③ 편평화여과기
④ 클라이스트론
⑤ 다엽콜리메이터

답가지 해설

정답 : ②

• 위의 영상은 전자빔 콘과 차폐체를 보여주고 있는 영상으로 전자빔을 발생 시 조사헤드부에 사용하는 부품은 1차 콜리메이터, 2차 콜리메이터, 산란박막, 이온 전리함이며, 타겟, 편평화여과기 및 다엽콜리메이터는 사용하지 않음

☞ 전자빔 콘 이미지가 보일 경우 학습자들이 체크해야 하는 사항!!

- 전자빔을 이용하여 치료하는 방사선치료 기준법은 항상 SSD법을 적용함
- 전자빔을 이용하여 치료하는 조사법은 항상 1문 조사만 시행할 수 있음
- 전자빔을 이용하여 치료하는 경우 치료확인촬영(L-gram)을 할 수 없음
- 전자빔을 이용하여 치료하는 경우 조사헤드부에서 사용하지 않는 부품
  ① 타겟, ② 편평화여과기, ③ 다엽콜리메이터
- 위의 보기에서 클라이스트론의 경우는 고주파발진관이므로 조사헤드부 부품에 해당하지 않고 다른 보기(①, ③, ④, ⑤)는 모두 조사헤드부 부품에 해당됨

선형가속기(Linear Accelerator)

문 제 18

문 제

다음 영상에 대한 설명으로 옳은 것은?

영 상

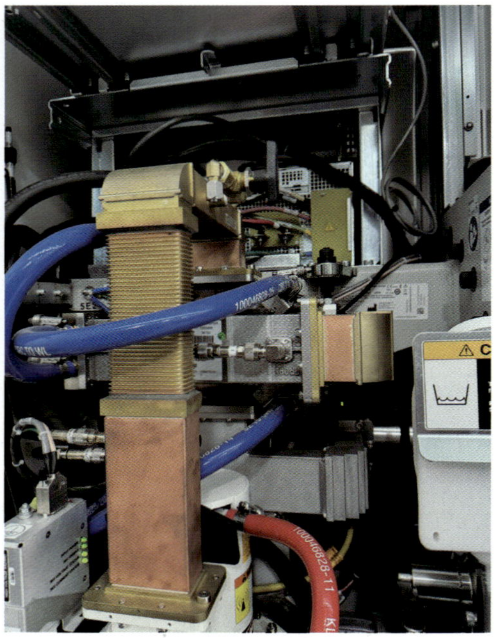

답가지

① 도파관
② 산란박막
③ 이온펌프
④ 클라이스트론
⑤ 진행파형가속관

답가지 해설

정답 : ①

- 위에 영상은 고주파가 발생된 것을 가속관으로 보내주는 역할을 하는 도파관(Wave Guide)이며, 선형가속기 Drive Stand에 구성되어 있고, Drive Stand 구성 부품은 마그네트론, 클라이스트, 도파관, 서큘레이터 및 쿨링 시스템 등이 있음
- 이온 펌프 : 선형가속기 가속관 부품 구성으로 가속관 내부에 방전이나 전자와 공기의 충돌에 의한 전자 선속의 손실을 막기 위해 사용하며, 항상 고진공도 유지가 필요함(진공도 유지 : 10^{-6}~ 10^{-7} mmHg)

MEMO

전신방사선조사(Total Body Irradiation)

문 제 19

문 제

다음 영상에 대한 설명으로 옳은 것은?

영 상

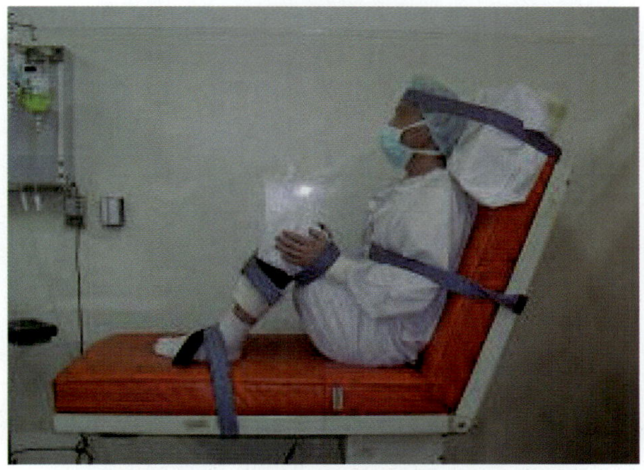

답가지

① 치료 대상은 균상식육종 및 피부암 환자 치료이다.
② Long SAD 대향 2문 조사로 Stanford법을 적용한 방식이다.
③ 조직보상필터를 사용하여 환자 두께에 따른 선량 차이를 보정한다.
④ 분 당 조사되는 선량률을 최대한으로 높여 방사선을 조사하는 방식이다.
⑤ 전자빔을 이용하여 초사하는 방식으로 수정체, 손톱, 발톱에 대한 차폐를 진행해야 한다.

답가지 해설

정답 : ③

- 위의 영상은 전신방사선조사(T.B.I)에 대한 것임
- 골수 이식을 진행하기 전에 시행하는 준비과정으로 환자는 눕거나 무릎을 구부려 환자 자세 진행함
- 환자 부위별 두께를 측정하여 환자의 중심축(배꼽)을 기준으로 선량 처방을 진행함
- 다이오드, MOSFET, TLD 등을 이용하여 입사선량과 출사선량을 측정하고 각 부위별(머리, 목, 가슴, 골반)로 선량 분포를 균등하게 하기 위해 조직보상체를 사용하여 선량분포 조절함
- Long SAD법으로 3~5 M 거리로 좌우 대향 2문조사 방식으로 진행함
- 선량률은 최대한 낮게 조사하여 생물학적 효과까지 고려함
- 방사선으로부터 발생하는 폐에 부작용을 줄이기 양 팔은 가슴에 위치함
- 방사선 조사기간 : 최소 2~3회 진행함
- 조직보상필터는 겐트리 헤드부에 장착 (재질 : 두랄루민, 납, 알루미늄 등)
- Beam Spoiler : 빔이 입사되는 방향에 피부표면선량 증가시키기 위해 사용함

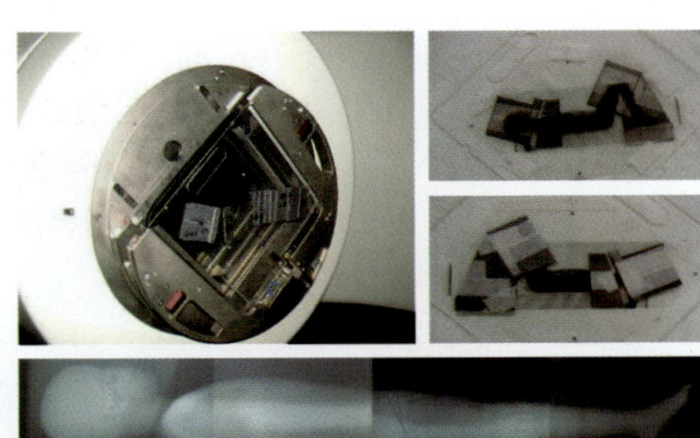

☞ 토모치료기를 이용하여 전신방사선조사를 시행할 수 있다는 것을 기억할 것!!

전신피부전자선치료(Total Skin Electron Irradiation)

문 제 20

문 제

다음 영상에 대한 설명으로 옳은 것은?

영 상

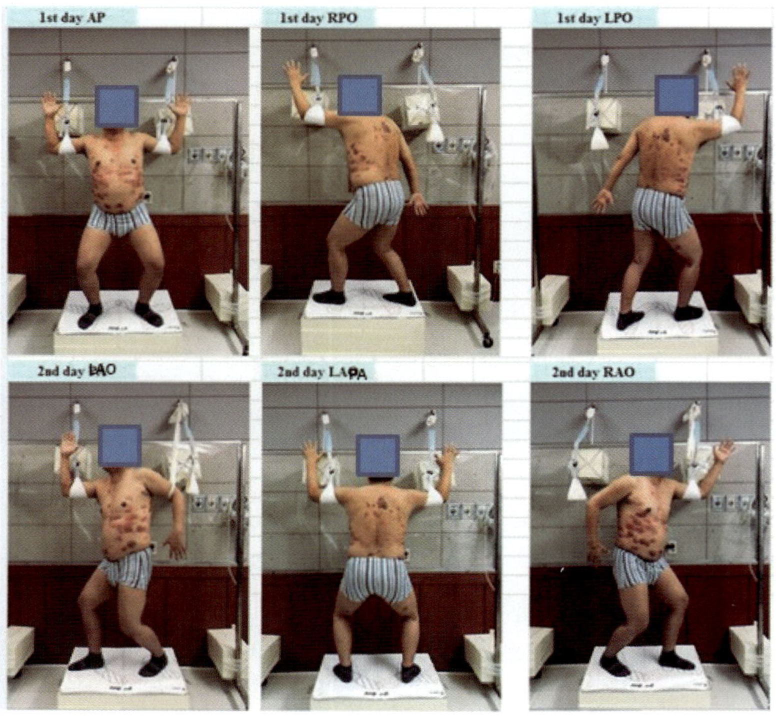

답가지

① 대상 환자는 골수 이식 전에 진행하는 전처치 과정이다.
② Long SAD 대향 2문 조사로 Stanford법을 적용한 방식이다.
③ 전자빔 콘을 사용하여 환자 두께에 따른 선량 차이를 보정한다.
④ 분 당 조사되는 선량율을 최대한으로 낮춰서 방사선을 조사하는 방식이다.
⑤ 전자빔으로 조사하는 방식으로 수정체, 손톱, 발톱에 대한 차폐를 진행해야 한다.

답가지 해설

정답 : ⑤

- 위 이미지는 전신피부전자선치료(T. S. E. I)로 균상식육종, 피부림프종 환자 대상임
- 전자빔을 사용하기 때문에 감수성이 높은 장기 안구(수정체), 손톱 및 발톱에 대한 차폐를 해야 함
- Long SSD법으로 자세는 Stanford법으로 3~5 M 거리 간격으로 전신에 360° 회전하며 조사하는 방식으로 총 6개 방향을 60° 간격으로 첫날 120° 간격 3개 방향(1개 방향 당 2회조사)으로 치료하고 2일차에는 1일차와 다른 120° 간격 3개 방향(1개 방향 당 2회 조사)으로 전신에 전자빔이 균등하게 분포하도록 치료하는 방식임
- 선량률은 최대한 높게 조사하여 생물학적 효과까지 고려함
- Beam Spoiler : 빔이 입사되는 방향에 피부표면선량을 증가시키기 위해 사용함

☞ 전자빔으로 치료하지만 전자빔 콘은 사용하지 않는다는 것을 기억할 것!

전신방사선조사 & 전신피부전자선치료

문 제 21

문 제

다음 영상에 대한 설명으로 옳은 것은?

영 상

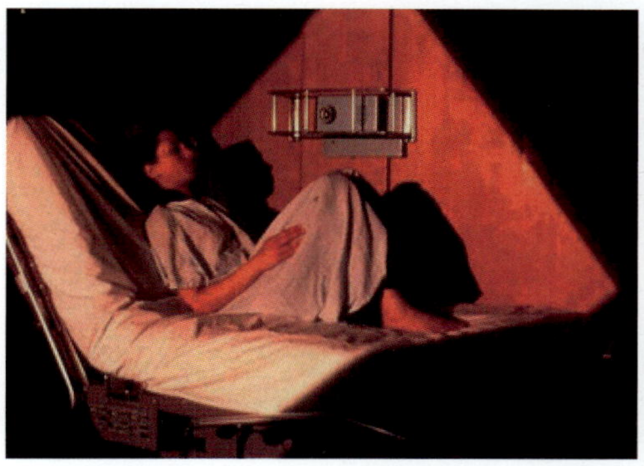

(가)

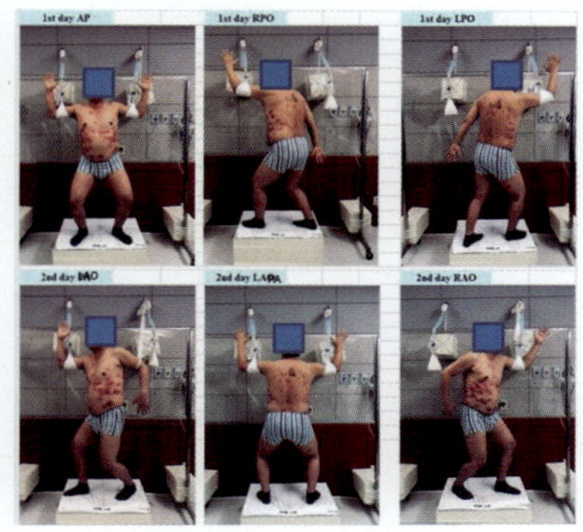

(나)

답가지

① (가)는 균상식육종 환자를 대상으로 치료하는 전신피부전자빔치료법임

② (가)는 다이오드, MOSFET 등을 이용하여 입사 및 출사선량을 측정하여 두께 보정함

③ (나)는 Long SSD법으로 X선을 이용하여 전신에 360° 회전하며 조사하는 방식으로 치료를 진행함

④ (나)는 생물학적 효과 및 방사선 감수성을 고려하여 분 당 조사되는 선량률을 최대한으로 낮춰서 방사선을 조사하는 방식으로 진행함

⑤ (가)는 피부선량 증가를 위해 Beam Spoiler를 사용하고, (나)는 전자빔으로 조사되는 방식으로 산란을 고려하여 전자빔 콘을 사용함

답가지 해설

정답 : ②

• 전신방사선조사 & 전신피부전자선치료 정리

	전신방사선조사(T. B. I)	전신피부전자선치료(T. S. E. I)
선 질	X선	전자빔
대 상	골수 이식 전 진행하는 처치과정	균상식육종, 피부림프종
기준법	Long SAD 대향 2문 조사	Long SSD Stanford법
선량률	최대한 낮게 조사	최대한 높게 조사
조사야	최대조사야(조직보상필터 사용)	최대조사야(전자빔 콘 사용 X)
차폐 부위	양팔을 가슴에 올려 폐 보호	안구, 손톱, 발톱
조사 기간	최소 2~3회	최소 10회 이상
추가 조사	진행하지 않음	진행할 수 있음(두피, 발바닥 등)
선량 측정	다이오드, MOSFET, TLD	
Beam Spoiler	모두 사용	

쐐기필터(Wedge Filter)

문 제 22

문 제

다음 영상 화살표에 대한 설명으로 옳은 것은?

영 상

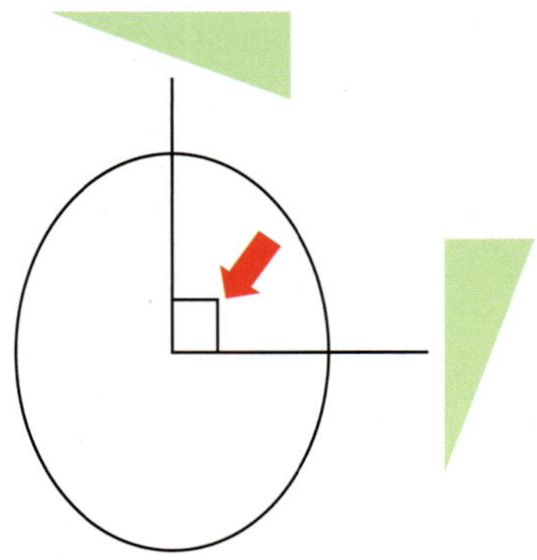

답가지

① 빨간색 화살표는 쐐기필터 각도로 정의할 수 있다.
② 빨간색 화살표 각도 공식은 HA = 1/2(180 - WA)이다.
③ 빨간색 화살표 각도가 90°이면 쐐기필터 각도는 60°이다.
④ Hinge Angle 각도는 쐐기필터 각도에 따라 달라질 수 있다.
⑤ 쐐기필터(Wedge filter)를 이용하는 대표적인 치료법이 강조변조방사선치료이다.

답가지 해설

정답 : ④

- 위 이미지에 빨간색 화살표는 Hinge Angle에 대한 것임
- Hinge Angle
  ① 정의 : Wedge filter를 사용할 때 두방향 중심 선속이 교차하는 내각으로 정의함
  ② Wedge Angle(WA) = 1/2(180 - Hinge Angle)
  문제에서 Hinge Angle 각도가 90°이므로 위의 공식을 대입하면 WA = 1/2(180 - 90) = 45°
- 만약 Wedge Angle을 60°를 사용한다고 가정할 경우 Hinge Angle 각도는 몇 도일까요??
  WA = 1/2(180 - HA)이므로 60° = 1/2(180 - HA) HA= 60°
- Hinge Angle은 쐐기필터 2개를 사용할 경우 교차하는 내각으로 인체 내에 선량 분포를 최적화하기 위해 간격을 어느 정도 줘야 하는지 계산하는 방법임
- Hinge Angle 각도가 너무 좁거나 넓으면 최적화된 선량분포를 형성할 수 없으므로 그때는 Wedge Angle을 변경해서 치료계획에 적용하고, 반면에 사용하고자 하는 Wedge Angle이 결정되었을 경우 두 개의 Wedge를 사용하는데 필요한 최적의 각도를 구하는 것이 Hinge Angle임

☞ 강도변조방사선치료(IMRT)를 진행하는 경우 쐐기필터(Wedge filter)를 사용하지 않는 것을 기억해야 함

MEMO

쐐기필터(Wedge Filter)

문 제 23

문 제

다음 영상에서 환자에게 적용하고자 할 경우 선형가속기 조사헤드 부품을 함께 적용해야 하는 것은?

영 상

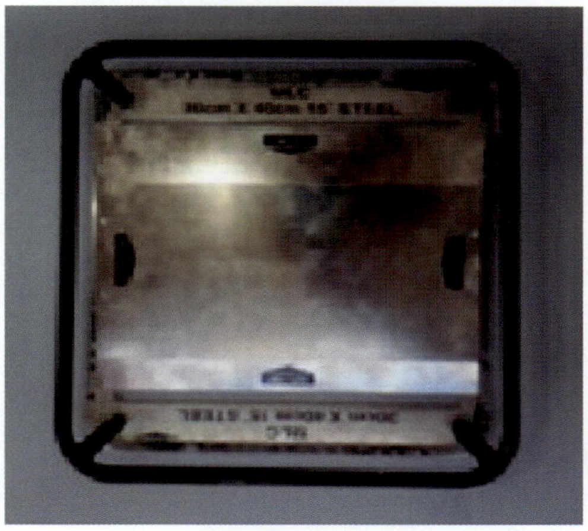

답가지

① 타겟
② 볼루스
③ 산란박막
④ 전자빔 콘
⑤ 편향전자석

답가지 해설

정답 : ①

- 쐐기필터(Wedge filter)는 X선 치료 시에 사용함
- 하지만 X선을 이용한 강도변조방사선치료(IMRT)를 진행하는 경우 정상조직에 부여되는 선량 분포가 균등하게 변화하므로 강도변조방사선치료(IMRT) 시 쐐기필터(Wedge filter)를 사용하지 않음
- 선형가속장치 조사 헤드부 부품 중 X선 발생 시 사용하는 것을 기억해야 함
  - 선형가속기 조사헤드부 부품
    ① 타겟 ② 1차콜리메이터 ③ 편평화여과기 ④ 산란박막
    ⑤ 이온전리함 ⑥ 2차콜리메이터 ⑦ 다엽콜리메이터
    (단, X선 발생 시 산란박막은 사용하지 않음)
- 편향전자석은 가속관부에 위치하고 있으며, 전자빔 콘은 Accessory Mount에 장착하여 사용하고 전자빔 치료 시 사용함
- 볼루스는 인체 표면에 올려 놓고 굴곡진 경사면이나 요철 부분이 있을 경우 선량 분포를 최적화하기 위해 사용하는데 쐐기필터와 함께 사용할 수 있으나, 볼루스는 선형가속장치 조사헤드 부품이 아님

MEMO

쐐기필터(Wedge Filter)

문 제 24

문 제

다음 영상에 대한 설명으로 옳은 것은?

영 상

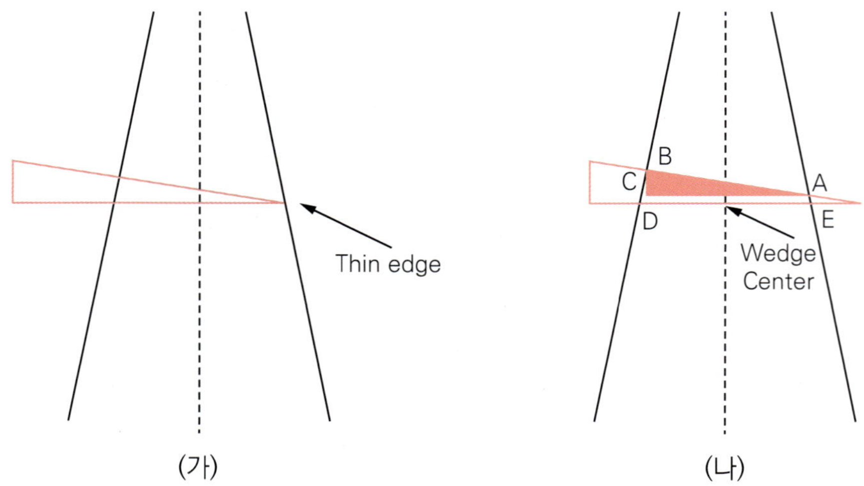

답가지

① (가)는 선형가속기 치료기에서 주로 사용한다.
② (가)는 쐐기필터 얇은 쪽(Thin End)과 조사야 중심부와 일치로 빔 출력이 증가한다.
③ (나)는 쐐기필터 각도는 빔 중심축상에서 15 cm 깊이에 형성하는 각도로 정의한다.
④ (나)는 (가)에 비해 출력 감소가 장점이지만 셋업 시간이 오래 걸리는 것이 단점이다.
⑤ (가)는 Co-60 원격치료장치에서 주로 사용하고, (나)는 선형가속기에서 주로 사용하며, 전자빔 치료 시 사용하지 않는다.

답가지 해설

정답 : ⑤

- (가) Individualized Wedge
  : 출력 감소 최소화를 위해 조사야 경계를 Wedge의 얇은 끝(Thin end)에 일치하는 방식으로 경제적이며, Co^{60} 장치에서 많이 사용하고 Set -Up시간이 오래 걸림
- (나) Universal Wedge
  : Wedge의 중심과 조사야 중심을 일치하는 방식으로 비경제적이며, LINAC에서 주로 많이 사용하고 Set-Up이 간편함

☞ Wedge 각도 정의
① 빔 중심축과 등선량곡선 50% 사이에 형성되는 각으로 정의함
② 빔 중심축과 10 cm 깊이 사이에 형성되는 각으로 정의함 (현재 임상에서는 ②번을 적용하고 있음)

☞ Wedge는 항상 광자선을 이용한 방사선치료시 적용할 수 있다는 것 기억하기 바람
(단, 강도변조방사선치료시에는 쐐기필터를 사용하지 않음)

MEMO

쐐기필터(Wedge Filter)

문 제 25

문 제

다음 영상과 같이 피부보호효과를 위해 피부에서 최소 15 cm 이상 간격을 유지해야 하는 보조기구는?

영 상

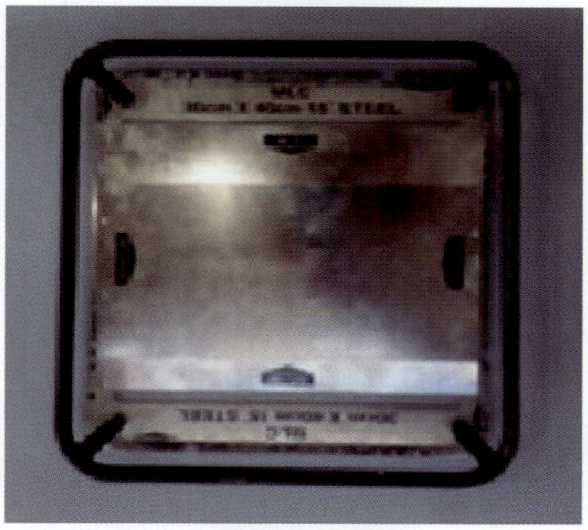

답가지

① 볼루스(Bolus)
② 다엽콜리메이터(MLC)
③ 전자영상포털장치(EPID)
④ 편평화여과기(Flattening Filter)
⑤ 조직보상여과판(Compensating Filter)

답가지 해설

정답 : ⑤

- 방사선치료를 진행하는 경우 보조기구를 사용으로 산란선이 증가하여 피부선량이 증가할 수 있는데 피부선량 감소를 위해 피부에서 최소 15 cm 이상 떨어 뜨려 사용해야 피부보호효과(Skin Sparing Effect)가 유지될 수 있음
- 피부에서 최소 15cm 이상 떨어뜨려 사용하는 보조기구
  ① 음영반(Shadow Tray) ② 조직보상여과판(Compensating Filter) ③ 쐐기필터(Wedge filter)
- 볼루스(Bolus)는 X선 또는 전자빔 치료 시 모두 사용하지만 피부에 밀착해서 사용하므로 피부보호효과(Skin Sparing Effect)를 유지할 수 없음
- 전자영상포털장치(EPID)는 환자 자세 체크에 대한 이미지를 획득하는데 사용하는 장치이므로 피부보호효과(Skin Sparing Effect)와 관련이 없음
- 다엽콜리메이터(MLC) 또한 조사헤드부에 속해 있기 때문에 피부보호효과와 관련이 없음

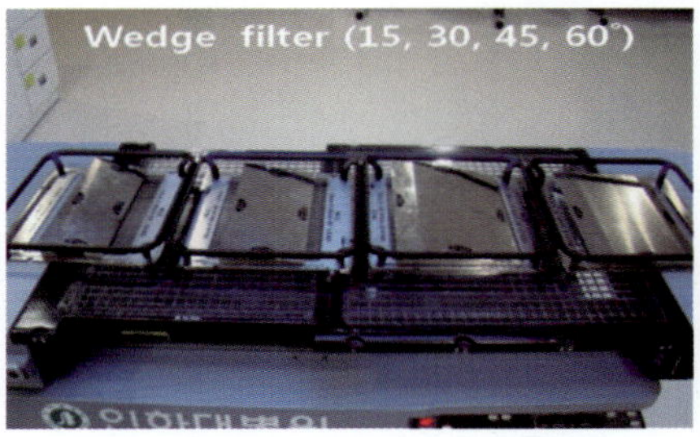

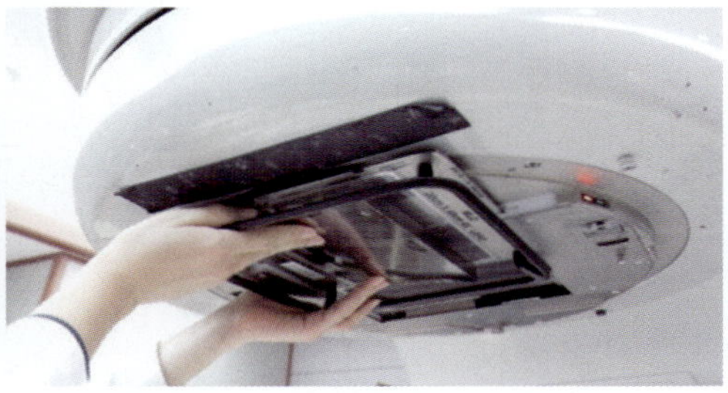

쐐기필터(Wedge Filter)

문 제 26

문 제

다음 영상에서 쐐기 필터 각도 정의로 옳은 것은?

영 상

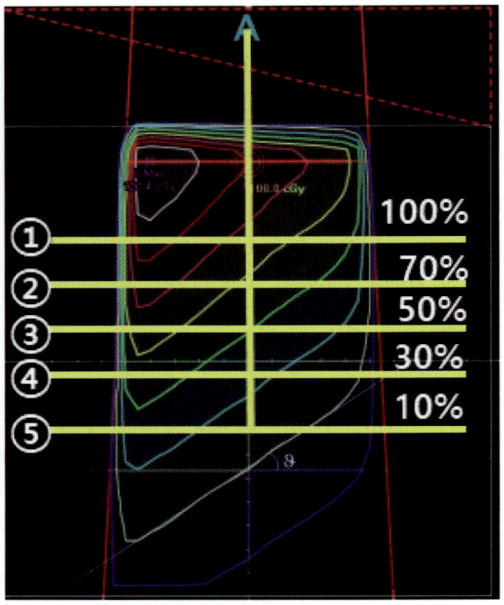

답가지

① 빔 중심축과 등선량분포 곡선 100% 사이에 형성하는 내각
② 빔 중심축과 등선량분포 곡선 70% 사이에 형성하는 내각
③ 빔 중심축과 등선량분포 곡선 50% 사이에 형성하는 내각
④ 빔 중심축과 등선량분포 곡선 30% 사이에 형성하는 내각
⑤ 빔 중심축과 등선량분포 곡선 10% 사이에 형성하는 내각

답가지 해설

정답 : ③

- Wedge 각도 정의
  ① 빔 중심축과 등선량곡선 50% 사이에 형성되는 내각으로 정의함
  ② 빔 중심축과 10 cm 깊이 사이에 형성되는 내각으로 정의(현재 임상에서 적용하고 있음)
- Wedge는 항상 X선으로 방사선치료 시 적용 가능하지만, 방사선치료계획에서 많이 적용해서 사용하지만 모든 방사선치료에서 사용하는 것도 아님

MEMO

선량분포변화기구(Bolus)

문 제 27

문 제

다음 영상에 대한 설명으로 옳은 것은?

영 상

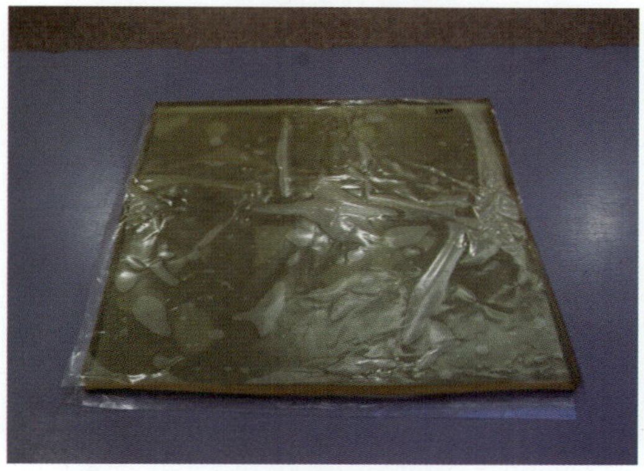

답가지

① 인체에 15 cm 이상 떨어뜨려 사용한다.
② 선량 분포에 따라서 두께를 다르게 적용할 수 있다.
③ 전자빔 치료시 산란에 영향을 주기 때문에 사용 불가능하다.
④ 표면선량이 감소되어 피부보호효과가 우수한 것이 장점이다.
⑤ 빔 방향에 따라서 다르게 제작해야 하는 번거로움이 단점이다.

답가지 해설

정답 : ②

- 위의 영상은 볼루스(Bolus)로 방사선이 조사될 때 인체의 불균질부, 요철 및 굴곡진 부분이 있는 경우 선량분포가 불균등한 부분을 보정하기 위해 사용하는 것이 목적임
- 필요한 선량분포 형성을 위하여 두께를 다양하게 적용할 수 있으며, 피부에 밀착시켜 사용하므로 피부선량이 증가시키기 위한 목적도 있으나 피부보호효과가 낮은 것이 단점

☞ X선 및 전자빔 치료에 모두 적용할 수 있으며, 최근 임상에서는 3D 프린팅을 이용한 볼루스(Bolus) 제작을 하고 있음. 조직보상필터의 경우 볼루스와 사용하는 목적은 동일하지만 피부보호효과를 위해 피부에서 최소 15 cm 이상 떨어뜨려 사용하고 X선에만 적용함

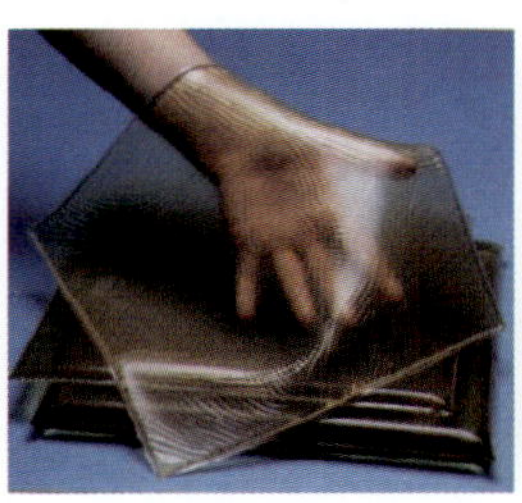

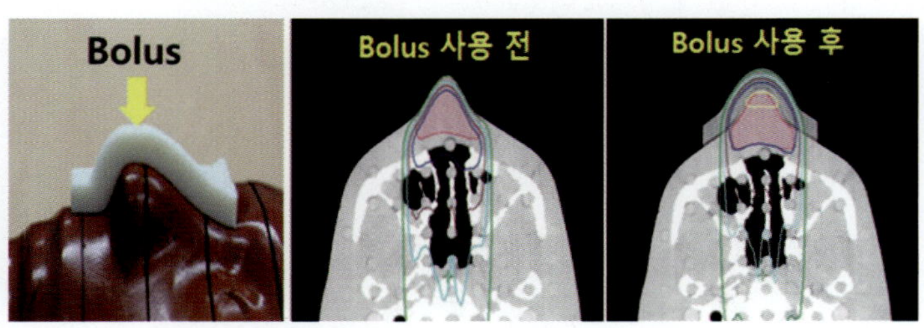

MEMO

선량분포변화기구(Bolus)

문 제 28

문 제 다음 영상에 대한 설명으로 옳은 것은?

영 상

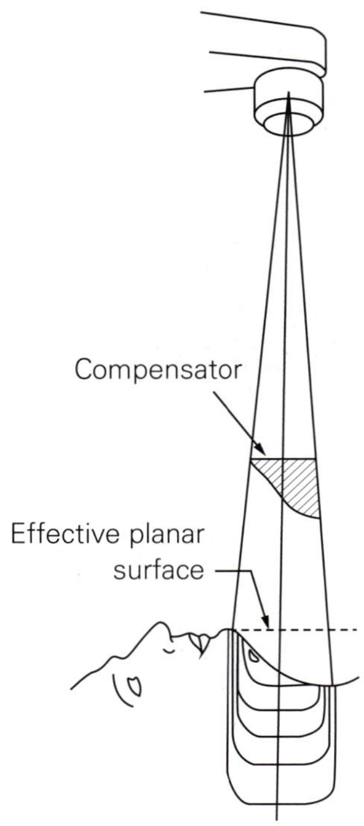

답가지

① 인체와 밀착해서 사용하므로 피부보호효과가 우수한 것이 장점이다.
② 방사선 빔이 조사되는 방향에 따라 조직보상여과판 모양이 달라질 수 있다.
③ 선형가속기 X선 또는 전자빔 치료 시 모두 적용할 수 있는 것이 최대 장점이다.
④ 심부선량 및 표면선량이 증가가 단점이지만 피부보호효과가 높은 것이 장점이다.
⑤ 강도변조방사선치료(IMRT)를 진행할 때 효과적으로 적용하여 치료하는 장점이 있다.

MEMO

답가지 해설

정답 : ②

- 조직보상필터(Compensating Filter)
  볼루스(Bolus)와 사용 목적은 동일하지만 빔 방향에 따라 제작하는 번거로움으로 현재 제작하지 않고 볼루스로 대체하는 경우가 일반적임
- 피부보호효과를 위해 인체에 15 cm 이상 떨어뜨려 사용함

☞ X선 치료 시 적용하고, 전자빔으로 치료할 경우는 사용하지 않는 것을 기억하기 바람

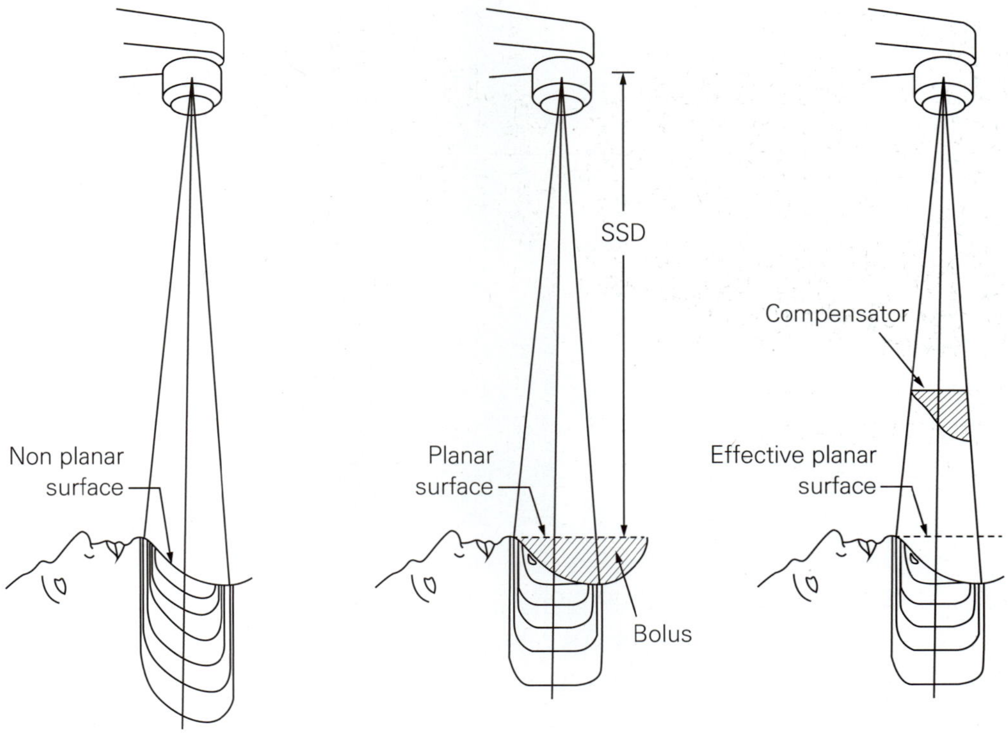

MEMO

치료확인촬영

문 제 29

문 제

다음 영상에 대한 설명으로 옳은 것은?

영 상

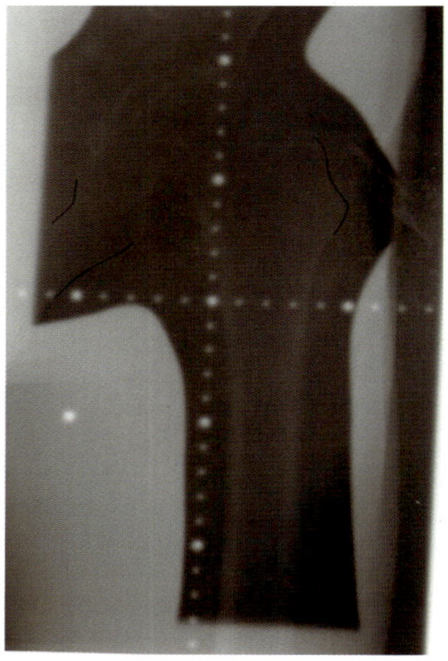

답가지

① X선 치료 시에만 치료확인촬영을 진행할 수 있다.
② Co-60 Teletherapy 장치를 이용하여 획득한 영상이다.
③ 다엽콜리메이터(MLC)를 통해 정상조직을 차폐한 영상이다.
④ 광전효과를 이용하여 KV 저에너지를 통해 영상을 획득한다.
⑤ 단순모의치료기를 이용하여 환자 자세에 대한 재현성을 확인한다.

답가지 해설

정답 : ①

- 위의 영상은 치료확인촬영(L-gram) 영상으로 방사선치료를 진행하기 전에 환자 셋업이 모의치료과정에서 자세와 방사선치료를 시행하기 전에 치료부위, 차폐부위 및 환자 자세와 일치 여부를 확인하는 것으로 자세 확인을 시행하는 것이 가능함
- 치료확인촬영(L-gram)은 X선 치료 시에만 확인 작업이 가능하고 전자빔으로 치료하는 경우 치료확인촬영은 진행하지 않음
- 이중조사(Double Exposure)를 원칙으로 진행하지만 한 번 조사로 영상을 획득할 수 있다면 이중조사를 진행하지 않음
- 치료확인촬영(L-gram)은 방사선치료를 진행하기 전에 실시하기 때문에 선형가속기를 통해 영상을 획득한다. 그러므로 선형가속기 에너지가 MV이기 때문에 고에너지로 영상획득을 하므로 이미지 질이 저하됨
- 위의 영상은 정상조직 보호를 위해 차폐블럭(Block)을 사용하였음
- 한편 영상 획득을 과거에는 필름으로 했으나, 최근에는 전자포털영상장치(EPID)를 통해 영상을 획득하며, 모의치료 자세와 동일 여부를 판단하기 위해 눈금(Graticule)을 장착하지만, 최근에는 Digital Graticule이 있어 치료확인 촬영 시 별도로 장착할 필요가 없음

치료확인촬영

문 제 30

문 제 다음 영상에 대한 설명으로 옳은 것은?

영 상

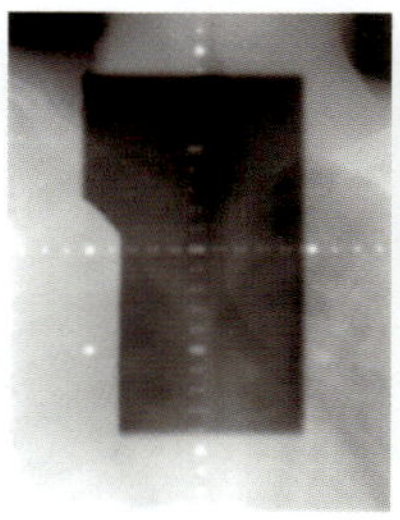

(가)

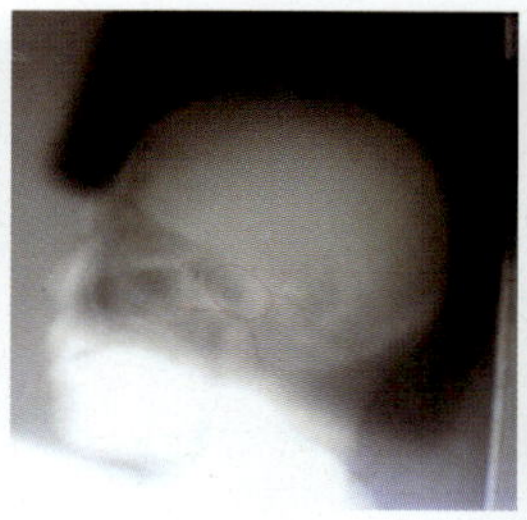

(나)

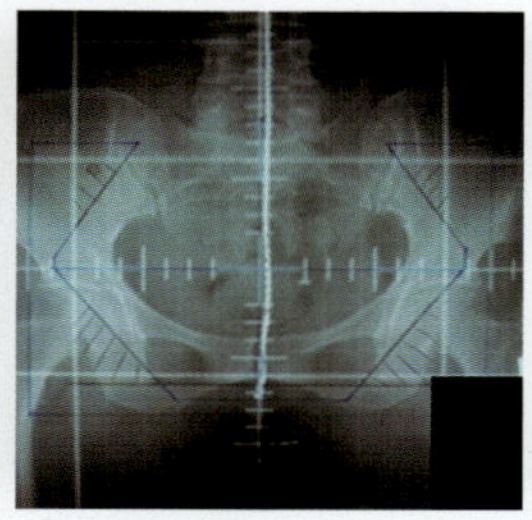

(다)

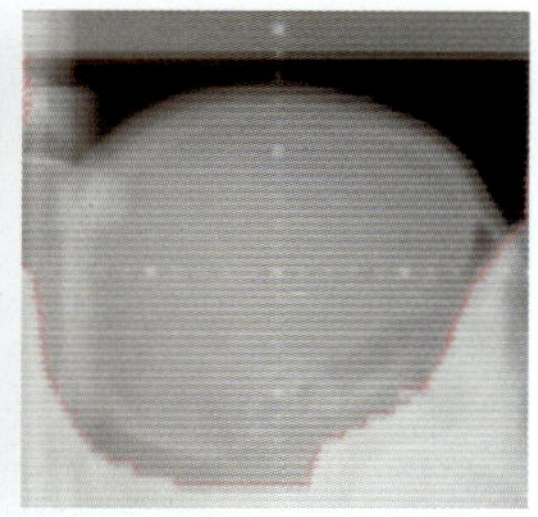

(라)

답가지

① (가) 영상은 KV에너지로 획득한 단순모의치료영상이다.
② (나) 영상은 KV에너지로 획득한 Co-60 치료확인촬영 영상이다.
③ (다)는 KV에너지이고, (가), (나), (라)는 MV에너지를 통해 영상을 획득한 것이다.
④ (다) 영상은 MV에너지로 선형가속기 치료실에서 획득한 치료 전 셋업 영상이다.
⑤ (라) 영상은 KV에너지로 단순모의치료실에서 획득한 영상으로 이중조사를 시행하였다.

답가지 해설

정답 : ③

- (가) 영상은 MV에너지를 통해 영상을 획득한 치료확인촬영 영상으로 선형가속기 치료실에서 환자 자세를 체크하는 영상임
- (나) 영상은 MV에너지를 통해 영상을 획득한 것으로 조사야 경계가 불명확하기 때문에 Co-60(Avg. 1.25 MeV) 치료확인 촬영 영상임

☞ 선형가속기 치료실에서 환자 자세를 체크하는 치료확인촬영 영상은 조사야 경계가 (가) 영상처럼 뚜렷하지만 Co-60 치료 장치로 획득한 치료확인촬영 영상은 조사야 경계가 불명확한데 그 이유는 타겟의 초점 크기 때문으로 Co-60 치료 장치는 1~3 cmø으로 선형가속기 1~3 mmø보다 크기 때문임

- (다) 영상은 KV에너지로 획득한 단순모의치료기 환자 영상임
- (라) 영상은 MV에너지로 선형가속기 치료실에서 획득한 치료확인촬영 영상임
- (가) MV에너지, (나) MV에너지, (다) KV에너지, (라) MV에너지로 얻은 영상임

MEMO

영상유도방사선치료

문 제 31

문 제

다음 영상에 대한 설명으로 옳은 것은?

영 상

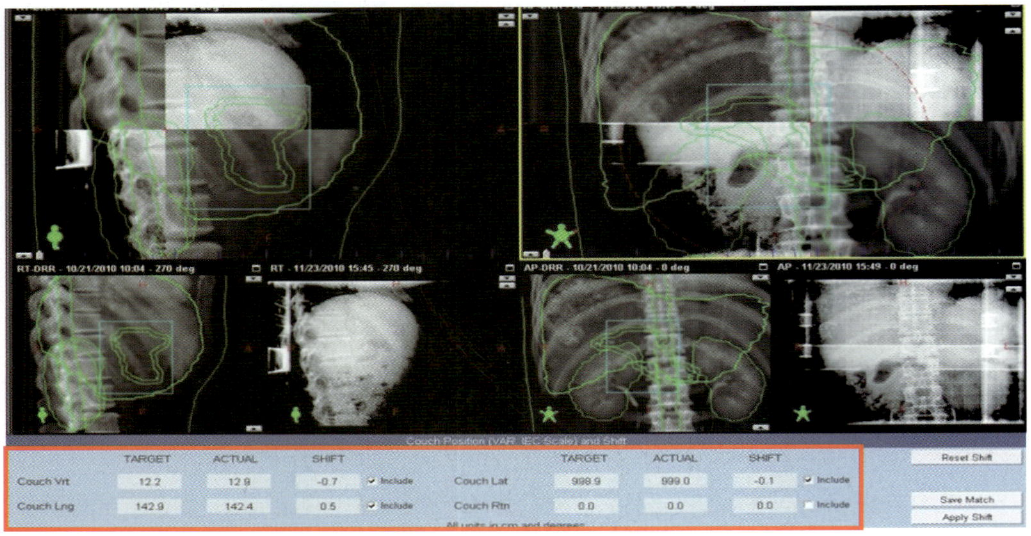

답가지

① KV에너지를 이용하여 영상을 획득한다.
② 영상의 질 향상을 위해 Bow-Tie Filter를 사용한다
③ 이중조사(Double Exposue)를 통해 영상을 획득한다.
④ CBCT 이미지로 3D/3D Match를 통해 얻은 영상이다.
⑤ 토모치료기에서 얻은 영상으로 이미지 질이 저하된다는 것이 단점이다.

답가지 해설

정답 : ①

- 위의 영상은 선형가속기에 장착된 OBI(On Board Imager)로 획득한 AP& LAT 이미지로 치료실에서 영상을 획득하여 CT영상으로 전산화치료계획시스템에서 구성한 디지털영상재구성(DRR) 영상과 중첩해서 영상을 비교, 평가하여 환자 셋업 오차를 체크한 후 방사선치료를 진행하기 전 단계임
- KV에너지로 이미지를 획득하며, AP& LAT 2D/2D Match를 진행함
- 영상유도방사선치료가 치료확인촬영(L-gram)과 공통점은 환자 셋업을 확인하는 것은 동일하지만 치료확인촬영(L-gram)은 방사선이 조사되는 방향에서 치료 전 방사선 치료장치로 영상을 획득하지만, 영상유도방사선치료는 치료 시 달라질 수 있는 인체 내부 병소 부위 및 주변장기의 움직임을 다양한 장치를 이용해 셋업을 체크한다는 것임
- OBI(On Board Imager) 장치로 CBCT를 촬영 시 영상의 질 향상을 위해 Bow-Tie Filter를 사용하지만, 위 영상은 CBCT가 아니므로 정답이 될 수 없음
- 토모치료기를 통해 영상유도방사선치료를 진행하는 것은 MVCT를 이용하여 확인 작업을 하는데 CBCT는 광전효과로 인해 화질이 우수하지만 MVCT의 경우 컴프턴 산란으로 인해 화질이 떨어진다는 것을 기억해야 함

영상유도방사선치료

문제 32

문 제

다음 영상에 대한 설명으로 옳은 것은?

영 상

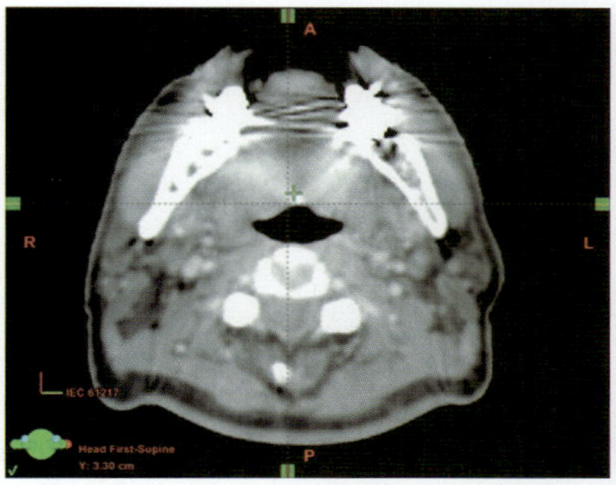

(가)

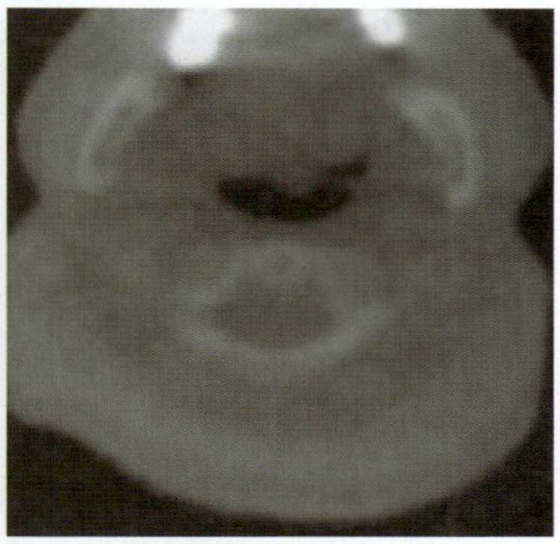

(나)

답가지

① (가) 영상을 획득하기 위해 Bow-Tie Filter를 사용한다.
② (가) 영상은 호흡동조방사선치료를 위해 적용한 환자이다.
③ (나) 영상은 사이버나이프 치료기에서 얻은 KV 이미지이다.
④ (나) 영상은 CBCT를 이용하여 Metalic Artifact를 보정할 수 있다.
⑤ (가), (나) 영상은 에너지 차이가 있고, 치료 장치는 모두 선형가속장치이다.

답가지 해설

정답 : ①

- (가)는 선형가속기 OBI로 획득한 KVCT 이미지, (나)는 토모치료기에서 획득한 MVCT 이미지
- (가)는 선형가속기에서 OBI(On Board Imager)를 이용하여 CBCT 영상을 획득한 것으로 연선제거 및 이미지 질 개선을 위해 알루미늄(Al) 재질인 Bow-Tie Filter사용하지만 Metalic Artifact를 보정할 수는 없음
- (나)는 토모치료기를 이용하는 영상유도방사선치료(IGRT)를 시행한 고에너지 MV를 통해 영상을 획득한 Fan Beam CT, 즉 MVCT영상임. MV를 통해 영상을 획득하므로 KVCT를 이용한 영상보다 화질이 떨어진다는 것임
- 영상유도방사선치료는 호흡과 연동한 4차원방사선치료와는 개념이 다르고, 호흡동조방사선치료를 진행하는 대표적인 치료 부위는 흉부 및 복부에 위치한 암이라는 것을 기억하기 바람

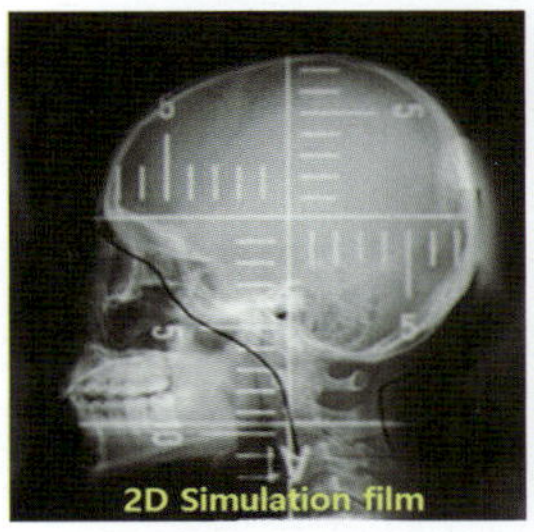

단순모의치료 이미지

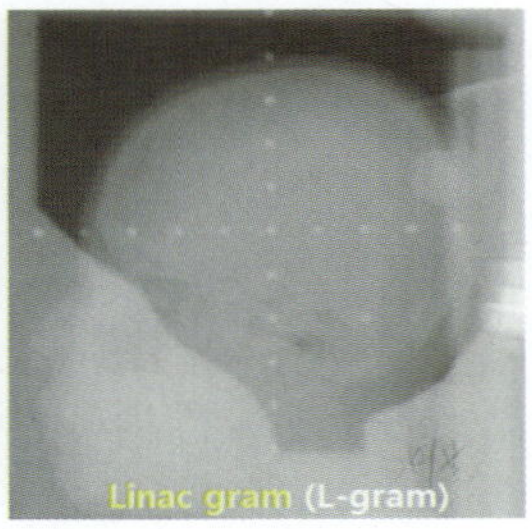

치료확인촬영(이중조사)

영상유도방사선치료

문 제 33

문 제

다음 영상에서 사용하는 것과 연관성이 있는 것은?

영 상

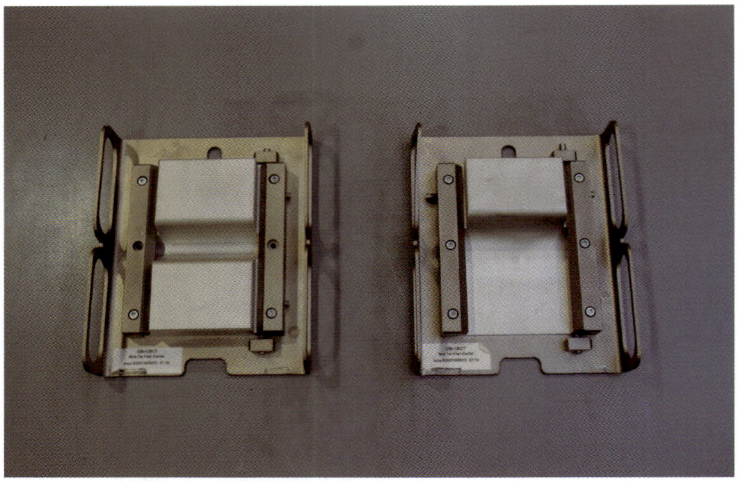

답가지

① CBCT
② MVCT
③ L-gram
④ 전자빔
⑤ Cine EPID

답가지 해설

정답 : ①

- CBCT, MVCT, L-gram, Exactrac, Cine EPID 모두 환자 셋업을 확인하기 위한 것임
- Bow-Tie Filter 사용 목적
  ① 선질을 경화시켜 피부선량 감소
  ② 산란선을 줄여 화질 개선
  ③ 검출기에 대한 과부하 감소 목적이며, CBCT를 진행할 때 적용함
- Bow-Tie Filter 종류
  ① Full Fan Mode : 두경부암과 같이 체적이 작은 부위를 대상으로 회전각도가 200°로 좁은 부위에 영상을 획득할 때 사용함
  ② Half Fan Mode : 흉, 복부 및 골반 부위와 같이 넓은 부위에 대하여 회전각도가 360°로 넓은 부위에 영상을 획득할 때 사용함
- MVCT는 토모치료, L-gram은 선형가속기 MV를 이용하여 영상을 획득함
- Exactrac은 Novalis 치료기에서 사용하는데 사방향으로 획득된 자세 이미지를 보고 알 수 있으며, Cine EPID의 경우 선형가속장치에서 환자를 치료하는 동시에 호흡에 의한 자세 유지를 체크하기 위해 일정 간격으로 이미지를 획득하지만 EPID Detector 과부하 발생으로 일반적으로 사용하지 않음
  (Cine EPID는 빔이 조사되면서 이미지를 동시에 획득하므로 MV에너지를 이용함)

영상유도방사선치료

문 제 34

문 제

다음 영상에서 공통점이 있는 방사선치료기법은?

영 상

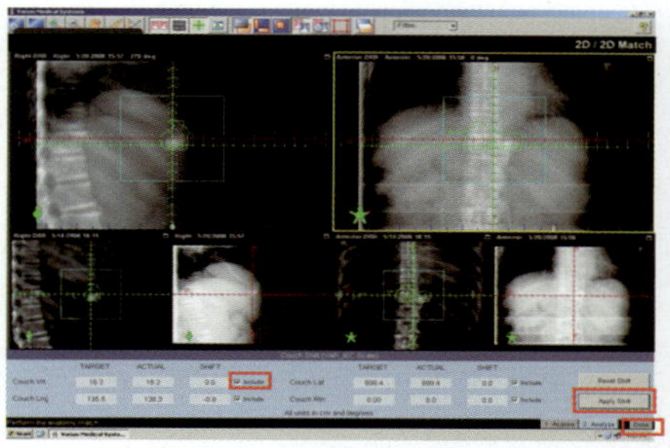

(가)

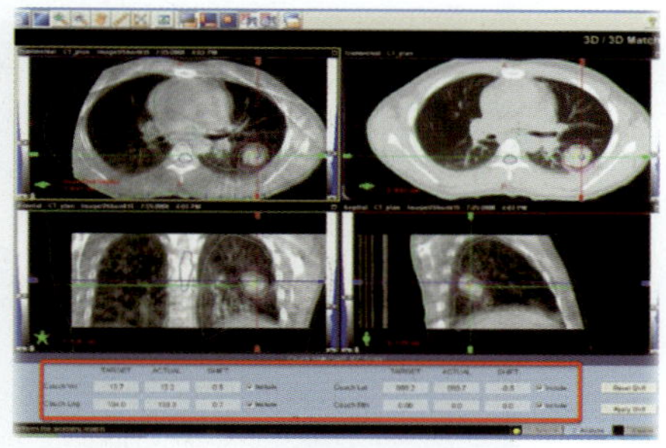

(나)

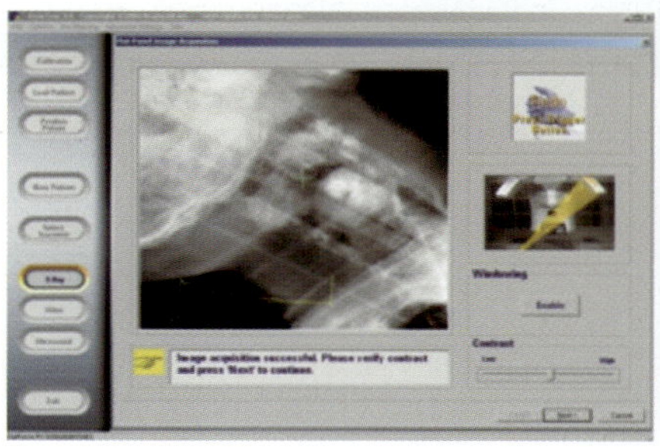

(다)

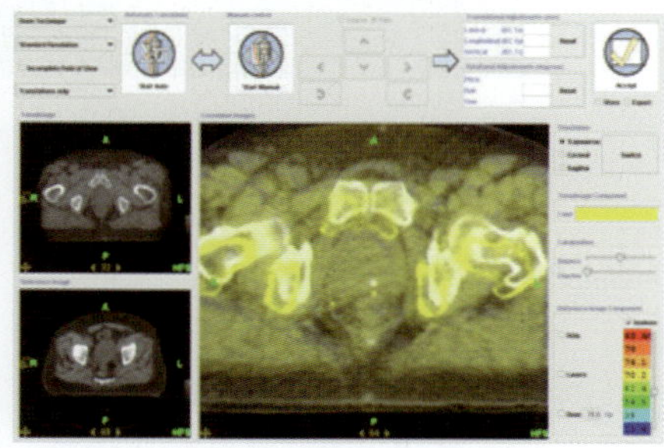

(라)

답가지

① 전신방사선조사(TBI)
② 정위적방사선수술(SRS)
③ 4차원방사선치료(4DRT)
④ 영상유도방사선치료(IGRT)
⑤ 강도변조방사선치료(IMRT)

답가지 해설

정답 : ④

- 위의 영상 4개 모두 국소 부위에 대한 이미지이며, 전신방사선조사(TBI)는 아님. 정위적방사선수술은 X-Knife, Gamma-Knife 등이 있는데 일반적인 방사선치료기법보다 세밀하고 정밀하게 치료하기 위해 환자 셋업 오차 범위를 좁게하여 치료하는 방법임
- 4차원방사선치료는 호흡과 관련된 치료법으로 호흡동조방사선치료(RGRT)와 실시간호흡추적방사선치료(RTRT)가 대표적임
- 강도변조방사선치료는 선형가속기 및 토모치료기에 적용되는 방사선치료기법으로 정상조직에 부여되는 선량분포를 불균등하게 진행하여 종양에 최적화된 선량을 부여하고 정상조직에 최소한의 선량을 주기 위한 치료기법임
- 위의 (가), (나), (다), (라) 이미지 모두 영상유도방사선치료와 관련이 있는 것으로 (가)는 OBI를 통해 영상을 획득한 AP & LAT 2D/2D Match, (나)는 CBCT를 이용한 3D/3D Match, (다) Novalis에서 얻은 Exactrac 사방향 영상, (라)는 토모치료기에서 영상을 획득한 MVCT 영상임

강도변조방사선치료

문 제 35

문 제

다음 영상에 해당되는 방사선치료기법은?

영 상

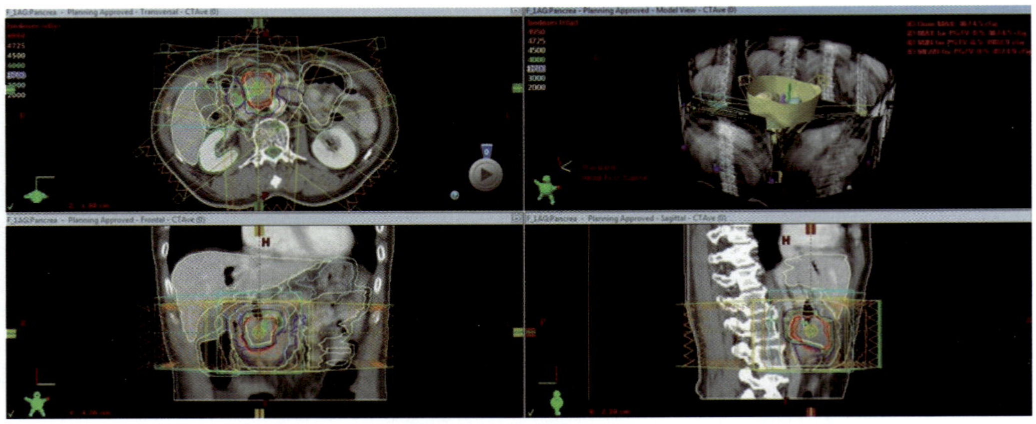

답가지

① 전신방사선조사(TBI)
② 정위적방사선수술(SRS)
③ 4차원방사선치료(4DRT)
④ 영상유도방사선치료(IGRT)
⑤ 강도변조방사선치료(IMRT)

답가지 해설

정답 : ⑤

- 강도변조방사선치료는 일반적인 방사선치료와 다르게 종양 및 정상조직에 부여되는 선량분포를 불균등하게 조사하는 방식으로 선량분포 차이를 통해 방사선치료에 대한 효과를 극대화하기 위한 최신방사선치료 기법임
- 방사선치료계획에서 일반적인 방사선치료와 강도변조방사선치료 차이점
  강도변조방사선치료의 경우 선량 분포를 불균일하게 치료계획을 세우므로 정상조직에 선량분포가 빔이 입사되어 출사되는 일반적 방사선치료와 다름
  (정상조직에 선량분포가 불균등하게 분포되어 있는 것을 보고 알 수 있음)
- 강도변조방사선치료는 선형가속기와 토모치료기에서 주로 이용하고 있으며, 양성자를 이용하여 강도변조방사선치료를 진행한다면 Intensity Modulated Proton Therapy(IMPT)라고 명칭함
- 강도변조방사선치료(IMRT)는 일반적으로 겐트리는 고정된 상태에서 빔이 조사되지만, 용적변조회전방사선치료(VMAT)의 경우는 겐트리가 회전하며 동시에 다엽콜리메이터 및 선량률이 변화하며 빔이 조사되는 방식을 말함

MEMO

강도변조방사선치료

문 제 36

문 제

다음 영상과 관련이 있는 방사선치료법은?

영 상

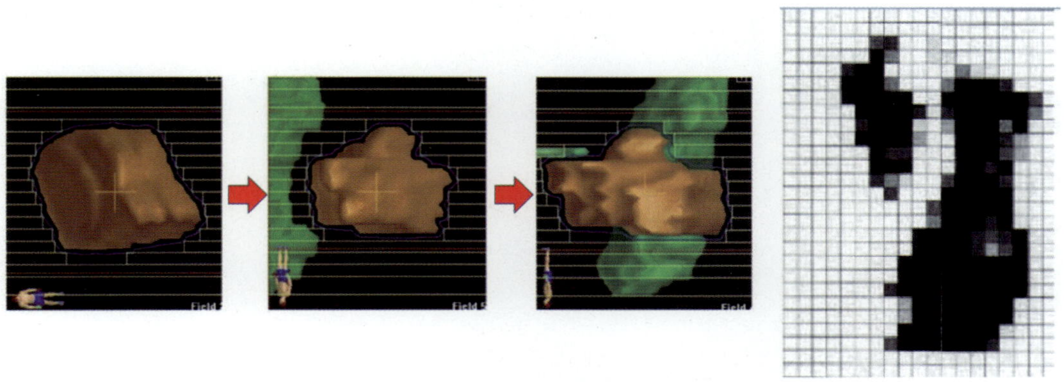

답가지

① 치료기준법은 SSD법을 적용한다.
② 전자빔 콘을 사용하여 방사선치료에 적용한다.
③ 산란박막을 사용하여 선속 강도를 균등하게 하여 치료에 적용한다.
④ 쐐기필터를 사용하여 체내 선량 분포를 균등하게 하는 효과를 적용한다.
⑤ 다양한 조사야 형성을 위해 다엽콜리메이터 사용은 필수적으로 사용한다.

답가지 해설

정답 : ⑤

- 위 보이는 영상은 강도변조방사선치료를 진행할 때 방사선이 조사되어 다엽콜리메이터를 통과하여 인체에 선량이 분포되는 것으로 segment가 형성된 MLC 변화 영상임
  강도변조방사선치료는 SAD법을 적용하고 있으며, X선 및 양성자선을 이용하는 경우가 대부분이고, 전자빔은 사용하지 않음
- 주로 X선을 이용하므로 선형가속기 부속품은 산란박막 및 전자빔 콘을 사용할 필요가 없으며, 다양한 조사야 형성(Segment)을 위해 다엽콜리메이터 사용은 필수적으로 적용해야 함
- 쐐기필터를 사용하지 않는 이유는 이 부속기구를 사용할 경우 체내 선량 분포를 균등하게 하는 효과가 있어 강도변조방사선치료를 진행하게 되면 선량 분포가 불규칙하게 치료계획을 세우는데 그 효과가 없어지므로 강도변조방사선치료시 쐐기필터를 사용하지 않음
- 용어에 대한 정리는 다음과 같음
  - Beamlet : 한 개의 조사야를 나누었을 때 각각의 조사선속으로 가장 최소의 소조사면
  - Segment : 이 소조사면이 모여 하나의 큰 조사면을 형성하는 것임
  - 역방향치료계획(Inverse Planning) : 종양 및 주변에 인접한 정상조직 원하는 선량분포를 입력하면 컴퓨터가 변수를 고려하여 원하는 선량분포를 형성할 수 있도록 계산한 최적화된 치료계획을 의미함 (겐트리 각도, 조사야 크기, 각 조사야 beamlet 모양 크기, 개수 및 MU값을 포함)

강도변조방사선치료

문 제 37

문 제

다음 영상과 관련이 있는 것은?

영 상

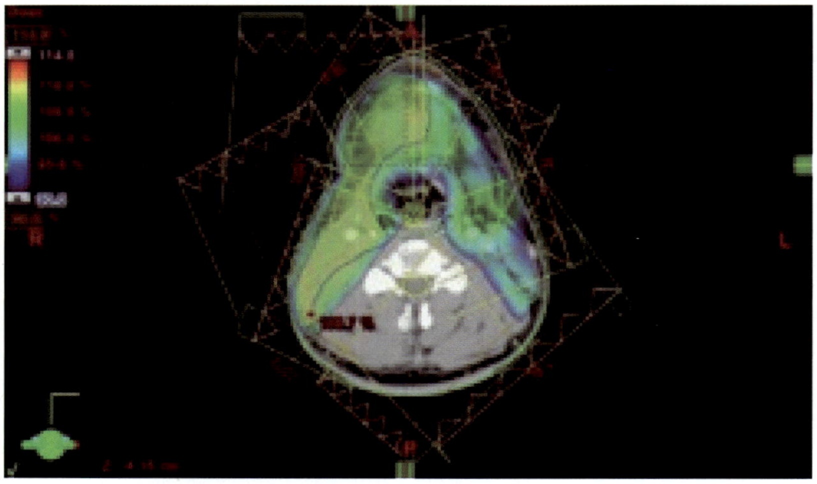

답가지

① 이동띠조사법
② 입체조형치료
③ 정위적 방사선수술
④ 강도변조방사선치료
⑤ 전신전자빔방사선치료

답가지 해설

정답 : ④

- 기존의 치료방법은 치료 방향이 다양하고 선속이 많아도 종양에 균일한 선량을 조사하였다면 강도변조방사선치료(intensity modulated radiation therapy)는 다양한 방향에서 선속 분포를 조절하는 비균일한 치료법임
- 먼저 조사되는 빔의 방향을 설정하여 최적의 선량분포 획득을 위해 역방향치료계획(inverse planning)을 수행함
- 이를 통하여 각 조사면을 하나하나의 조각선속으로 나누어 각각의 선속의 가중치와 세기를 조절함
  조절된 선속은 MLC(다엽콜리메이터)의 정밀한 조작에 의하여 구현됨
- 위의 영상을 보면 정상조직에 부여되는 선량 분포가 불균등한 것을 볼 수 있어 강도변조방사선치료에 대한 방사선치료계획을 보여주고 있음. 즉, 선량분포가 타겟의 모양에 맞춰 형성되어 정상조직에는 선량 전달이 적음을 알 수 있음

MEMO

강도변조방사선치료

문 제 38

문 제

다음 2개의 영상과 관련이 있는 방사선치료법은?

영 상

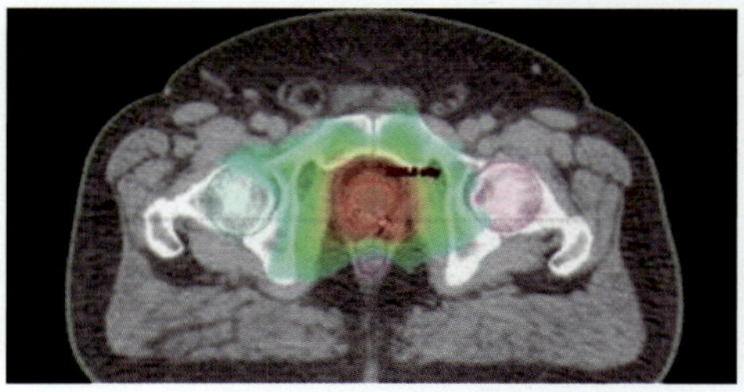

(가)

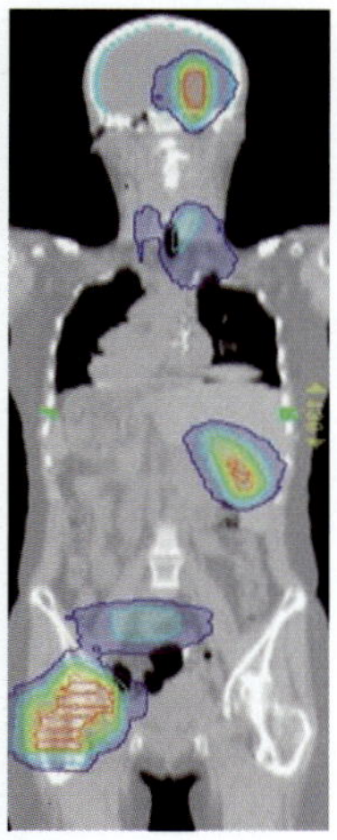

(나)

답가지

① 이동띠조사법
② 입체조형치료
③ 정위적 방사선수술
④ 강도변조방사선치료
⑤ 전신전자빔방사선치료

답가지 해설

정답 : ④

- (가), (나) 모두 강도변조방사선치료 선량분포에 대한 것으로 강도변조방사선치료법은 동일하지만 적용하는 방사선치료장치가 다를 뿐 다른 차이는 없음
- (가)는 선형가속기를 이용한 강도변조방사선치료임
  1) 겐트리가 고정되어 방사선이 조사되는 방식
    ① Step and Shoot
    방사선을 조사하고자 하는 조사야 한 개를 먼저 결정하여 다엽콜리메이터(MLC)가 정지된 후에 방사선이 조사되고 그 다음 조사야를 반복적으로 결정하여 조사하는 방식임
    ② Sliding Window
    겐트리는 고정되어 있고, 다엽콜리메이터(MLC)가 실시간으로 움직이면서 방사선 선량분포 변화를 진행하는 방식으로 Step and Shoot 방식보다 치료시간이 빠른 것이 장점
- (나)는 토모치료기를 이용한 강도변조방사선치료임
  토모치료기는 전신에 퍼져 있는 종양을 한 번에 치료할 수 있는 장점이 있으며, 빔이 조사되는 방식에는 2종류가 있는데 겐트리는 고정되어 있고 테이블이 이동하는 방식인 Tomo Direct Mode와 겐트리도 회전하면서 테이블이 이동하는 Tomo Helical Mode가 있음

강도변조방사선치료

문 제 39

문 제

다음 아래 영상과 관련이 있는 방사선장비 연결로 옳은 것은?

영 상

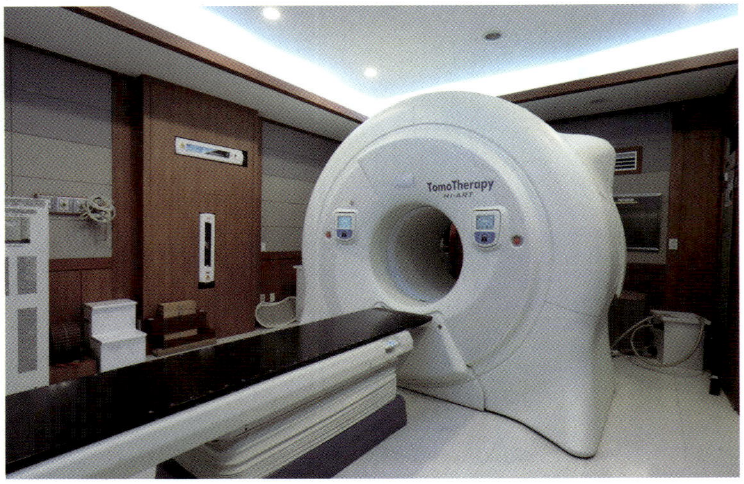

답가지

① 감마나이프 – 정위적방사선수술
② 선형가속기 – 3차원입체조형치료
③ 토모치료기 – 강도변조방사선치료
④ 사이버나이프 – 강도변조방사선치료
⑤ 양성자치료기 – 용적변조회전방사선치료

답가지 해설

정답 : ③

- 위의 영상은 토모치료기를 이용한 강도변조방사선치료법임
- 토모치료기를 이용한 강도조절방사선치료를 구분하는 방법은 선형가속기의 경우 조사야 제한성으로 인해 국소 치료에 한정되어 있지만, 토모치료기를 이용하여 강도조절방사선치료를 진행하는 경우 여러 부위에 퍼져있는 암을 한 번에 치료하고 있는 영상을 체크하면 됨
- 사이버나이프는 정위적방사선수술을 위해 사용하는 것으로 조사야에 대한 제한성이 없으며, 토모치료기는 Fan Beam을 이용하여 방사선을 조사하지만 사이버나이프는 Pencil Beam으로 조사하는 방식이지만 강도변조방사선치료도 가능함
- 양성자치료기의 경우 빔 전달이 SOBP방식으로 강도변조방사선치료가 가능하지만 여러 부위에 위치한 암을 한 번의 스캔으로 치료하는 것은 불가능함

MEMO

강도변조방사선치료

문 제 40

문 제

다음 영상에 대한 설명으로 옳은 것은?

영 상

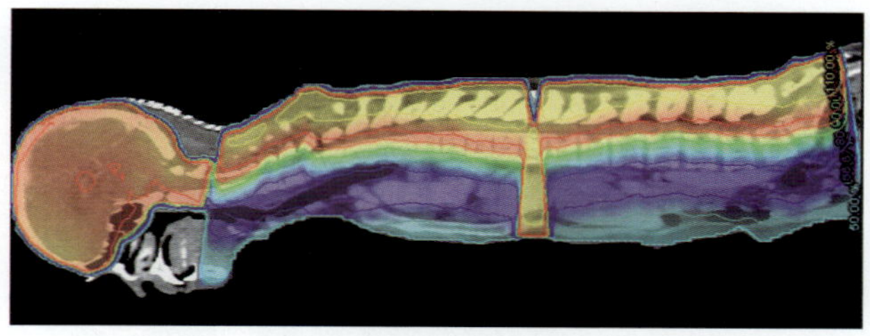

(가)

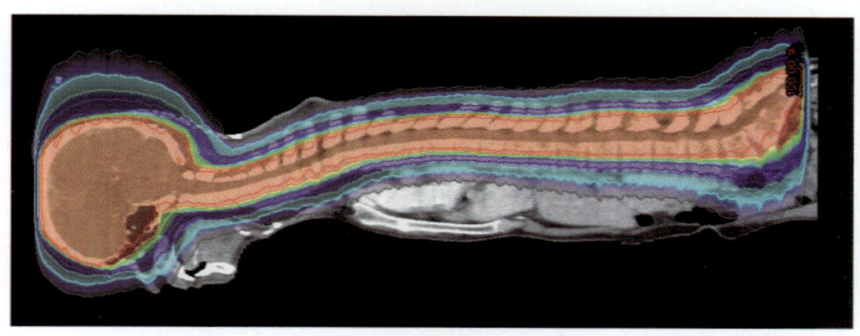

(나)

답가지

① (가)는 사이버나이프를 이용한 강조변도방사선치료법이다.

② (가)는 선형가속기로 인접조사야 분리를 적용한 4차원방사선치료법이다.

③ (나)는 양성자치료기로 SOBP 방식으로 강도변조방사선치료법을 보여주고 있다.

④ (나)는 토모치료기에 장착된 Binary MLC를 이용한 강도변조방사선치료이다.

⑤ (가), (나) 모두 토모치료기를 이용한 것으로 (가)는 Tomo Direct Mode, (나)는 Tomo Helical Mode이다.

답가지 해설

정답 : ④

- (가), (나) 모두 치료대상은 뇌척수방사선조사(CSI) 환자를 대상으로 치료한 선량분포임
  본 영상을 이해한다면 방사선치료에 대한 전반적인 사항을 이해한다고 평가할 수 있음
- (가)는 선형가속기로 인접조사야를 분리를 적용한 것은 맞지만 빔이 조사되어 뇌척수를 치료하고 투과되는 정상조직을 평가할 때 선량 감약이 깊이에 따라 균등하게 감소하므로 일반적인 방사선치료 기법이며, 만약 강도변조방사선치료라고 할 경우 정상조직에 부여되는 선량은 불균등해질 것임
  선형가속기의 경우 조사야의 제한성으로 뇌척수액을 모두 조사야에 포함시킬 수 없기 때문에 선량분포가 중간중간에 끊어지는 모습으로 판단하면 됨
- (나)는 토모치료기에 장착된 Binary MLC를 이용한 강도변조방사선치료법으로 선형가속기와 다르게 조사야 중간중간에 끊어짐이 없으며, 정상조직에 부여되는 선량분포가 불균등한 것으로 토모치료기를 이용한 강도변조방사선치료법을 알 수 있음

강도변조방사선치료

문 제 41

문 제

다음 영상에 대한 설명으로 옳은 것은?

영 상

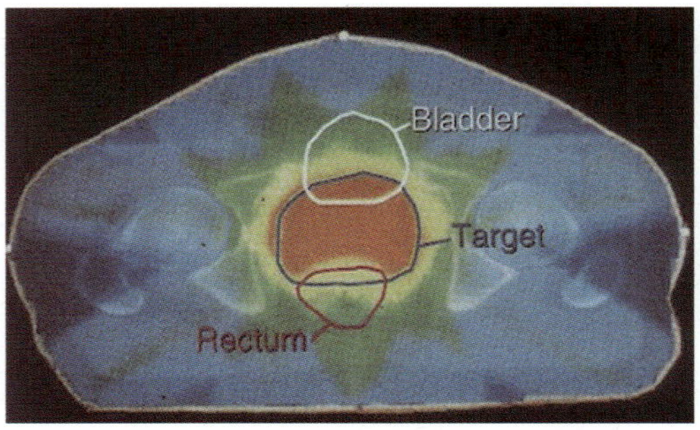

(가)

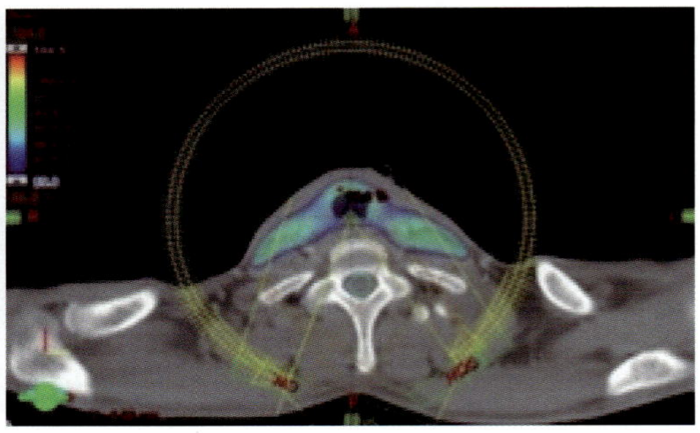

(나)

답가지

① (가), (나) 모두 MLC를 이용한 강도변조방사선치료기법이다.
② (가)는 X선을 이용한 대표적인 대향 2문 조사방식이다.
③ (가)는 쐐기필터를 사용하여 인체에 조사되는 선량을 균등하게 한다.
④ (나)는 X선을 이용한 토모치료기를 이용하여 치료하는 것으로 빔 전달방식은 Direct Mode이다.
⑤ (나)는 겐트리는 고정되어 있는 상태에서 선량률 및 다엽콜리메이터가 실시간 변화를 통해 선량 분포를 형성하는 용적변조방사선치료(VMAT)이다.

답가지 해설

정답 : ①

- (가)는 X선을 이용해 선형가속장치 장치로, 강도변조방사선치료로 붉은색으로 보이는 것이 종양 조직이고 그 주변에 인접한 장기가 정상 조직인데 이 부분에 대한 선량분포가 불균등하게 조사된 것으로 확인 가능함
- (나)는 용적변조방사선치료(VMAT) 기법으로 겐트리는 회전하고 있는 상태에서 선량률 및 다엽콜리메이터 실시간 변화를 통해 종양에 선량을 집중시킬 수 있는 최신치료기법임
  용적변조방사선치료(VMAT)를 진행하게 되면 1회 선량을 고선량 및 총선량도 고선량으로 할 수 있는 장점으로 종양을 제어하는데 유용한 치료기법임
- 앞에서도 언급했듯이 강도변조방사선치료를 진행할 때 쐐기필터를 사용하지 않는다는 것을 다시 한 번 기억하시기 바람
- 위 CT 이미지 위에 선량 계획을 진행하였으나, 토모치료기를 이용하지 않았음

MEMO

강도변조방사선치료

문 제 42

문 제

다음 영상에 대한 치료기법 설명으로 옳은 것은?

영 상

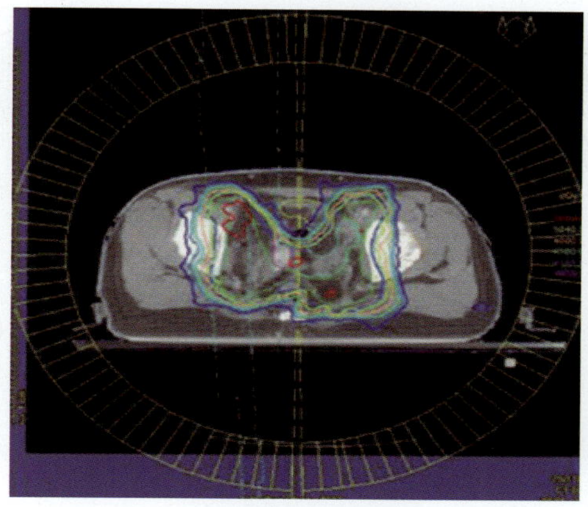

답가지

① 영상유도방사선치료(IGRT)
② 강도변조방사선치료(IMRT)
③ 용적변조회전방사선치료(VMAT)
④ 실시간호흡추적방사선치료(RTRT)
⑤ 강도변조양성자방사선치료(IMPT)

답가지 해설

정답 : ③

- 위 영상은 강도변조방사선치료 방사선치료를 진행하면서 겐트리를 회전시키는 방법으로 종양 체적에 일반적으로 2~3개 Arc 조사야를 사용하여 실시간 겐트리움직임, 다엽콜리메이터(MLC) 변화 및 선량률 변화를 통해 최적의 선량분포를 구현하는 용적변조회전방사선치료(VMAT)임
  ☞ 앞에서 언급했듯이 치료계획 이미지 옆에 원호 또는 원 모양이 있는 것을 찾으면 용적변조회전방사선치료(VMAT)를 쉽게 구분할 수 있음
- 영상유도방사선치료(IGRT)는 환자 셋업에 대한 오차를 치료 중 또는 치료 간 오차를 평가하는 것으로 OBI를 통해 CBCT가 가능하고, 토모치료의 경우 MVCT를 적용하지만 원래 부여하고자 하는 선량 이외에 이미지 획득을 위해 추가 선량이 조사될 수 밖에 없음
  (임상에서는 영상유도방사선치료 시 장비별 선량 한도에 대한 가이드라인을 제시하고 있음)
- 실시간호흡추적방사선치료(RTRT)는 4차원방사선치료의 한 종류로 호흡을 추적하면서 조사하는 방식임
- 강도변조양성자방사선치료(IMPT)는 양성자치료기를 이용하여 강도변조방사선치료(IMRT)를 진행하는 것으로 국내에 양성자치료기가 설치된 의료기관에서 적용 중임

MEMO

4차원방사선치료

문 제 43

문 제

다음 영상을 보고 적용 가능한 방사선치료기법 설명으로 옳은 것은?

영 상

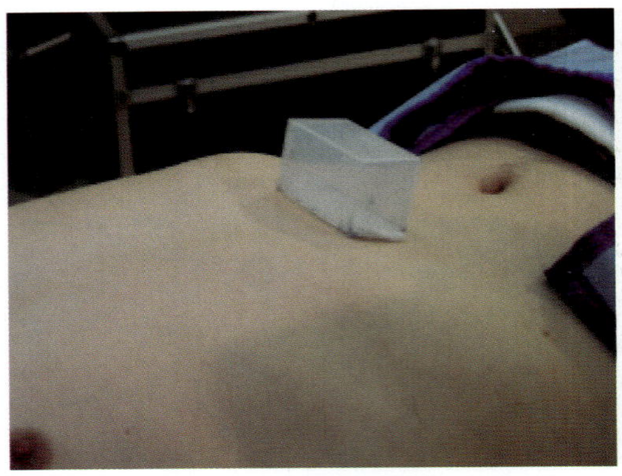

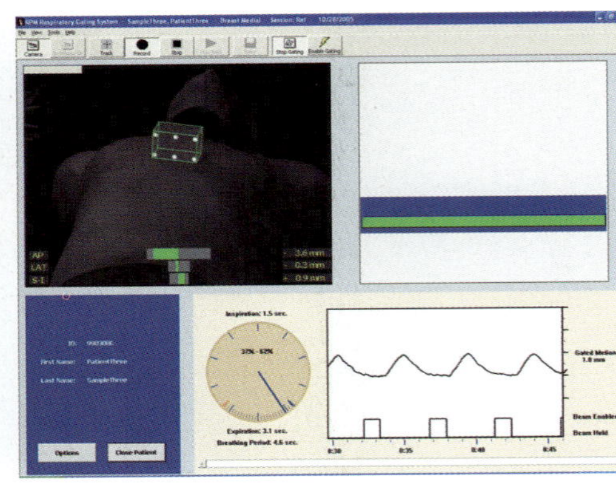

답가지

① 전신방사선조사
② 상반신 맨틀 조사
③ 영상유도방사선치료
④ 강도변조방사선치료
⑤ 호흡동조방사선치료

답가지 해설

정답 : ⑤

- 4차원방사선치료 종류에는 호흡의 특정구간에서 방사선을 조사하는 호흡동조방사선치료와 실시간 호흡을 추적해서 치료하는 실시간호흡추적 방사선치료가 있음
- 숨을 완전히 들이마신 상태(흡기)를 100% 또는 0% 위상으로 표현하고, 숨을 완전히 내쉰 상태(호기)를 50% 위상으로 설정하면 한 번 호흡 동안 0~100% 위상이 생김
- 호흡 움직임이 가장 안정적인 위상(40~60%) 구간에서 방사선을 조사하여 정상조직에 부여되는 선량을 최소화할 수 있는 장점이 있음
- 호흡동조방사선치료(RGRT)를 진행할 때 필요한 것은 적외선카메라, 마커블럭, 호흡 위상과 진폭변위를 체크할 수 있는 RPM(Real time Positioning Management) 시스템을 갖춰야 함
- 전신방사선조사는 골수 이식 전에 시행하는 전처치 과정으로 선형가속기 또는 토모치료기로도 조사가 가능함
- 상반신 맨틀 조사는 대표적인 대향 2문 조사법으로 호치킨병 환자를 대상으로 방사선 치료를 진행하는데, 차폐 부위는 후두, 양측 폐 및 양쪽 어깨관절임

MEMO

4차원방사선치료

문 제 44

문 제

다음 영상을 보고 적용 가능한 방사선치료기법 설명으로 옳은 것은?

영 상

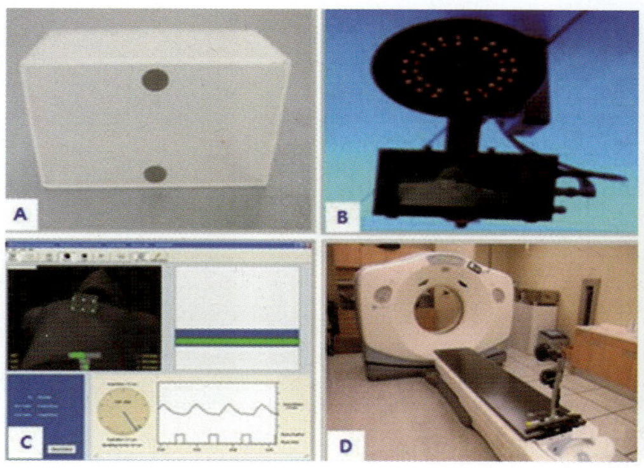

(가)

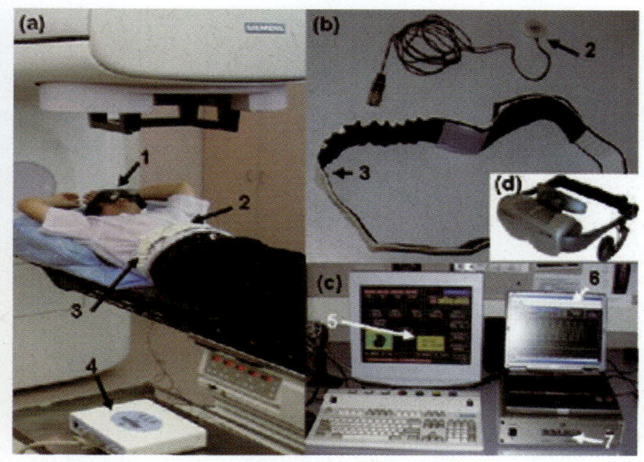

(나)

답가지

① (가) 영상은 영상유도방사선치료를 위해 사용하는 적외선카메라이다.
② (가) 영상은 실시간호흡추적치료를 진행할 때 사용하는 마커블럭이다.
③ (나) 영상은 강도변조방사선치료를 위해 사용하는 압박시스템이다.
④ (나) 영상은 정위적체부방사선치료를 진행할 때 사용하는 RPM 시스템이다.
⑤ (가), (나) 영상 모두 호흡동조방사선치료를 진행할 때 사용하는 시스템이다.

답가지 해설

정답 : ⑤

- (가), (나) 영상 모두 호흡동조방사선치료를 위해 사용하는 것으로 (가) 영상은 적외선카메라이며, 호흡에 의해 마커 블럭이 움직이는 것을 체크하는 역할을 함. (나) 영상은 호흡동조방사선치료 시 사용하는 복부 압박 시스템으로 복부에 벨트(Anzai Belt)를 착용하여 벨트의 움직임을 센서가 체크하여 호흡이 가장 안정적인 구간에서 방사선이 조사될 수 있도록 하는 시스템임
- 실시간호흡추적치료를 진행할 때 사용하는 것은 Synchrony 시스템이 대표적임
- 4차원방사선치료 대상 환자는 호흡으로 인해 종양의 움직임을 최소화하여 방사선을 조사할 수 있는 흉, 복부 환자가 대상이며, 폐암 또는 간암이 대표적임
- 호흡동조방사선치료는 일반적인 방사선치료(자유호흡)와 다르게 호흡이 안정적인 특정 구간에만 방사선이 조사되므로 치료 시간이 오래 소요된다는 것이 단점임

MEMO

4차원방사선치료

문 제 45

문 제	다음 영상 방사선치료법 종류 중에서 적용되는 암은?
영 상	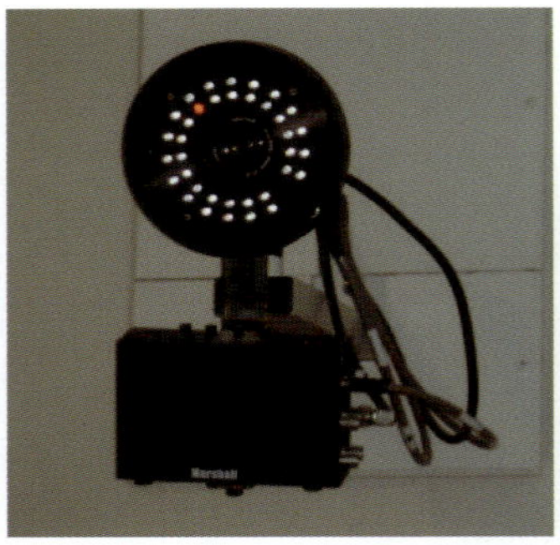 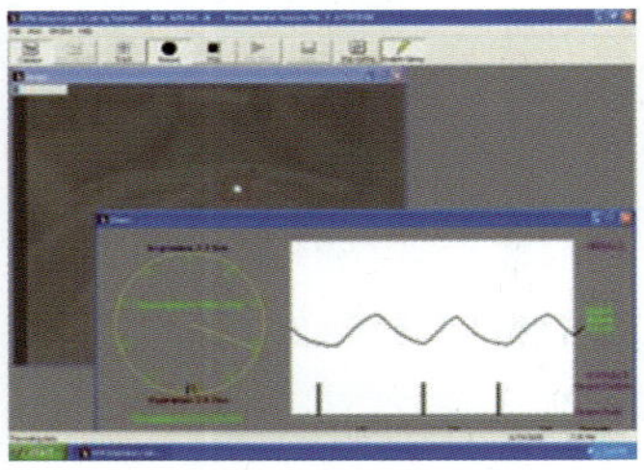 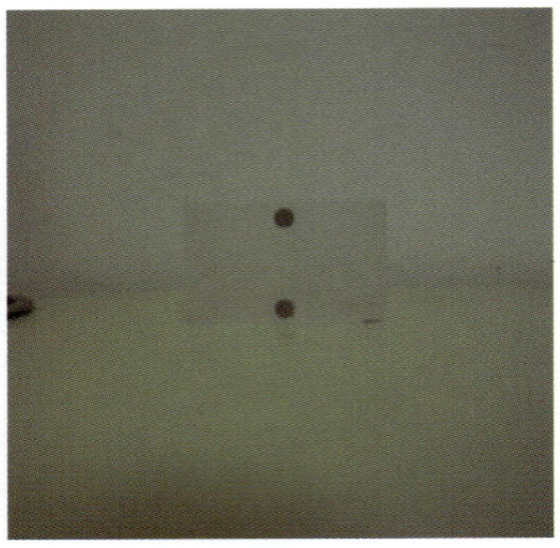
답가지	① 폐암, 간암 ② 뇌암, 식도암 ③ 척추암, 식도암 ④ 척추암, 전립샘암 ⑤ 방광암, 전립샘암
답가지 해설	정답 : ① • 4차원방사선치료 대상 환자는 호흡으로 인해 종양의 움직임을 최소화하여 방사선을 조사할 수 있는 흉부 또는 복부 환자가 대상으로 폐암, 간암이 대표적임 • 머리 부분, 골반부 및 뼈에 암이 위치한 경우 호흡에 의해 종양 움직임에 영향을 받지 않기 때문에 4차원 방사선치료를 진행할 필요가 없음 • 인체 장기는 본인의 의지대로 제어가 가능한 것을 수의적 운동이라고 하며, 본인의 의지와 상관없이 움직이는 것을 불수의적 운동이라고 함 심장의 심박수를 스스로 제어할 수 없으며, 또한 호흡을 할 때 횡격막의 움직임으로 인해 흉부 및 복부에 위치한 종양이 함께 움직이기 때문에 방사선치료계획을 진행할 때 조사 범위를 넓힐 수밖에 없는 상황을 최소화하기 위해 4차원방사선치료를 함

MEMO

4차원방사선치료

문 제 46

문 제

다음 영상 3개를 보고 공통적으로 적용 가능한 치료법은?

영 상

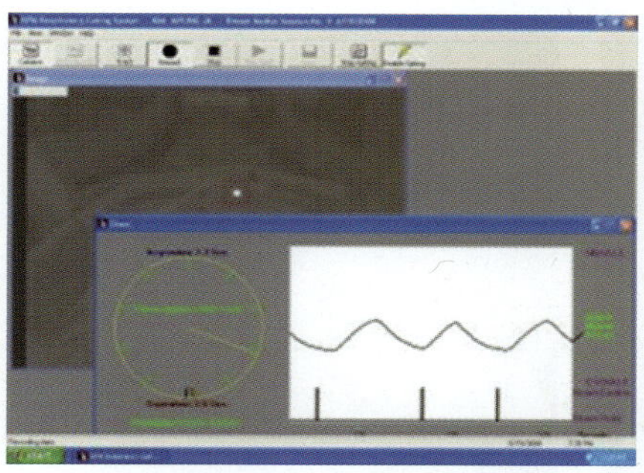

(가)

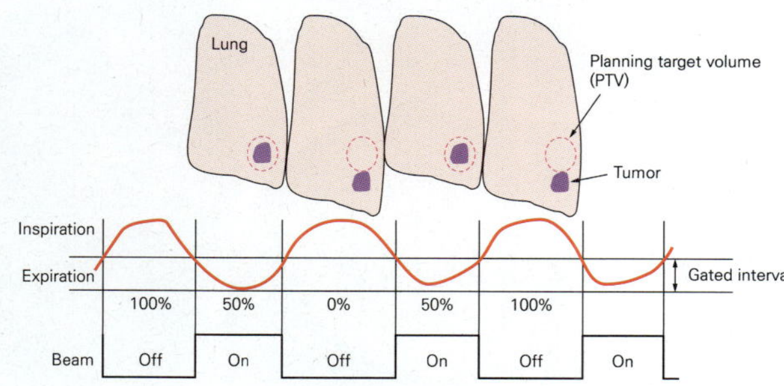

(나)

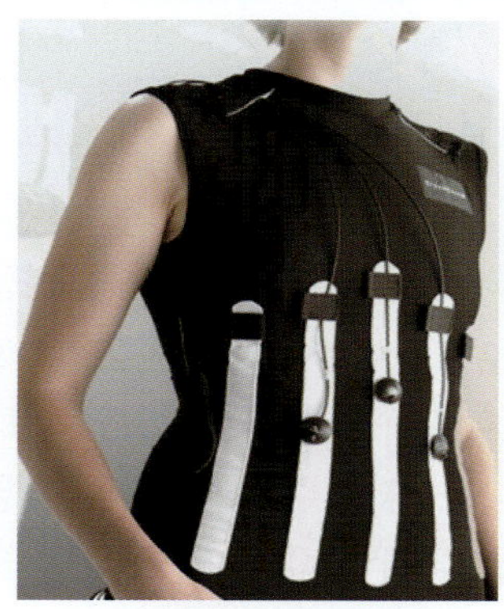

(다)

답가지

① 전신방사선조사　　② 상반신 맨틀조사
③ 영상유도방사선치료　　④ 강도변조방사선치료
⑤ 4차원방사선치료

답가지 해설

정답 : ⑤

- (가), (나), (다) 모두 4차원방사선치료법에 대한 이미지임
- (가)는 호흡동조방사선치료(RGRT)를 진행할 때 필요한 것은 적외선카메라, 마커블럭, 호흡 위상과 진폭 변위를 체크하는 RPM(Real time Positioning Management) 시스템임
- (나)는 폐암 환자를 대상으로 호흡동조방사선치료(RGRT)할 때 흡기와 호기 상태에 따라서 종양의 움직임을 파악하고 안정적인 호흡 구간에 방사선을 조사할 수 있도록 파형을 분석을 통해 미리 설정된 호흡 주기에만 방사선을 조사할 수 있도록 분석하는 영상임
- (다)는 4차원방사선치료 종류는 다양하지만 대표적인 것이 호흡동조방사선치료(RGRT)와 실시간호흡추적치료(RTRT)인데 대표적으로 적용하는 장비는 사이버나이프이며, 장비명은 Synchrony 시스템이 대표적임

4차원방사선치료

문 제 47

문 제

다음 영상에 대한 설명으로 옳은 것은?

영 상

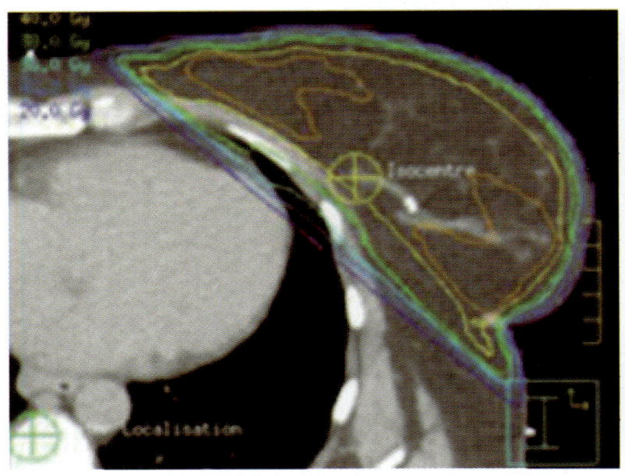

(가)

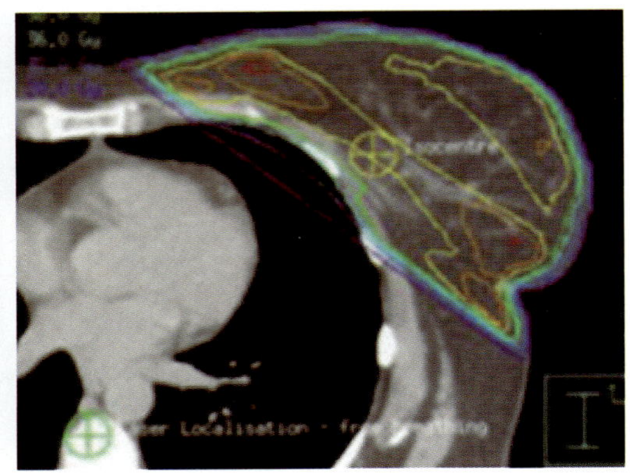

(나)

답가지

① (가)는 유방암 환자 호흡동조방사선치료 영상이다.
② (나)는 폐암 환자 실시간종양추적방사선치료 영상이다.
③ (가)는 (나)에 비해 심장에 조사되는 선량이 감소한 것을 볼 수 있다.
④ (가)는 (나)에 비해 종양의 움직임이 작아서 셋업 마진을 작게 할 수 있다.
⑤ (가)는 자유호흡, (나)는 숨을 깊이 들이마신 후 멈춘 상태에서 조사하는 것이 숨을 깊게 들이마신 후 멈추는 방법(DIBH) 방식이다.

답가지 해설

정답 : ⑤

- (가), (나) 모두 유방암 환자를 방사선치료하는 방법이지만 2개 영상의 차이가 있음
- (가)는 유방암 방사선치료 시 자유호흡을 통해 진행하는 접선조사방식으로 치료하는 일반적인 치료임. 유방암 방사선치료 시 고려해야 할 장기는 폐와 심장인데 자유호흡으로 진행할 경우 호흡으로 인해 종양 움직임이 커서 폐와 심장에 부여되는 선량이 부여될 수밖에 없음
(단, 심장 부작용 및 폐렴 발생이 되지 않도록 치료계획을 진행하지만 최근에는 이를 줄이고자 하는 노력을 진행 중이고 그것이 숨을 깊이 들이마신 후 참는 DIBH(Deep Inspiration Breath Hold) 방식임)
- (나)는 숨을 깊이 들이마신 후 참는 DIBH(Deep Inspiration Breath Hold) 방식으로 유방암 환자에게 적용하고 있으며, 심장에 조사되는 선량 감소 효과가 있음
숨을 깊이 들이마신 후 참으면 폐의 용적은 증가하지만 접선 조사로 진행하는 유방암 환자의 경우 심장에 부여되는 선량은 자유호흡일 때보다 감소시키기 위한 방법으로 전체 폐 용적이 증가하면 방사선에 의한 선량도 증가할 것으로 생각하겠지만 방사선치료계획 시 실제 방사선이 조사되는 용적(Irradiated Lung Volume : ITV)은 자유호흡과 선량 차이는 크게 발생하지 않음

MEMO

정위적방사선치료

문 제 48

문 제

다음 영상 장비를 이용하여 사용하는 선질로 옳은 것은?

영 상

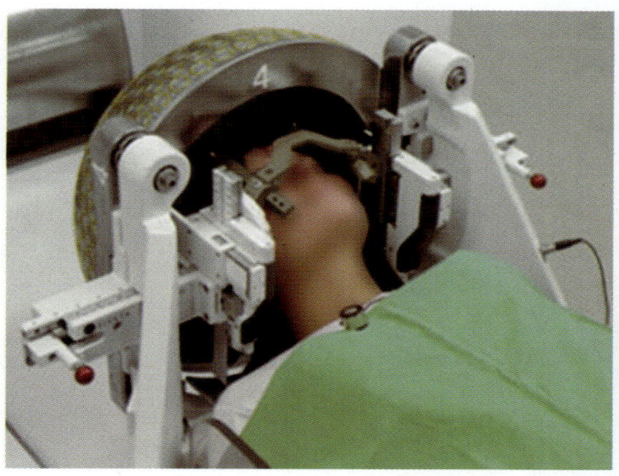

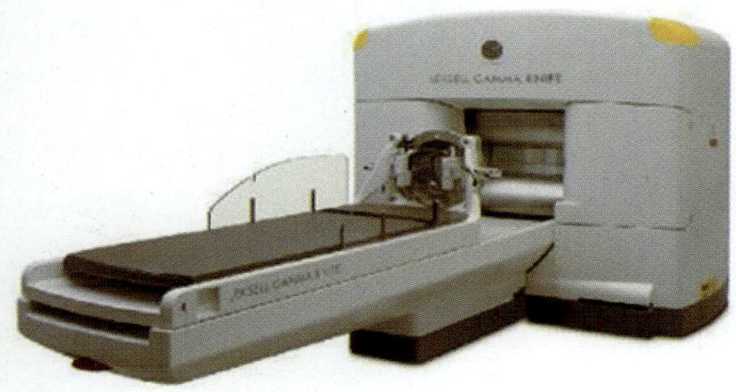

답가지

① X선
② 전자빔
③ 감마선
④ 양성자선
⑤ 탄소중입자

답가지 해설

정답 : ③

- 위 영상은 감마나이프 치료기에 대한 영상임
- 감마나이프 방사선치료는 일반적인 방사선치료보다 조금 더 세밀하게 방사선조사를 위해 개발된 치료법으로 외과적 수술을 진행하지 않고 비침습적인 방법으로 방사선을 종양에 집중 조사하는 방식임
- 치료부위는 뇌에 위치한 종양을 대상으로 진행하며, ^{60}Co 감마 선원(Avg. 1.25 MeV)을 이용하여 뇌에 위치한 종양을 치료하는 방식으로 초기 모델은 선원 개수는 201개에서 현재는 192개로 선원이 분포될 수 있도록 제작되었음
- 1회 대선량을 집중 조사하여 최소 30~50 Gy 선량을 진행하고 있으며, 종양 병변의 크기는 4 cm 미만으로 국소 병변이 있는 경우 치료 진행하지만 최근에는 분할치료 가능하고 헬멧형 콜리메이터의 경우 재질은 텅스텐을 사용하고 두께는 6 cm로 다른 부위로 방사선이 전달되지 않도록 되었음
- Icon 장비의 경우 안면 마스크를 이용하기 때문에 헬멧을 착용할 필요가 없음

MEMO

정위적방사선치료

문 제 49

문 제

다음 영상에 대한 설명으로 옳은 것은?

영 상

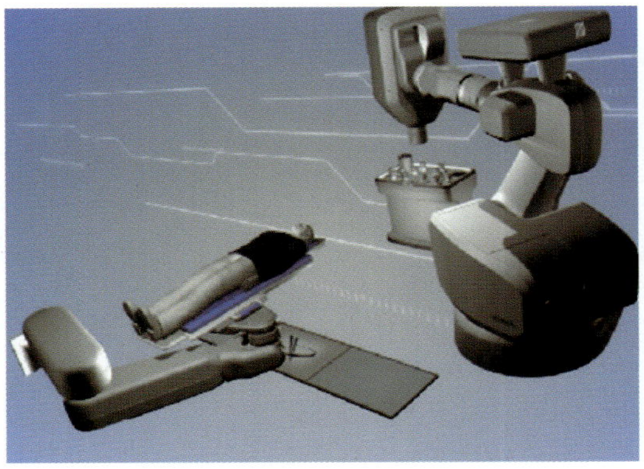

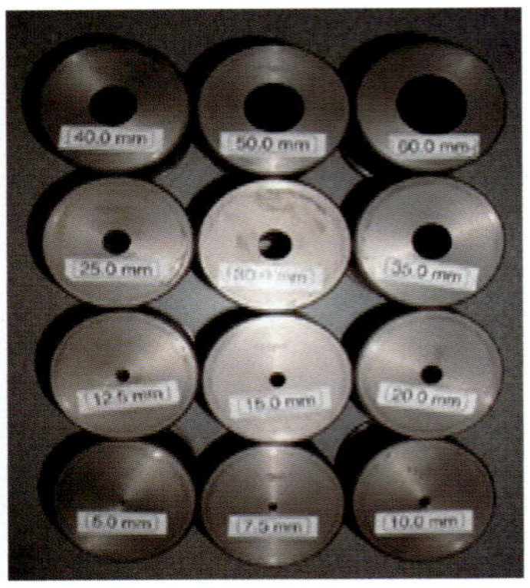

답가지

① 조사 방향에 대한 제한성이 없다.
② MVCT를 이용한 영상유도방사선치료를 구현할 수 있다.
③ Fan Beam을 이용한 정위적 방사선치료 구현이 가능하다.
④ 동적쐐기필터(EDW) 사용으로 선량분포를 균등하게 할 수 있다.
⑤ 192개 선원이 있으며, 머리에 위치한 종양을 치료하기 위해 적합하다.

답가지 해설

정답 : ①

- 6개 관절축으로 6 MV 엑스선이 발생되며, 비동일면과 비회전 중심축으로 빔에 대한 조사방향에 제한성이 없음. 선속평탄여과판을 사용하지 않아 높은 출력이 가능하고, 로봇에 부착한 선형가속기를 소형화를 위해 마그네트론을 사용함
- Pencil Beam 형태로 여러 방향에서 종양 부위로 집중시켜 고선량 방사선 조사로 가능
- 치료 부위가 머리에 국한되어 있지 않으며, 흉, 복부 등 다른 부위 치료도 가능함
- Path : 방사선수술을 진행하는 동안 로봇이 이동하는 구간
- Node : 108개로 로봇이 이동하여 방사선을 조사하는 지점
- 1개 Node당 조사 가능한 빔의 개수 : 12개
- 108 Node에서 각 Node당 12개 빔이 조사된다면 총 빔 방향은 1,296개 조사 가능
- Cone Size는 5~60 mm로 총 12개가 있음
- 토모치료기의 경우 Fan Beam을 이용하고 영상유도방사선치료를 위해 MVCT를 적용함
- 동적쐐기필터(EDW)는 선형가속기 조사헤드부에 위치한 2차콜리메이터(Jaw)로 쐐기필터와 같은 역할
- 감마나이프의 경우 192개 구멍이 있으며, 머리에 위치한 종양을 치료하기 위해 적합함

MEMO

정위적방사선치료

문 제 50

문 제

다음 영상에 대한 설명으로 옳은 것은?

영 상

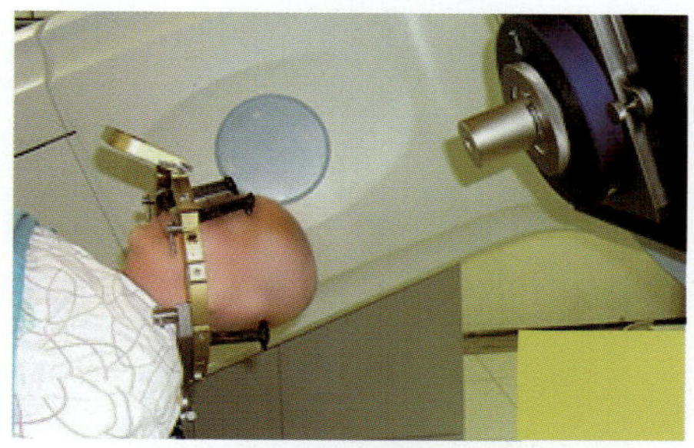

(가)

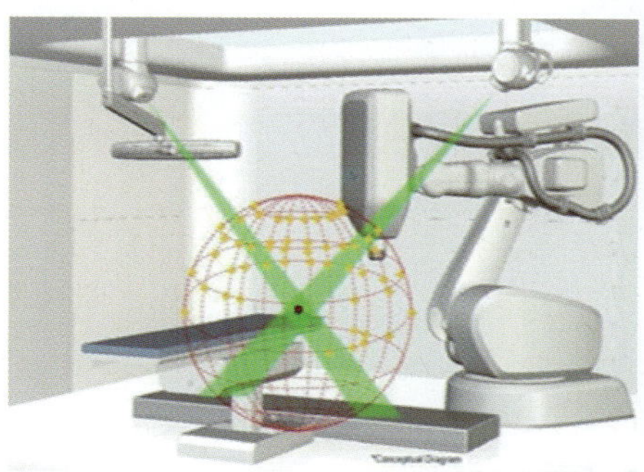

(나)

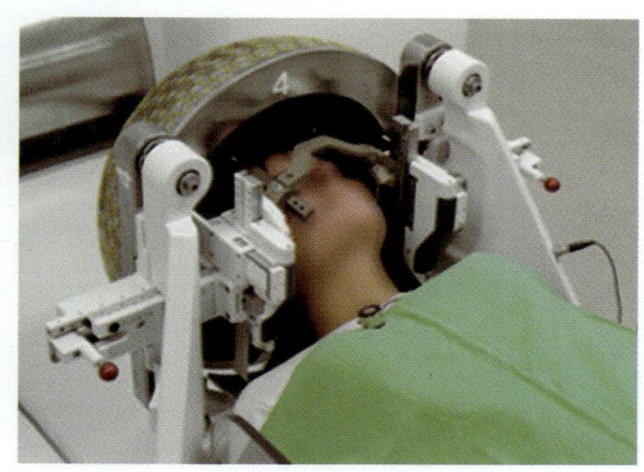

(다)

답가지

① (가), (나)는 X선을 이용하고, (다)는 감마선을 이용한다.
② (나)는 X-knife 장비로 정위적 방사선수술을 진행하는 데 사용한다.
③ (다)는 Fan Beam을 이용하고 영상유도방사선치료를 위해 MVCT를 적용한다.
④ (가)는 조사방향이 1,296개 조사 가능해서 조사 방향에 대한 제한성이 없다.
⑤ (가), (나), (다) 모두 두부(머리)에 종양이 국한된 경우 치료할 수 있는 치료치이다.

답가지 해설

정답 : ①

- (가)는 선형가속기를 이용하여 정위적방사선수술(SRS)로 조사야가 사각형으로 되어있는 것을 콘을 사용하여 종양 크기에 맞춰 최적의 방사선치료를 진행하여 겐트리가 움직이면서 방사선이 조사되는 방식으로 일명 X-Knife라고 함(운동조사 방식)
  1회 방사선조사로 외과적 수술과 동일한 효과로 적용되었음
- (나)는 사이버나이프, (다)는 감마나이프임
- (가), (나), (다) 모두 정위적방사선치료를 위해 사용하는 치료장비이고, 사이버나이프는 머리 및 흉, 복부에 집중조사를 진행할 수 있으나 정위적방사선수술(SRS)과 감마나이프의 경우 치료 부위가 머리에 국한되어 있음

정위적방사선치료

문 제 51

문 제

다음 영상에 대한 방사선치료기법으로 옳은 것은?

영 상

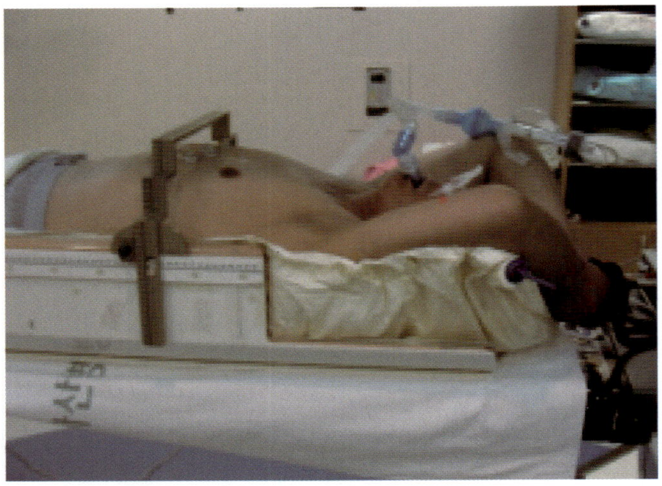

답가지

① 영상유도방사선치료
② 강도변조방사선치료
③ 상반신 맨틀 조사법
④ 호흡동조방사선치료
⑤ 정위적체부방사선치료

답가지 해설

정답 : ⑤

- 정위적체부방사선치료(Stereotactic Body Radiation Therapy : SBRT=Stereotactic Ablative Radiotherapy : SABR)는 선형가속기를 이용하여 분할 조사를 진행하지만 1회 고선량으로 종양 부위에 방사선을 집중시켜 조사하고 총 선량을 증가시켜 방사선치료 기간을 단축시킬 수 있는 치료법으로 현재 임상에서 유용하게 이용하고 있음
- 정상조직에 부작용을 최소화하면서 종양 조직에 방사선량을 효과적으로 집중시켜 암을 괴사시키기 위해 외과에서 진행하는 절제술과 동일한 종양 제어율을 기대할 수 있으며, 외과적 수술을 진행하지 않는 초기 암 및 척추 전이성 종양에 적용하고 있음
- 1회 고선량 및 총선량도 고선량이며, 셋업 유지를 위해 전용 Frame을 사용함

MEMO

양성자치료

문 제 52

문 제

다음 영상에서 방사선 종류와 에너지 그래프가 옳은 것은?

영 상

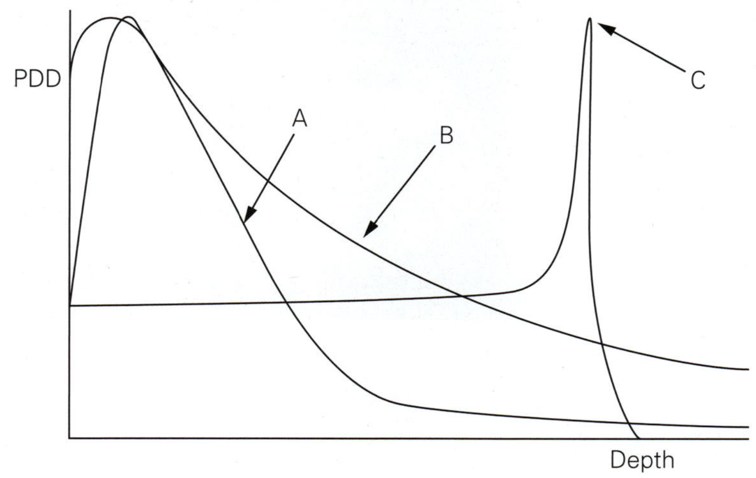

답가지

① A – X선 / B – 전자빔
② B – X선 / C – 알파선
③ B – X선 / C – 양성자선
④ A – 전자빔 / C – 알파선
⑤ A – 양성자선 / C – 중성자선

답가지 해설

정답 : ③

- A는 전자빔, B는 X선, C는 양성자선의 특성을 보여주고 있음
- 전자빔의 특성은 에너지가 급격하게 증가하다가 에너지 크기에 따라 어느 일정 깊이에서 선량감소가 급격하게 발생하며, MV X선의 특성은 에너지 크기에 따라 최대선량 지점을 지나면 깊이에 따라 점차 감소하는 경향을 나타냄. 반면에 양성자선의 경우 처음에 에너지 강도는 강하지 않다가 심부의 특정 깊이에서 선량이 급격하게 증가한 후 바로 소멸하는 특성을 갖고 있음
- 양성자치료에서는 가속기를 사용하여 수소 원자 핵에서 양성자만 선택하여 가속 후 양성자의 특성과 Bragg 피크를 활용하여 종양이나 비정상적인 세포를 표적으로 방사선을 전달함
- 단일 양성전하를 가진 양성자로 이루어져 있으며, 이 양성자를 가속하여 얻은 양성자 빔을 종양 부위에 집중적으로 방사선을 전달함
- 빔은 SOBP(Spread-Out of Bragg Peak) 방식으로 양성자 빔의 에너지가 조절되어 특정 범위의 깊이에서 Bragg Peak를 형성하는데 이는 종양이 위치한 지점에 맞게 설정됨
- SOBP 방식은 종양이나 비정상적인 조직이 위치한 다양한 깊이에 대해 균일한 방사선을 전달하는데 사용됨. 이를 통해 종양을 효과적으로 치료할 수 있으며, 주변 정상 조직에 미치는 부작용을 최소화 할 수 있음

양성자치료

문 제 53

문 제

다음 영상에서 사용하는 선질로 옳은 것은?

영 상

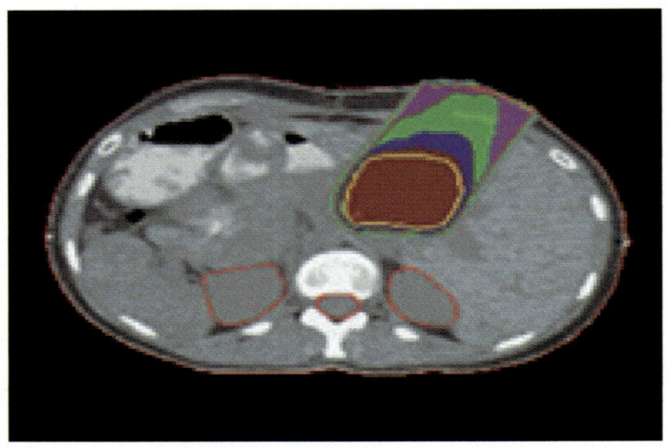

답가지

① X선 ② 전자빔 ③ 알파선
④ 감마선 ⑤ 양성자선

답가지 해설

정답 : ⑤

- 먼저 선질에 대한 특성을 구분하는 것이 중요한데 먼저 치료용 엑스선의 경우 인체를 투과하여 지나가는 특성과 전자빔은 비정이 짧은 차이점을 알아낸다면 손쉽게 X선인 것을 알 수 있음
- 위 이미지를 분석하면 전자빔으로 분석할 수 있지만 자세히 보면 전자빔의 경우 1차선이 주로 산란선으로 되어있기 때문에 옆으로 퍼지는 측방산란에 대한 부분이 있어야 하지만 그 분포가 없으며, 또한 전자빔의 경우 비정이 짧아 인체 심부까지 영향을 주지는 못하지만 종양에 선량을 부여하고 급격하게 감소하지만 종양 끝부분을 약간 지나쳐서 감소함(전자빔 콘 사용)
- 반면에 위 이미지는 양성자선으로 빔이 입사된 이후 종양에 선량분포를 형성하고 급격하게 감소하는 특성이 전자빔과 차이가 있음(아래 이미지는 선질 차이에 따른 각각 비교할 것)

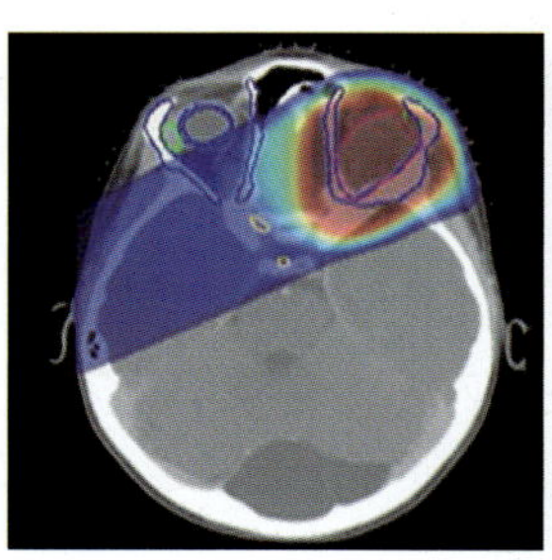

X선

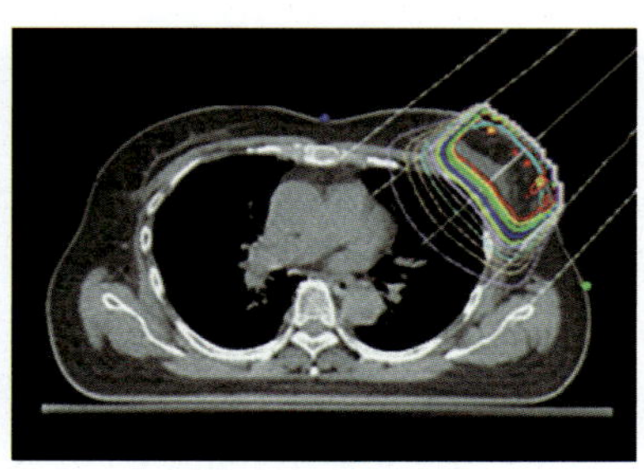

전자빔

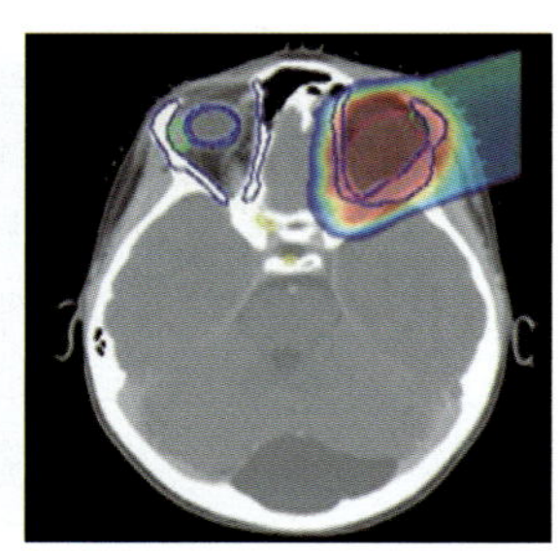

양성자선

MEMO

양성자치료

문 제 54

문 제

아래 치료기는 어떤 원자에서 양성자만을 가속시키는 것인가?

영 상

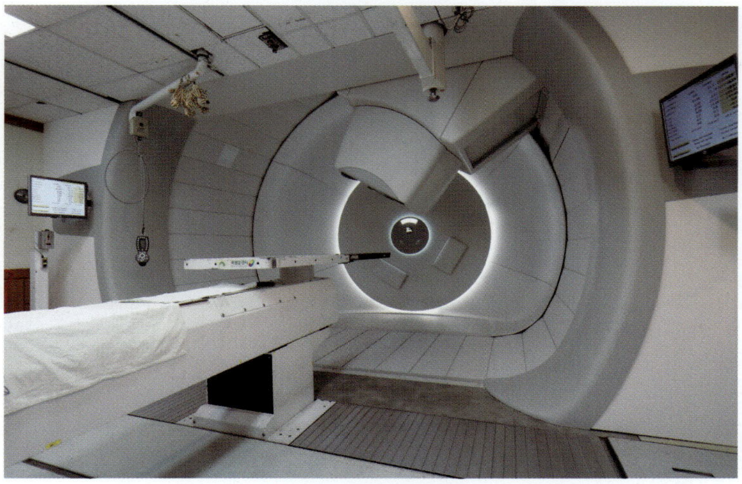

답가지

① 산소(O)
② 질소(N)
③ 수소(H)
④ 헬륨(He)
⑤ 네온(Ne)

답가지 해설

정답 : ③

- 양성자치료에서는 수소 원자핵에서 단일 양성전하를 가진 양성자를 가속하여, 이를 이용하고 정확하고 집중된 방사선을 종양 부위에 전달함으로써 종양을 치료하는 데 사용됨
- 또한 양성자를 가속시키기 위해 사용하는 것이 사이클로트론(Cyclotron)인데 고정된 하나의 에너지만 만들어 내고, 입자가 한 번 회전하는 시간은 일정하지만, 회전 반경이 증가할수록 입자 속도는 증가함 (싱크로트론에 비해 상대적으로 방사화 오염이 큼)
- 양성자치료기에는 에너지 감쇠기(Energy Degrader)를 사용해야 하지만, 탄소중입자 치료기의 경우 싱크로트론을 사용하므로 에너지 감쇠기(Energy Degrader)가 필요 없음

MEMO

양성자치료

문 제 55

문 제

다음 영상에서 사용하는 선질로 옳은 것은?

영 상

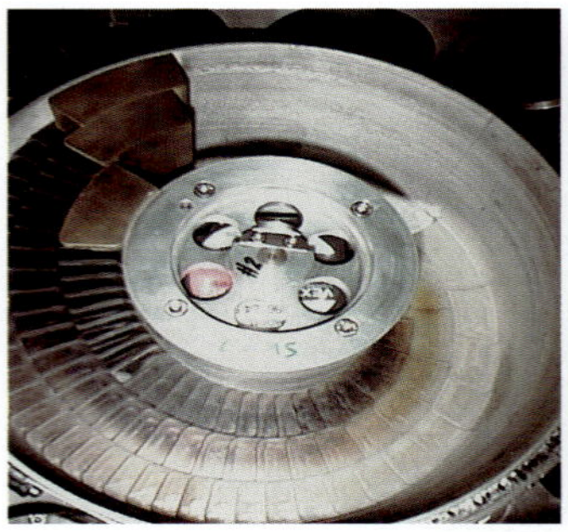

(가)

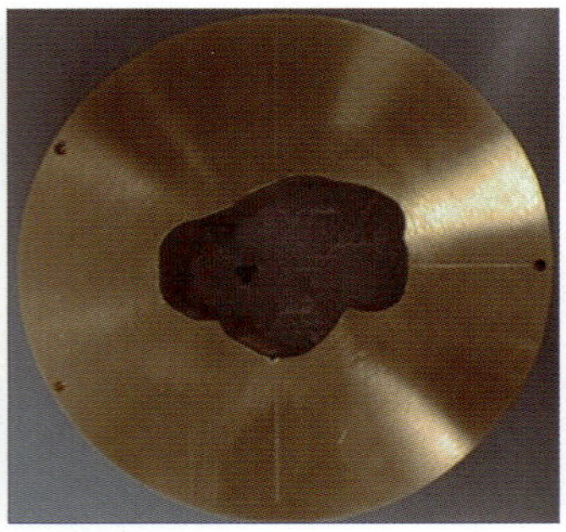

(나)

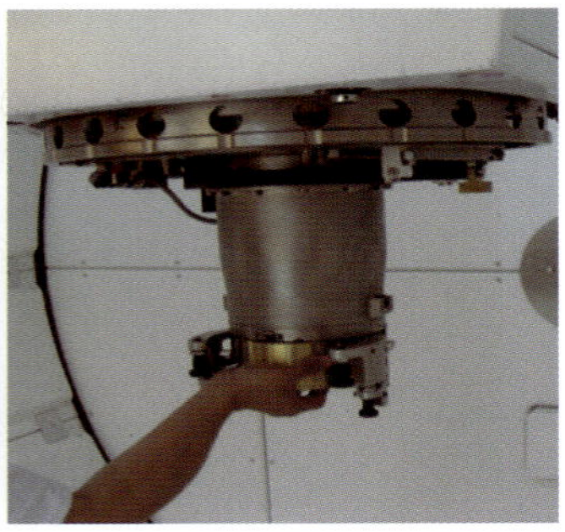

(다)

답가지

① X선
② 전자빔
③ 알파선
④ 감마선
⑤ 양성자선

답가지 해설

정답 : ⑤

- (가)는 양성자치료 시 사용하는 범위보상체로 타겟에 뒷부분 모양과 빔의 끝부분을 일치시켜주는 역할을 하며, 빔에 대한 에너지 손실을 줄이고 에너지를 조절해서 비정의 길이만 다르게 한다. 주요 재질은 PMMA를 사용함
- (나)는 양성자를 이용하여 방사선치료를 진행하는 경우 정상조직 보호를 위해 차폐하는 것으로 재질은 황동으로 되어 있으며, 금형 기계설비로 제작해야 함
  (단, 양성자치료기에도 다엽콜리메이터가 장착되어 있음)
- (다)는 제작된 차폐체를 위치하는 곳을 스나우트(Snout)라고 함
- (가), (나), (다) 모두 양성자치료를 위해 사용하는 부속기구 및 부품임

MEMO

토모치료기 방사선치료

문 제 56

문 제

다음 영상 장비에 대한 설명으로 옳은 것은?

영 상

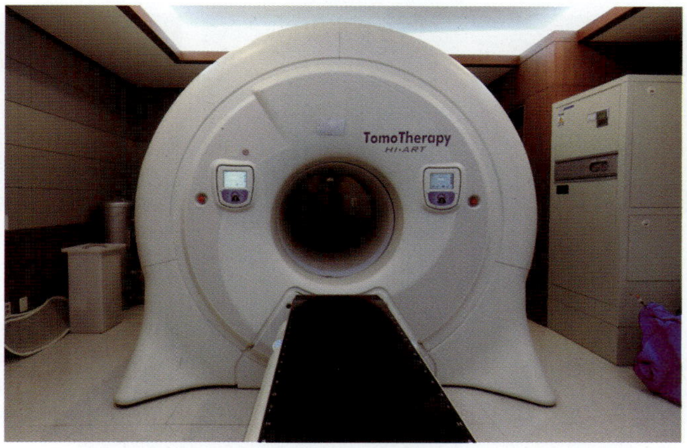

답가지

① 영상유도방사선치료가 가능하다.
② 전자빔 발생으로 전신피부전자빔치료가 가능하다.
③ 쐐기필터를 사용할 수 있어 강도변조방사선치료가 가능하다.
④ Ir – 192 방사성동위원소를 사용하여 강내 및 관내 조사가 가능하다.
⑤ 정위적 방사선치료를 진행할 수 있으면 Pencil Beam 조사가 가능하다.

답가지 해설

정답 : ①

- 위 이미지는 토모치료기임(전산화단층모의치료기와 혼동하지 마세요.)
- 토모치료기는 대표적으로 강도변조방사선치료를 진행할 수 있으며, 쐐기필터는 인체에 선량분포를 균등하게 하기 위해 사용하므로 토모치료기에는 사용하지 않음(단, MVCT 촬영시 약 3.5 MV의 엑스선을 사용함)
- 토모치료기는 6 MV 고에너지 X선만 발생하고, 전자빔은 발생되지 않음. 한 번의 스캔으로 여러 부위를 동시에 치료할 수 있는 장점으로 전신방사선조사(T.B.I)가 가능함
- 토모치료기는 Fan Beam으로 조사되며, Pencil Beam은 사이버나이프에 해당됨
- 토모치료기는 영상유도방사선치료가 가능한데 MVCT를 이용하여 이미지를 획득하지만 영상의 질이 낮다는 것이 단점임
- Ir–192 방사성동위원소를 이용하는 건 근접치료로 방사선치료를 진행할 때 인체 내에 기구를 삽입하여 선량분포를 형성하는 유일한 내조사법임. 근접치료 종류에는 다양한 것이 있지만, 강내, 관내, 조직내조사 등이 있음

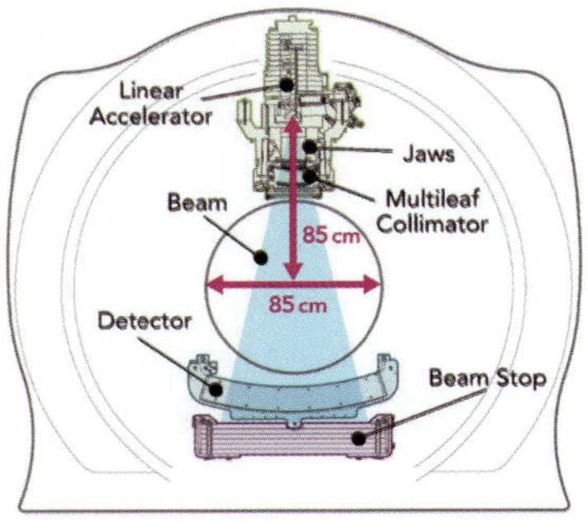

토모치료기 방사선치료

문 제 57

문 제

다음 영상에 대한 설명으로 옳은 것은?

영 상

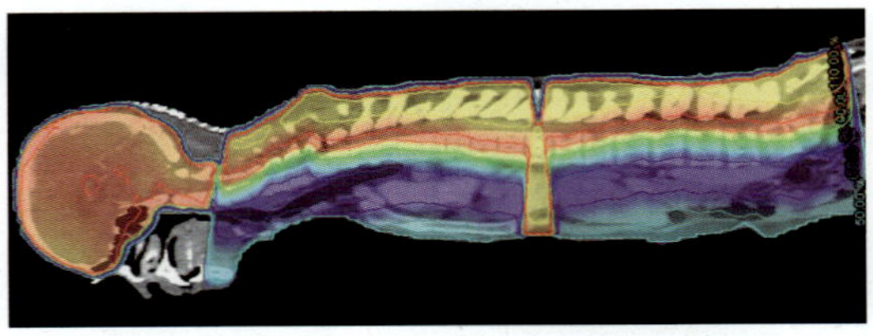

(가)

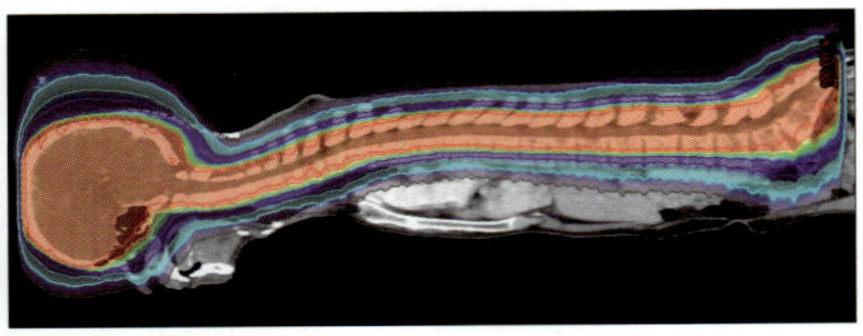

(나)

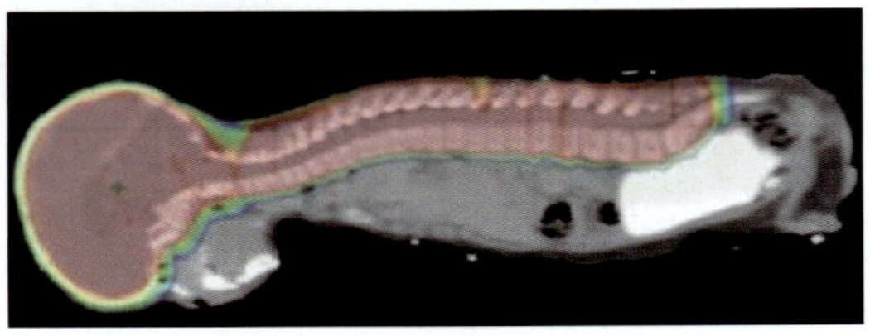

(다)

답가지

① (가)는 감마나이프를 이용한 방사선치료이다.
② (나)는 토모치료기를 이용한 방사선치료이다.
③ (다)는 사이버나이프를 이용한 방사선치료이다.
④ (가), (다)의 경우 선질 X선으로 동일하지만, (나)는 양성자선이다.
⑤ (가)는 토모치료기, (나)는 선형가속기, (다)는 양성자치료를 진행하는 것이다.

답가지 해설

정답 : ②

☞ 영상 3개를 분석할 수 있다면 방사선치료에 대해 잘 이해하고 있다고 할 수 있음
모든 치료 부위는 뇌척수조사(CSI) 환자 치료 모습임
선량분포를 통해 비교 및 분석할 수 있어야 하는데 학습자들이 먼저 체크해야 할 것은 정상조직에 나타난 선량 분포임

- (가)에 정상조직에 부여되는 선량이 깊이가 깊어짐에 따라 선량 감소가 나타나고 있음. 그리고 중간에 빔이 끊어지는 것을 확인할 수 있는데 이는 조사야에 대한 제한성으로 인해 인접조사야 분리를 진행한 것임. 그러므로 선형가속기를 이용한 X선 치료임
- (나)는 정상조직에 부여되는 선량이 불균등한 것을 볼 수 있는데 이를 통해 강도변조방사선치료를 진행한 것을 알 수 있으며, 중간에 빔이 끊어지는 것이 없으므로 토모치료기를 이용해 방사선치료를 진행한 것임
- (다)에 정상조직에 부여되는 선량이 깊이가 깊어짐에 따라 선량 감소가 급격하게 나타나고 있음. SOBP 방식을 이용한 양성자치료임
  전자빔으로 치료되었다면 조사야 제한성과 측방산란이 발생하는 선량분포를 보여주기 때문에 전자빔 치료로 잘못 알고 있으면 안 됨

토모치료기 방사선치료

문 제 58

문 제

다음 영상에 대한 설명으로 옳은 것은?

영 상

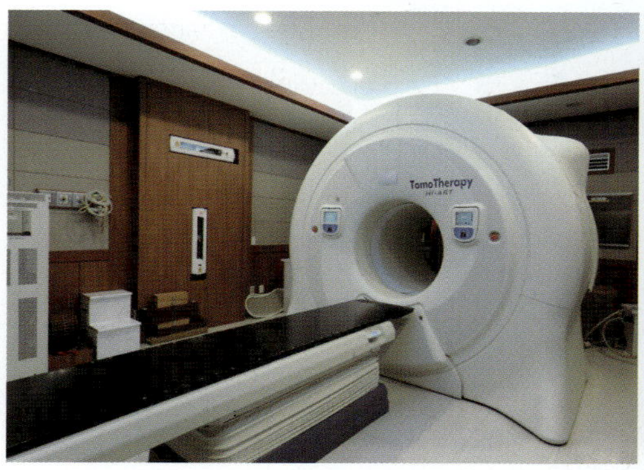

(가)

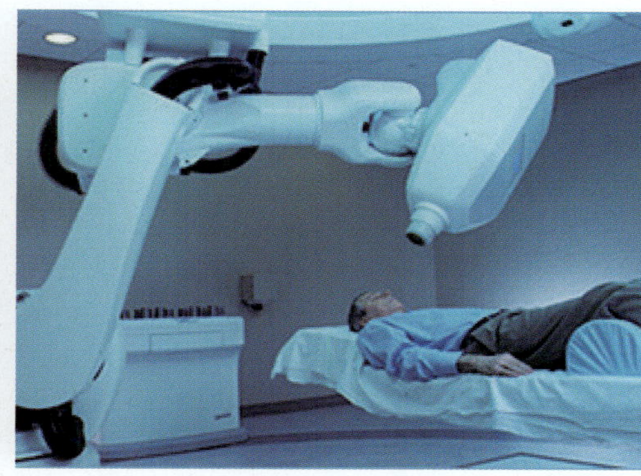

(나)

답가지

① (가)는 Pencil Beam형태로 조사되고, (나)는 Fan Beam형태로 조사된다.
② (나)는 조사야에 제한성이 없고 여러 부위 퍼진 암을 한 번에 치료가 가능하다.
③ (가), (나) 모두 선속의 강도를 일정하게 유지하기 위해 편평화여과기를 사용한다.
④ (가)는 전신방사선조사(TBI)가 가능하지만 전신피부전자빔치료(TSEI)는 불가능하다.
⑤ (나)는 (가)에 비해 방사선에너지가 커서 두부 및 전신에 위치한 암 치료가 가능하다.

답가지 해설

정답 : ④

☞ (가)는 토모치료기 (나)는 사이버나이프임

- 학습자들은 2개 장비에 대한 공통점 및 차이점을 반드시 기억하기 바람

	사이버 나이프	토모치료기
공통점	① 6 MV X선　② 마그네트론 사용　③ 편평화여과기 사용하지 않음	
차이점	Pencil Beam	Fan Beam

- 토모치료기의 경우 여러 부위 암을 한 번에 치료가 가능한 것이 장점으로 전신방사선조사(TBI)가 가능하지만 전신피부전자빔치료(TSEI)는 불가능함
- 사이버나이프의 경우 조사야에 대한 제한성이 없어서 집중조사가 가능하고, 외과적 수술과 동일한 효과를 위해 사용함

MEMO

토모치료기 방사선치료

문 제 59

문 제

다음 영상에 대한 설명으로 옳은 것은?

영 상

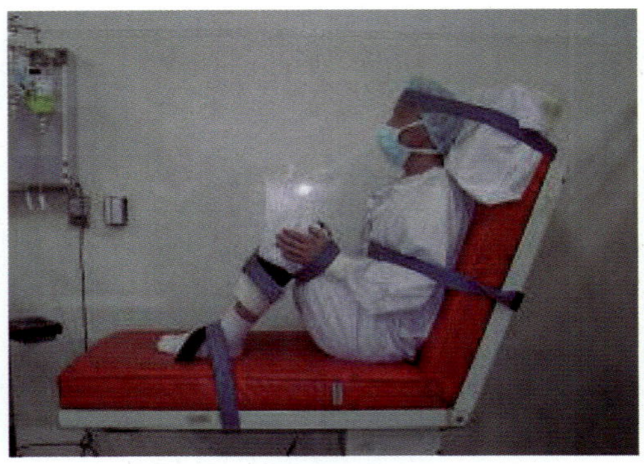

(가)

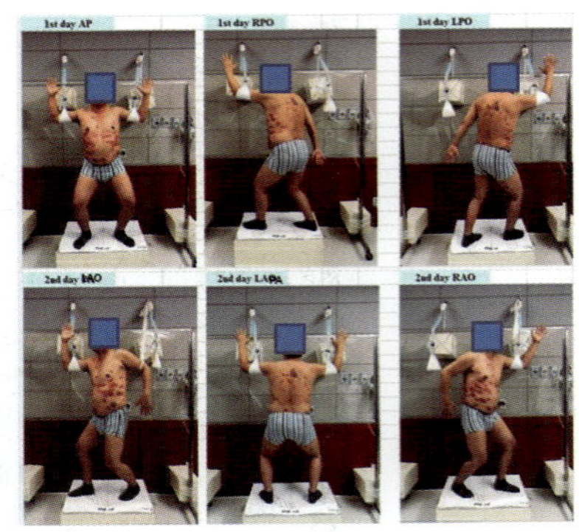

(나)

답가지

① (가), (나) 모두 선형가속기로 치료가 가능하다.
② (가는 사이버나이프, (나)는 토모치료기로 치료가 가능하다.
③ (가)는 양성자치료기, (나)는 선형가속기로 치료가 가능하다.
④ (가)는 선형가속기, (나)는 사이버나이프로 치료가 가능하다
⑤ (가)는 감마나이프, (나)는 양성자치료기로 치료가 가능하다.

답가지 해설

정답 : ①

☞ (가)는 전신방사선조사(TBI), (나)는 전신피부전자빔치료(TSEI)임

- 전신방사선조사(TBI)는 X선을 이용하고, 전신피부전자빔치료(TSEI)는 전자빔을 조사하여 치료하는 것으로 2개 조사법 모두 전신에 방사선을 조사하는 방식임
- 전신방사선조사(TBI)는 대표적으로 선형가속기에서 진행하며, 토모치료기의 경우 치료테이블이 이동하면서 빔이 조사되는 방식으로 전신방사선조사(TBI)를 진행할 수 있음
- 반면 토모치료기는 전자빔이 없어서 전신피부전자빔치료(TSEI)를 진행할 수 없음
- 사이버나이프는 전신이 아닌 국소치료에 이용되므로 전신방사선조사를 진행할 수 없음
- 감마나이프의 경우 평균 약 1.25 MeV 감마선이 발생되고, 두부에 국한된 암을 치료하기 위해 사용하므로 전신조사를 진행할 수 없음

MEMO

토모치료기 방사선치료

문 제 60

문 제

다음 영상과 관련이 있는 방사선치료 장치는?

영 상

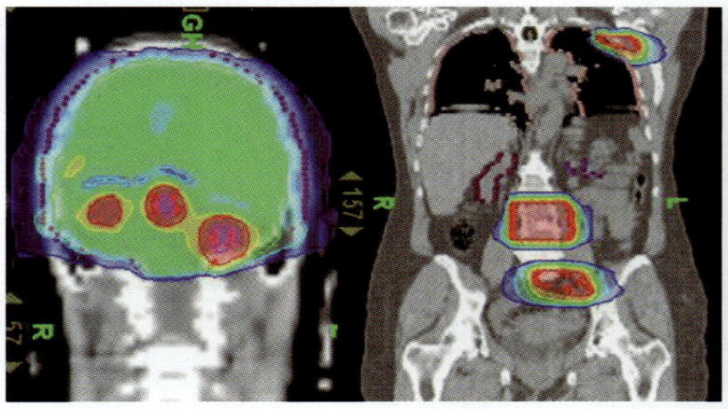

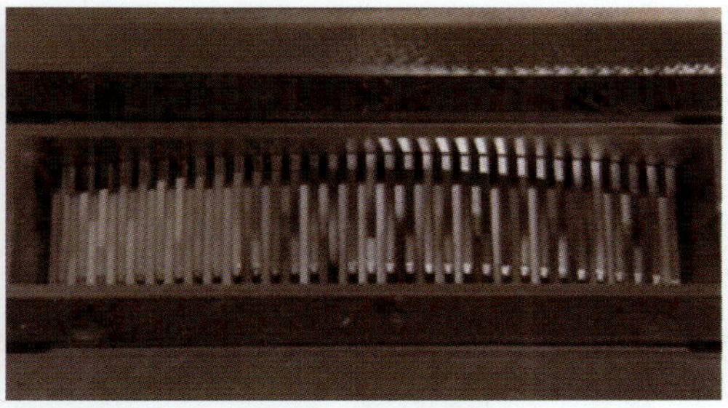

답가지

① 선형가속기
② 감마나이프
③ 토모치료기
④ 사이버나이프
⑤ 양성자치료기

답가지 해설

정답 : ③

- 위 영상은 토모치료에 해당되는 것으로 단층촬영장치의 형태와 유사하게 선형가속기를 회전하며 영상 획득 또는 치료가 가능한 형태로 강도변조방사선치료(IMRT)를 통해 국소에 국한된 종양뿐만 아니라 인체 여러 부위에 퍼져있는 종양을 테이블을 이동시키면서 종양을 단층으로 제거하여 한 번에 치료하기 위한 장치임
- Binary MLC는 64개로 구성되어 있어 빔이 조사되는 동안 열림과 닫힘을 반복하며 동적으로 움직이는데 토모치료기에 장착되어 있음
- 토모치료 빔 전달방식
  ① Tomo Direct Mode
  평면적인 조사 방식으로 겐트리가 회전하지 않고, 특정 각도에서 정지한 상태로 조사하는 방식임
  ② Tomo Helical Mode
  치료 테이블이 치료 중 일정한 속도로 이동하면서 동시에 겐트리가 연속 회전하면서 Beamlet을 변화시키며 조사하는 방식임

MEMO

토모치료기 방사선치료

문 제 61

문 제

다음 영상에서 각각 사용하는 방사선치료장치로 옳은 것은?

영 상

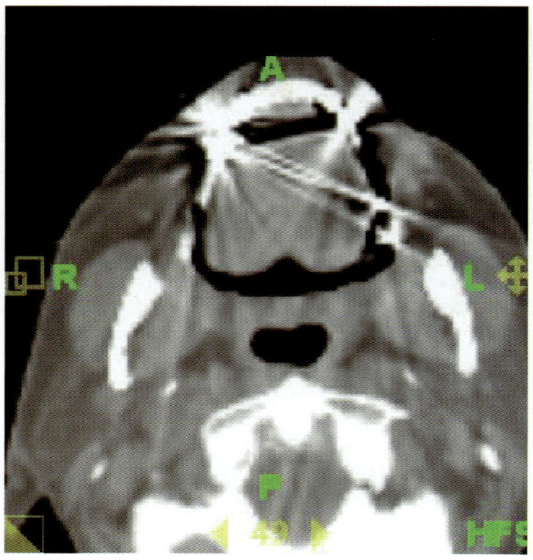

(가)

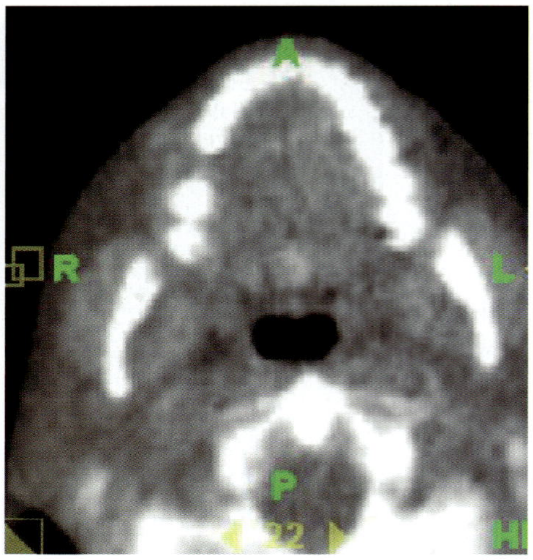

(나)

답가지

① (가) CT모의치료기, (나) 감마나이프
② (가) CT모의치료기, (나) 토모치료기
③ (가) 양성자치료기, (나) 토모치료기
④ (가) 사이버나이프, (나) 감마나이프
⑤ (가) 사이버나이프, (나) 양성자치료기

답가지 해설

정답 : ②

- (가)는 진단용전산화단층촬영장치(CT), (나)는 토모치료기에 대한 영상을 획득한 영상유도방사선치료 영상임
- 위의 이미지를 비교하면 왼쪽에 있는 CT 이미지는 오른쪽에 있는 MVCT 이미지보다 영상의 질이 우수한 것으로 보여짐
- High Density 재질에 의한 Artifact 현상이 보이면 KVCT 얻은 영상으로 분석하면 됨
- 반면에 오른쪽 이미지는 좌측 이미지에 비해 영상의 질은 낮지만 CT를 통해 얻은 영상인데도 불구하고 High Density 재질에 의한 Artifact 현상이 보이지 않으면 토모치료기에 장착된 MVCT 영상으로 분석할 수 있음

MEMO

근접치료

문 제 62

문 제

다음 영상에서 방사선치료 시 사용하는 방사성동위원소로 옳은 것은?

영 상

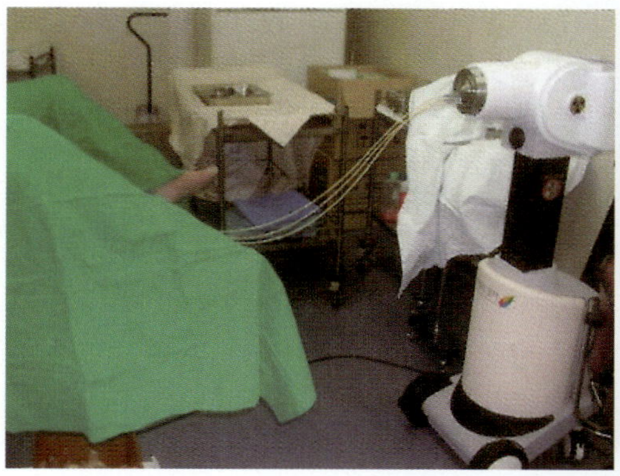

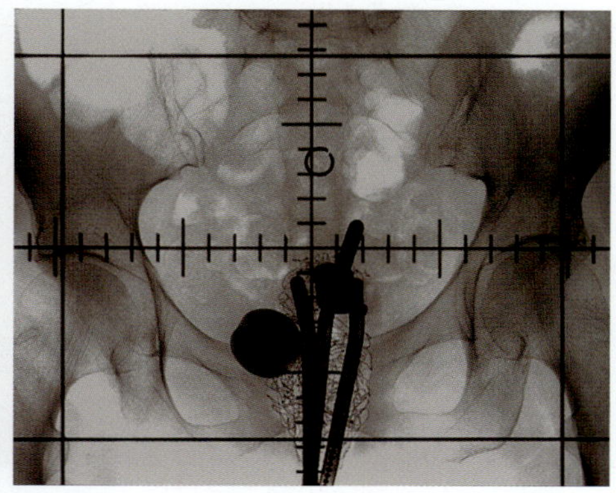

답가지

① Co - 60 ② I - 125 ③ Cs - 137
④ Ir - 192 ⑤ Ra - 228

답가지 해설

정답 : ④

- 방사선치료법에서 유일한 내부 조사법인 근접치료에서 강내조사 영상임
- 근접치료는 방사성동위원소 밀봉선원을 이용해 인체 안에 기구를 삽입하여 일반적인 방사선치료와 다르게 매우 근접한 거리인 수 mm~cm까지 방사선을 종양에 집중적으로 부여하여 치료하는 방법으로 밀봉소선원인 Ir-192를 가장 보편적으로 사용하고 있음
- 근접치료 장점
  ① 시술자에 대한 피폭이 없음
  ② 환자의 고통이 적음
  ③ 정확한 선량분포를 얻을 수 있음
  ④ 분할조사가 가능함
  ⑤ 마취 없이 통원 치료가 가능함
  ⑥ 선원을 철저하게 관리해야 함
- 근접치료법의 종류
  ① 강내조사 ② 관내조사 ③ 조직내조사 등이 대표적이며, 각각의 특성을 분류할 수 있어야 함
- 근접치료법의 종류에서 강내조사에 대표적인 암은 자궁경부암치료로 Tandem & Ovoid 사용과 A Point, B Point 기준 및 지표를 반드시 암기해야 함

MEMO

근접치료

문 제 63

문 제

다음 영상에 대한 설명으로 옳은 것은?

영 상

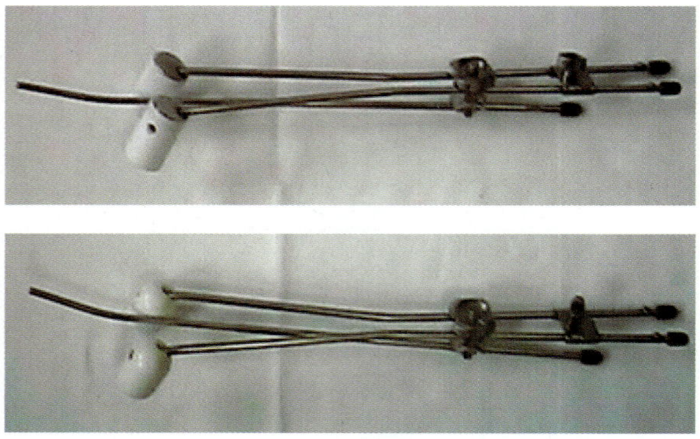

(가)

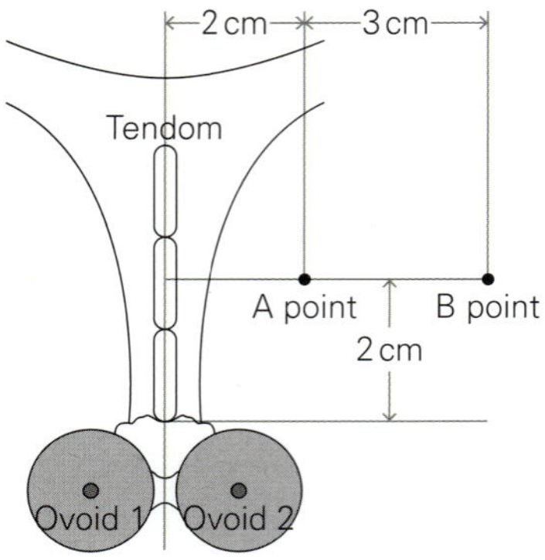

(나)

답가지

① (가) 영상에서 가운데 긴 것이 Ovoid이다.
② (가)는 자궁경부암 근접치료 시 사용하는 Tandem과 Ovoid 기구이다.
③ (나)에서 B Point 기준은 골반강 장축에서 위로 2 cm 좌, 우 측방 3 cm 지점이다.
④ (나)에서 A Point 기준은 직장 입구에서 장축을 따라 상방 2 cm, 좌, 우 측방 2 cm 지점이다.
⑤ A Point는 골반벽의 선량, 전이에 대한 선량지표로 활용하고, B Point는 원발병소의 치유선량과 직장 및 방광 장해선량 지표로 활용된다.

답가지 해설

정답 : ②

- (가)는 강내조사 시 자궁경부암 치료 시 사용하는 ① Tandem(1개), ② Ovoid(좌, 우 1쌍)으로 구성되어 있음

☞ 근접치료에서 반드시 기억해야 하는 사항

- A Point 기준 및 지표
  ① 자궁강 입구에서 장축을 따라서 상방 2 cm 높이에서 좌, 우 측방 2 cm 지점으로 정의함
  ② 원발병소의 치유선량 및 직장 및 방광 장해선량 지표
- B Point 기준 및 지표
  ① 골반강 장축(ML)을 따라서 상방(위로) 2 cm 높이에서 좌, 우 측방 5 cm 지점으로 정의함
  (A Point에서 측방 2 cm 또는 환자 중심에서 측방 5 cm도 동일한 정의)
  ② 골반벽의 선량과 전이에 대한 선량지표

- 근접치료계획을 진행할 때 Manchester법 적용함
  (균등한 선량을 얻기 위해 선원 배열은 불균등하게 하는 방식)

MEMO

근접치료

문 제 64

문 제	다음 영상에서 근접치료 종류로 옳은 것은?
영 상	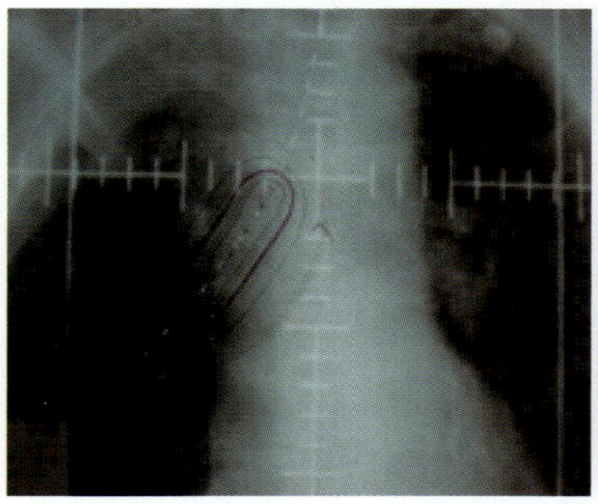 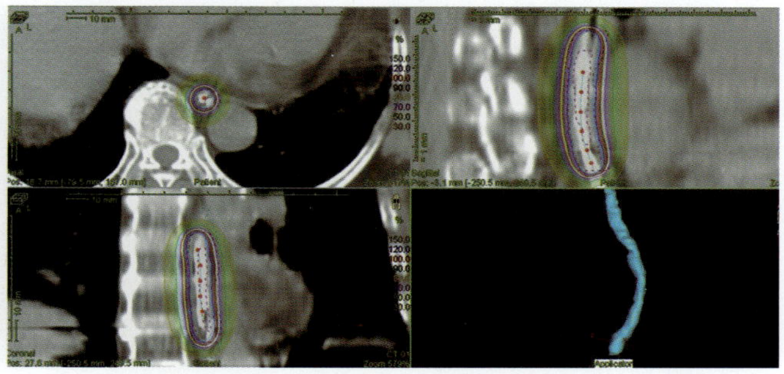
답가지	① 강내조사 ② 관내조사 ③ 표면조사 ④ 몰드치료 ⑤ 조직내조사

답가지 해설

정답 : ②

- 근접치료법의 종류에는 강내조사, 관내조사, 조직내조사 등이 대표적인데 강내조사는 자궁경부암 환자 또는 비강치료, 관내조사는 기관지 또는 식도, 조직내조사는 인체 조직 및 근육 등을 치료하는데 적용함
- 근접치료를 진행할 경우 정밀한 방사선치료계획을 위해 모의치료를 진행함
- 강내조사 및 관내조사법 이외 근접치료 종류

조사법 종류	영 상	특 징
Vaginal Cylinder	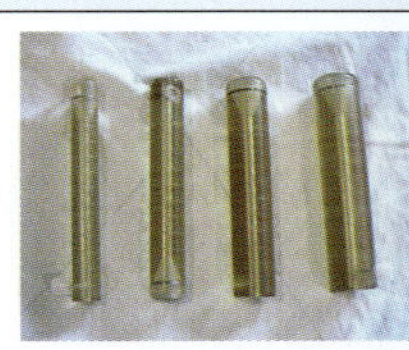 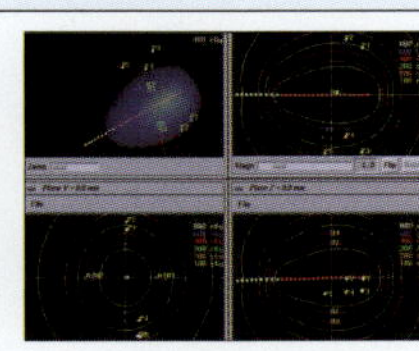	치료부위 : 질암 Vaginal Cylinder
표면 Mold	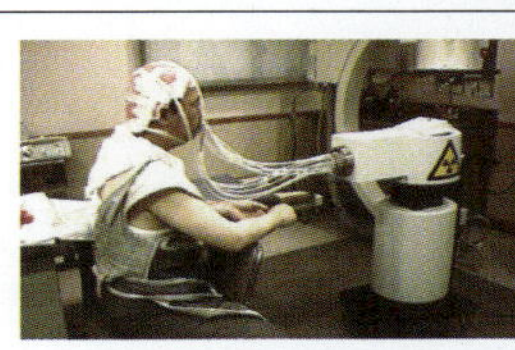 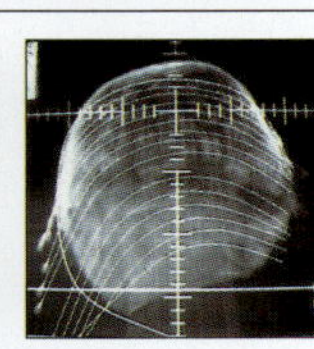	치료부위 : 인체 표면 종양
전립샘암 치료	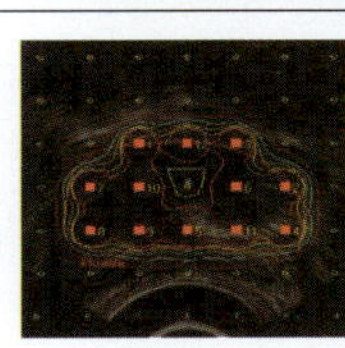 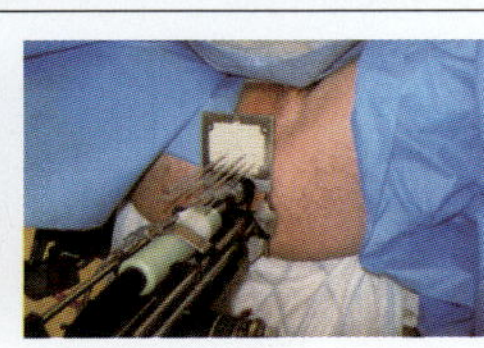	치료부위 : 전립샘암 ☞ I-125 사용

근접치료

문제 65

문 제

다음 영상에서 공통으로 사용하는 방사선치료법으로 옳은 것은?

영 상

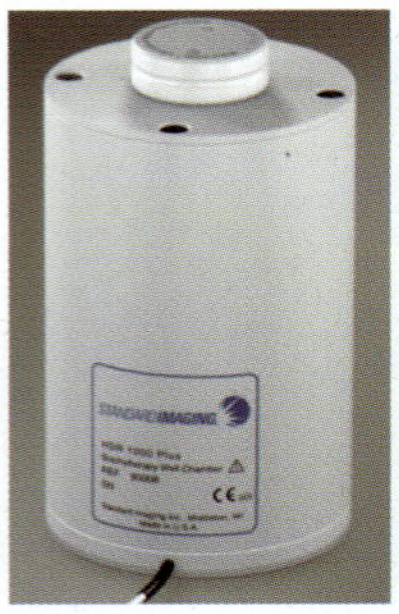

(가)

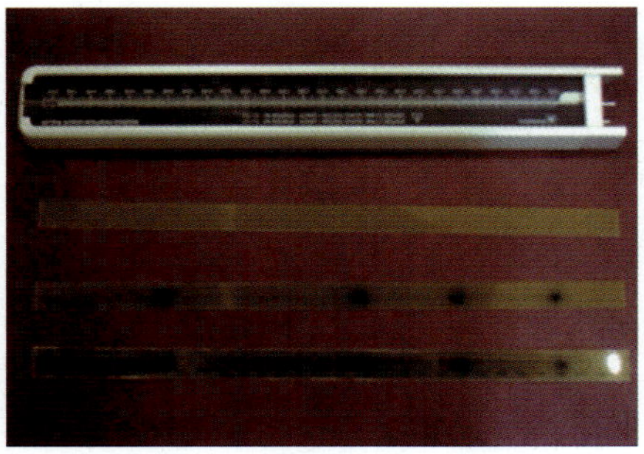

(나)

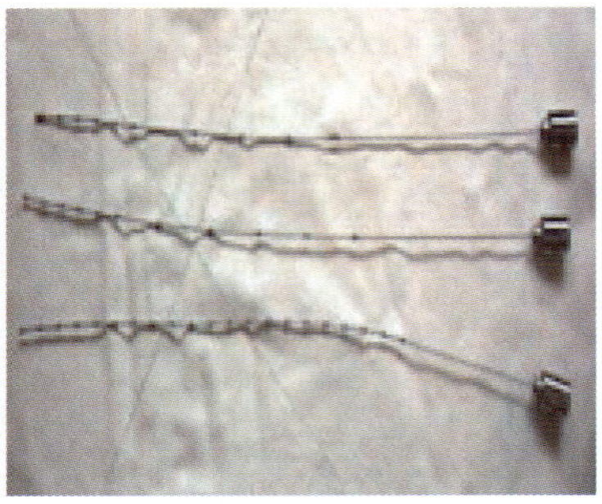

(다)

답가지

① 근접치료
② 상반신 맨틀조사
③ 영상유도방사선치료
④ 강도변조방사선치료
⑤ 정위적체부방사선치료

답가지 해설

정답 : ①

- (가)는 근접치료 시 선원의 강도를 체크하는 우물형 전리함
- (나)는 근접치료 시 선원의 정확도를 측정하기 위해 사용하는 선원 위치 체크 기구
- (다)는 치료 계획한 선량이 치료하고자 하는 부위에 정확하게 분포되는지 치료 전에 확인할 수 있는 근접 치료용 모의선원(Dummy Source)임

MEMO

근접치료

문 제 66

문 제

다음 영상 장치에 대한 설명으로 옳은 것은?

영 상

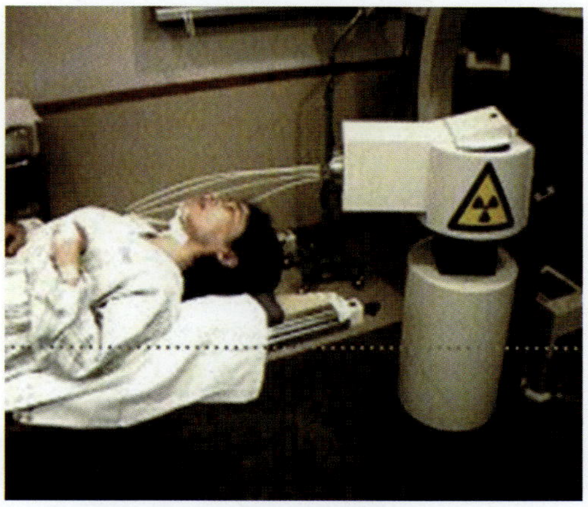

답가지

① 반감기가 5.3년으로 선원 교체를 자주하지 않는 것이 장점이다.
② 선원 보관 용기가 작고 가벼우며, 이동형으로 고장이 적다.
③ 선원의 위치를 한 번 고정하면 변동이 적어 치료계획이 용이하다.
④ 저선량률 방사능으로 인해 환자 분이 입원해야 하는 번거로움이 있다.
⑤ 최소 2일 이상 장시간 조사로 인해 별도의 치료실 공간이 필요한 것이 단점이다.

답가지 해설

정답 : ②

☞ 근접치료장치의 장·단점
① 작은 선원에서 고 방사능 발생함
② 치료시간이 짧아서 외래 치료가 가능함
③ Ir-192를 사용하여 Co-60보다 치료실의 차폐가 용이함
④ 선원 보관 용기가 작고 가벼움
⑤ 이동형으로 되어 있으며, 고장이 적음
⑥ Ir-192는 반감기가 짧아 자주 선원을 교체해야 하는 번거로움이 있음
⑦ 매회 치료 시 선원의 위치를 맞추어야 함
⑧ 근접치료 시 사용하는 기구들을 철저히 소독해야 함(인체 안에 기구를 삽입하므로)
⑨ 방사능에 의한 피폭을 없애기 위해 별도의 치료실이 필요함

MEMO

정도관리

문 제 67

문 제

다음 영상에서 점검 사항으로 옳은 것은?

영 상

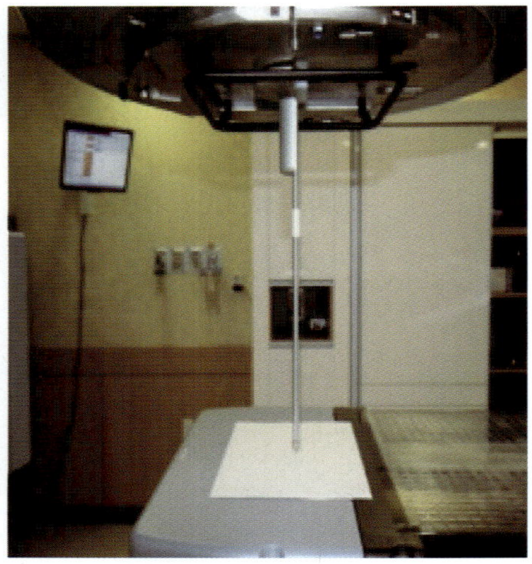

답가지

① 조사야 확인
② 대칭도 확인
③ 겐트리 회전축 확인
④ 콜리메이터 회전축 확인
⑤ 선원에서 회전중심점까지 거리 100 cm 확인

답가지 해설

정답 : ⑤

☞ 위 이미지에 대한 기구 명칭은 정면지시계(Frontal Pointer)임

- 정면지시계(Frontal Pointer)를 사용하는 목적
  선원에서 회전중심점까지 거리(SSD 100 cm) 확인 및 중심선속 확인이 목적임
- 정면지시계(Frontal Pointer)와 광학거리지시계(Optical Distance Indicator)
  디지털 눈금으로 SSD 확인을 진행하는 정도관리 항목임

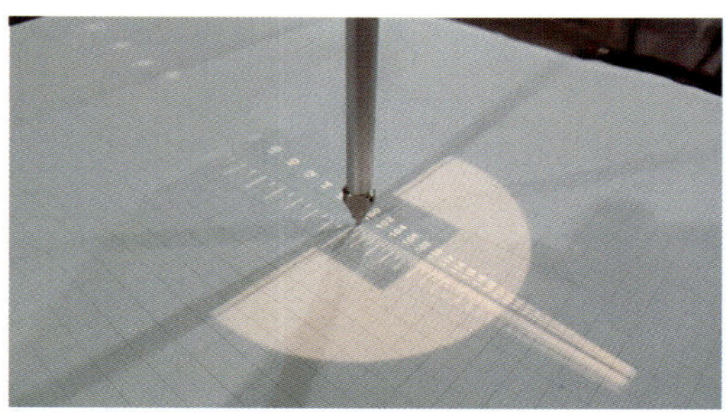

디지털 눈금을 통한 SSD 확인
광학거리지시계(ODI)

정도관리

문 제 68

문 제

다음 영상에 대한 설명으로 옳은 것은?

영 상

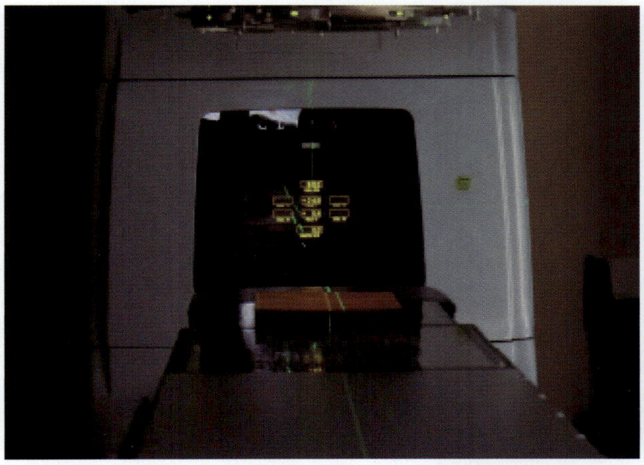

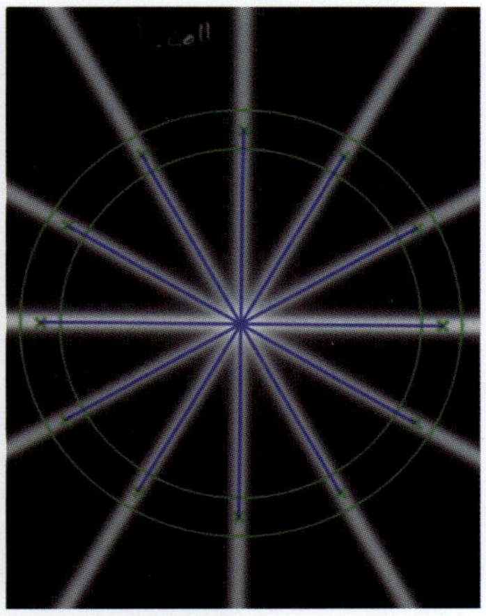

답가지

① 겐트리 회전축 확인
② 치료대 회전축 확인
③ 콜리메이터 회전축 확인
④ 콜리메이터 대칭도 확인
⑤ 선원에서 회전중심축 확인

답가지 해설

정답 : ③

• 일반적으로 회전중심축 검사를 진행하는 종류에는 3가지가 있으며 겐트리, 콜리메이터, 치료테이블 회전중심축 검사가 있음

☞ 겐트리, 콜리메이터, 치료테이블 회전중심축 검사 구분하는 방법

① 겐트리 회전축 검사
먼저 겐트리가 회전되어 있는지 확인하고 중심축 검사 필름을 보면 빔이 입사되는 지점과 출사되는 지점에 density가 다르면 겐트리 회전 중심축 검사이고, 또한 방사선 특성상 빔이 출사되는 지점이 조금 방사되는 모습으로 구분함

② 콜리메이터 회전축 검사
콜리메이터는 겐트리가 회전하지 않고 단순하게 콜리메이터가 회전한 중심축 오차를 검사하는 것이므로 위의 좌측 영상이 대표적이며, 이 영상이 없더라도 우측 영상을 보면 콜리메이터가 회전할 때 거리가 동일하므로 전체적인 농도가 같음
Tip. 필름이 테이블 바닥에 놓여있으면 콜리메이터 회전축, 필름이 세워져 있으면 겐트리 회전축 검사임

③ 치료테이블 회전중심축 검사
콜리메이터 회전중심축 검사와 유사하지만 구분할 수 있는 것은 치료테이블이 회전된 영상으로 확인 가능함. 필름을 통해 구분하는 것은 쉽지 않으므로 항상 테이블 회전 유, 무를 함께 제시할 것임. 치료테이블이 회전한 이미지가 없으면 콜리메이터 회전중심축 검사인지 체크하기 바람

정도관리

문 제 69

문 제 다음 영상에 대한 설명으로 옳은 것은?

영 상

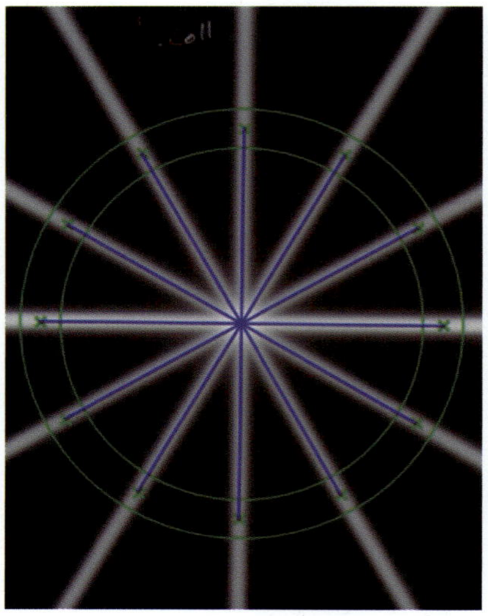

(가)

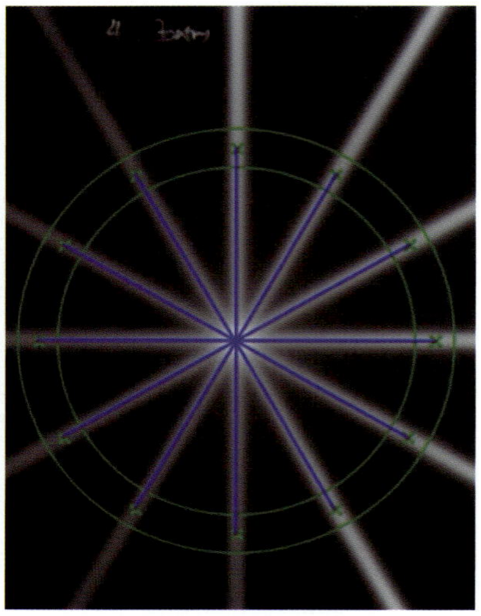

(나)

답가지

① (가) 겐트리 회전축 확인, (나) 치료대 회전축 확인
② (가) 치료대 회전축 확인, (나) 겐트리 회전축 확인
③ (가) 콜리메이터 회전축 확인, (나) 겐트리 회전축 확인
④ (가) 콜리메이터 대칭도 확인, (나) 치료대 회전축 확인
⑤ (가) 선원에서 회전중심축 확인, (나) 콜리메이터 대칭도 확인

답가지 해설

정답 : ③

☞ 겐트리, 콜리메이터, 치료테이블 회전중심축 검사 구분하는 방법

① 겐트리 회전축 검사
먼저 겐트리가 회전되어 있는지 확인하고 중심축 검사 필름을 보면 빔이 입사되는 지점과 출사되는 지점에 density가 다르면 겐트리 회전중심축 검사이고, 또한 방사선 특성상 빔이 출사되는 지점이 조금 방사되는 모습으로 구분할 수 있음

② 콜리메이터 회전축 검사
콜리메이터는 겐트리가 회전하지 않고 단순하게 콜리메이터가 회전한 중심축 오차를 검사하는 것이므로 위의 좌측 영상이 대표적이며, 이 영상이 없더라도 우측 영상을 보면 콜리메이터가 회전할 때 거리가 동일하므로 전체적인 농도가 같음
추가적으로 필름이 테이블 바닥에 놓여 있으면 콜리메이터 회전축, 필름이 세워져 있으면 겐트리 회전축 검사임

☞ 필름으로 얻은 영상을 보면 (가)는 전체적으로 농도가 동일하지만, (나)는 빔이 입사된 각도와 출사된 농도가 다른 것을 비교해서 알 수 있어 구분하기 용이함

정도관리

문 제 70

문 제

다음 영상에 대한 설명으로 옳은 것은?

영 상

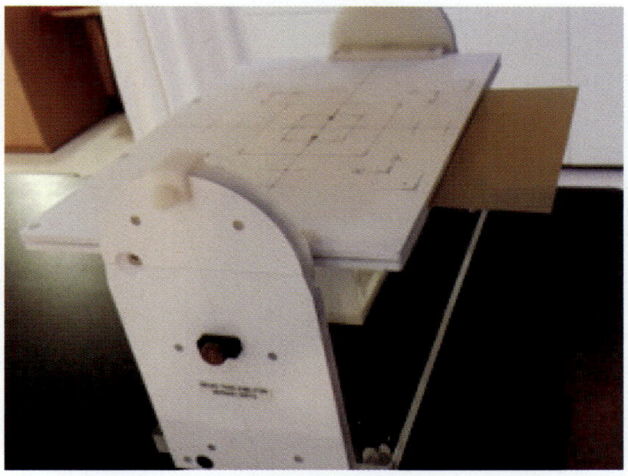

답가지

① 출력 정확도 체크 가능
② 레이저 일치도 확인 가능
③ 다엽콜리메이터 오차 체크
④ 선량률 오차 체크 가능
⑤ 쐐기필터 각도별 정확도 체크 가능

답가지 해설

정답 : ②

- 본 정도관리 장비는 임상에서 대표적으로 많이 사용하는 것으로 Iso-alignment 다목적 QA 장비
  ① 광조사면
  ② 방사선 조사면 크기 일치도
  ③ 광학거리지시계(SSD 확인)
  ④ 콜리메이터
  ⑤ 치료장비 중심축(isocenter)
  ⑥ 레이저 정렬 확인을 할 수 있음

MEMO

정도관리

문 제 71

문 제

다음 영상에 대한 설명으로 옳은 것은?

영 상

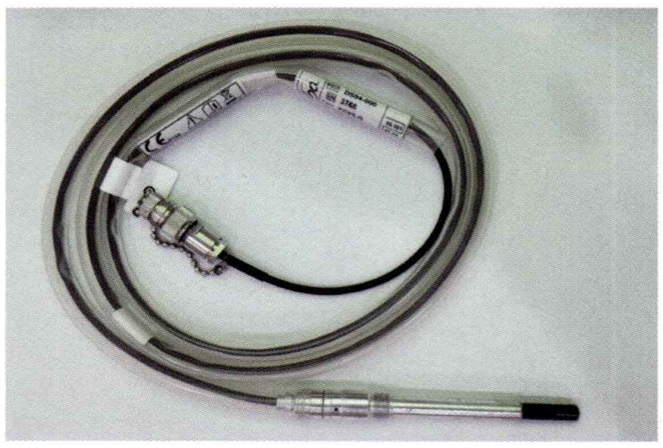

(가)

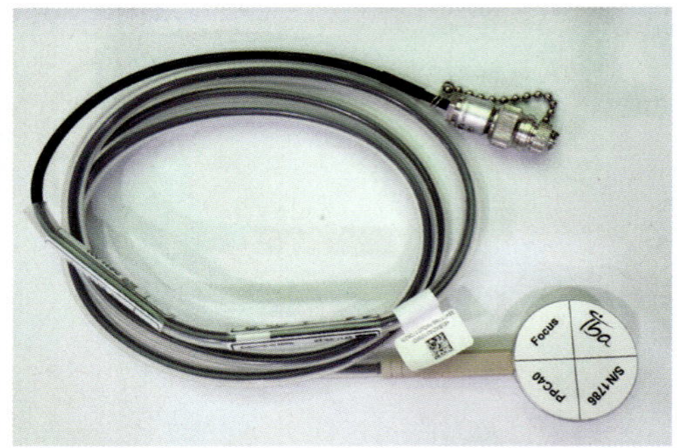

(나)

답가지

① (가) 실린더형 전리함, (나) 우물형 전리함
② (가) 근접치료 전용 전리함, (나) 전자빔 측정에 주로 사용
③ (가) 전자빔 측정에 주로 사용, (나) 광자선 측정에 주로 사용
④ (가) 광자선 측정에 주로 사용, (나) 전자빔 측정에 주로 사용
⑤ (가) 전자빔 표면선량 측정에 용이, (나) 강도변조방사선치료 QA에 주로 사용

답가지 해설

정답 : ④

- (가)는 실린더형 전리함으로 고에너지 광자선 또는 전자빔에서 표면선량이나 심부선량을 측정하는데 많이 사용함(주로 광자선에 대한 심부선량 측정 시 사용)
- (나)는 평행평판형 전리함으로 공동에 의한 2차 전자의 교란이 적어 10 MV 이하의 전자빔 또는 광자선에서 표면선량이나 심부선량을 측정하는데 많이 사용함
(주로 전자빔 선량 측정에 사용)
- 위 2개 전리함 모두 광자선 또는 전자빔 그리고 표면선량 및 심부선량 측정을 모두 할 수 있으나 각각의 특성으로 차별화하여 사용하고 있음
- 빌드업 캡 사용 이유 : 전자평형 유도를 위해 반드시 사용해야 함

MEMO

심부선량백분율

문 제 72

문 제

다음 영상에 대한 설명으로 옳은 것은?

영 상

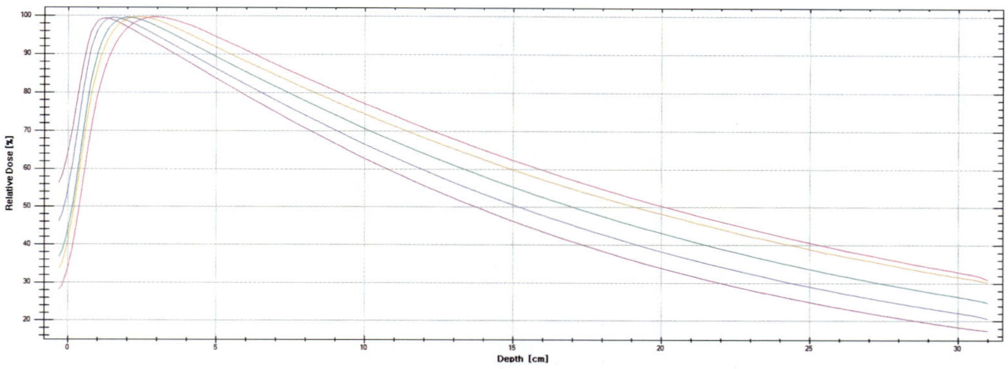

답가지

① 필터의 두께에 따른 심부선량백분율 증가요인을 보여주고 있다.
② X선에 대한 에너지 증가에 따른 심부선량백분율 증가요인을 보여주고 있다.
③ 전자빔에 대한 조사야 증가에 따른 심부선량백분율 증가요인을 보여주고 있다.
④ 표면에서 심부까지 거리(SSD) 증가에 따른 심부선량백분율 증가요인을 보여주고 있다.
⑤ 양성자선 치료 시 빔 전달방식인 SOBP방식에 대해 에너지별 깊이에 따른 증가요인을 보여주고 있다.

답가지 해설

정답 : ②

- 위 이미지는 X선 에너지 증가에 따른 심부선량백분율 특성을 보여주고 있음

☞ 심부선량백분율 증가 요인
① 에너지 증가 ② 거리(SSD) 증가 ③ 조사야 증가 ④ 필터가 두껍고 원자번호가 증가

- 먼저 kV에너지와 MV에너지를 구분할 수 있고 X선 인지 전자빔인지를 먼저 알고 있어야 심부선량백분율 증가요인을 알 수 있음
- 먼저 kV에너지 또는 MV에너지에 대한 구분하는 방법
  ① 가장 먼저 분석해야 하는 것은 최대선량 지점이 어디에 있는지 파악해야 함
  ② 최대선량(D_{max})은 400 kV 이하일 경우 표면선량이 최대선량(D_{max}) 지점으로 동일하지만, 400 kV 이상일 경우 어느 특정 깊이에서 심부선량이 최대선량(D_{max})이 된 이후에 감소하는 특성
  ③ 위 이미지는 최대선량(D_{max}) 지점이 어느 특정 깊이에서 심부선량이 최대선량(D_{max})이 된 이후에 감소하는 모습을 볼 수 있어 MV에너지인 것을 알 수 있음
- 둘째 X선 또는 전자빔 구분하는 방법은 각각의 특성을 구분하는 방법

☞ X선은 인체 깊숙이까지 투과하고 전자빔은 비정이 짧아 심부까지 도달하지 못 함

MEMO

심부선량백분율

문 제 73

문 제

다음 영상에서 심부선량백분율(PDD)에 대한 증가요인 중 어느 것에 해당되는가?

영 상

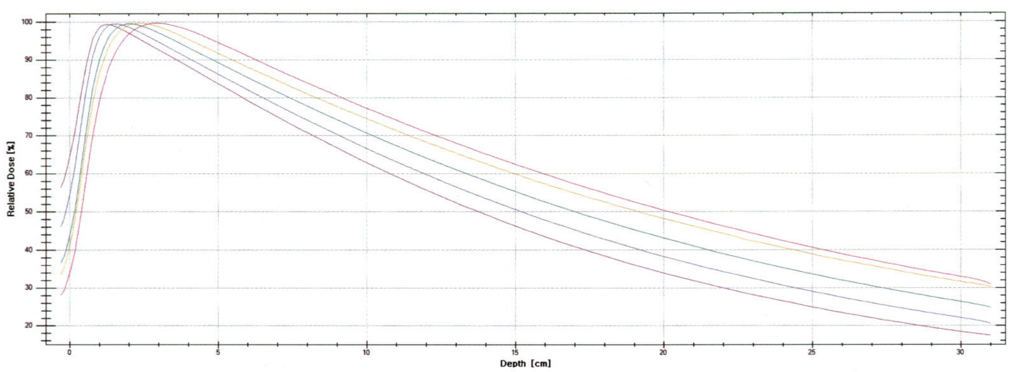

답가지

① 거리　② 조사야　③ 에너지
④ 선량률　⑤ 입사각도

답가지 해설

정답 : ③

☞ 심부선량백분율 증가 요인
　① 에너지 증가　② 거리(SSD) 증가　③ 조사야 증가　④ 필터가 두껍고 원자번호가 증가

- 위 그래프는 고에너지 X선인지 알 수 있을 것으로 판단됨(72번 답가지 해설 참조)
  ① 심부선량백분율 증가 요인에서 찾아야 하는데 여기 그래프에서 최대선량(D_{max}) 지점이 동일한 것을 알 수 있음
  ② 3개의 그래프가 최대선량(D_{max}) 지점이 깊이가 증가할수록 다른 것을 확인할 수 있음
  ③ 예를 들어 4 MV X선의 최대선량(D_{max}) 지점은 1 cm이고 10 MV X선의 최대선량(D_{max}) 지점은 2.5 cm임
  ④ 위 3개 그래프의 D_{max} 지점이 다른 것을 알 수 있음
  이 의미는 에너지가 다른 것을 알 수 있음
  ⑤ 최종적으로 에너지가 클수록 심부선량백분율(PDD)은 증가하는 것을 나타내고 있음

MEMO

심부선량백분율

문 제 74

문 제

다음 영상에서 심부선량백분율(PDD)에 대한 증가요인 중 옳은 것은?

영 상

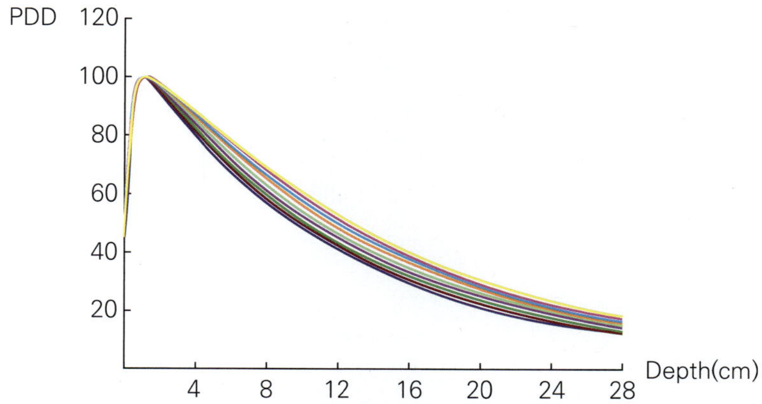

답가지

① 거리가 클수록 증가
② 조사야가 클수록 증가
③ 에너지가 클수록 증가
④ 필터가 두꺼울수록 증가
⑤ 차폐체가 두꺼울수록 증가

답가지 해설

정답 : ②

☞ 심부선량백분율 증가 요인

① 에너지 증가 ② 거리(SSD) 증가 ③ 조사야 증가 ④ 필터가 두껍고 원자번호가 증가

• 위 이미지는 고에너지 X선에 대한 심부선량백분율임(72, 73번 답가지 해설 참조)

① 심부선량백분율 증가 요인에서 찾아야 하는데 여기 그래프를 보면 최대선량(D_{max}) 지점이 동일한 것을 알 수 있음

② 3개 그래프가 최대선량(D_{max}) 지점이 동일한 것을 확인할 수 있음
이 의미는 에너지가 동일하다는 것을 알 수 있음

③ 그런데 깊이가 깊어짐에 따라 심부선량백분율(PDD)이 차이가 난다는 것은 조사야가 클수록 증가할수록 심부선량백분율(PDD)이 증가하는 것으로 분석할 수 있음

④ 심부선량백분율 증가요인 중에서 에너지와 조사야를 구분할 경우 최대선량(D_{max}) 지점이 동일한지 아니면 각각 다른지 체크해야 함

구 분	좌우인자	PDD
방사선 에너지(선질)	증가할수록	증가
선원-체표간거리(SSD)	클수록	증가
조사야 크기	클수록	증가
조사야 형태	부정형일수록	감소
피사체 깊이	깊을수록	감소
필터 두께	증가할수록	증가
필터 원자번호	높을수록	증가

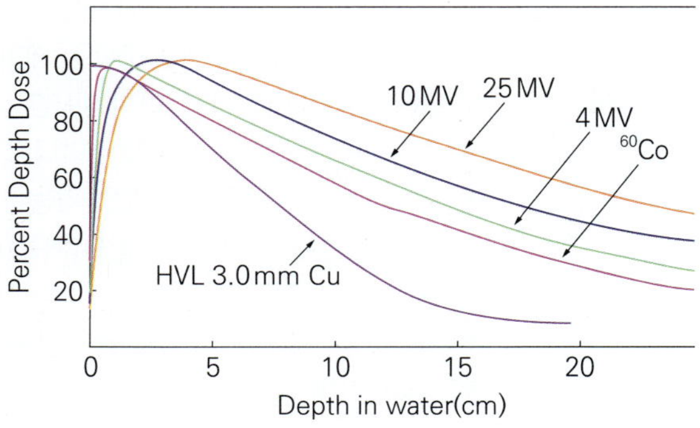

심부선량백분율

문 제 75

문 제

다음 영상에서 심부선량백분율(PDD)에 대한 증가요인 중 옳은 것은?

영 상

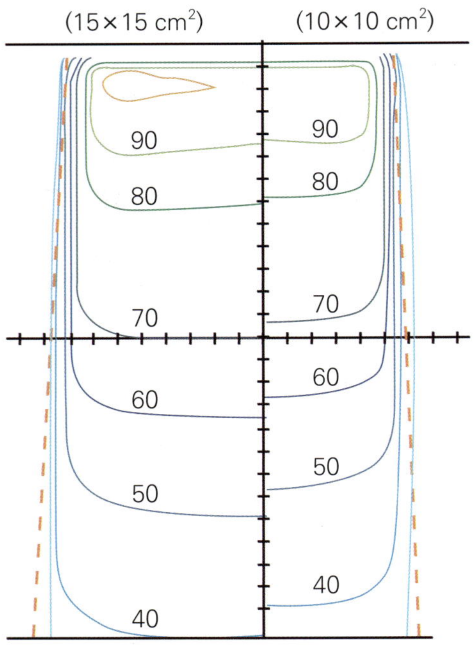

답가지

① 거리가 클수록 증가
② 조사야가 클수록 증가
③ 에너지가 클수록 증가
④ 필터가 두꺼울수록 증가
⑤ 차폐체가 두꺼울수록 증가

답가지 해설

정답 : ②

☞ 심부선량백분율 증가 요인
① 에너지 증가 ② 거리(SSD) 증가 ③ 조사야 증가 ④ 필터가 두껍고 원자번호가 증가

- 위 이미지는 X선에 대한 등선량곡선으로 동일한 선량을 연결한 곡선을 의미함

① 학습자들이 심부선량백분율(PDD) 변화요인에 대한 내용이 나온 후 등선량곡선이 보이면 가장 먼저 좌, 우 대칭 또는 비대칭인지 확인해야 함
② 위 등선량곡선은 좌우가 대칭이 아니라 비대칭으로 왼쪽에 등선량곡선이 조사야가 크고, 오른쪽 등선량곡선이 조사야가 작은 것이 확인 가능함
③ 위 등선량곡선은 심부선량백분율(PDD) 변화 요인 중에 조사야 증가하면 심부선량백분율(PDD)도 증가한다는 것을 보여주고 있음
④ 조사야가 넓은 쪽이 심부쪽으로 등선량곡선이 높기 때문에 심부선량백분율(PDD) 증가요인을 먼저 기억하고 분석하면 됨

심부선량백분율

문 제 76

문 제

다음 영상에서 심부선량 백분율(PDD)에 대한 증가요인 중 옳은 것은?

영 상

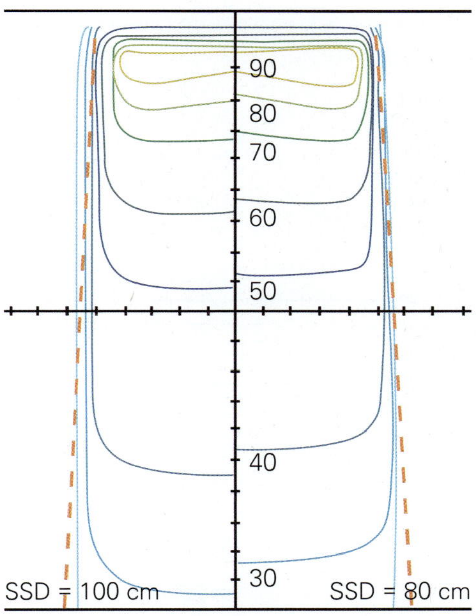

답가지

① 거리가 클수록 증가
② 조사야가 클수록 증가
③ 에너지가 클수록 증가
④ 필터가 두꺼울수록 증가
⑤ 차폐체가 두꺼울수록 증가

답가지 해설

정답 : ①

☞ 심부선량백분율 증가 요인
① 에너지 증가 ② 거리(SSD) 증가 ③ 조사야 증가 ④ 필터가 두껍고 원자번호가 증가

• 위 이미지는 X선에 대한 등선량곡선으로 동일한 선량을 연결한 곡선을 의미함

① 심부선량백분율(PDD) 변화요인에 내용이 나온 후 등선량곡선이 보이면 가장 먼저 좌, 우가 대칭인지 또는 비대칭인지 확인해야 함
② 위에 보이는 등선량곡선은 조사야가 좌, 우 동일함
③ 심부선량백분율(PDD) 변화요인 중에 거리(SSD)가 증가하면 심부선량백분율(PDD)도 증가한다는 것을 보여주고 있음
④ 좌측 등선량곡선이 우측보다 심부쪽으로 갈수록 등선량곡선 분포가 높은 것을 알 수 있음
⑤ 여기서 혼동할 수 있는 부분은 심부선량과 심부선량백분율은 다르다는 것임
⑥ 심부선량백분율(PDD)는 MU 계산시 SSD법 적용할 때 사용한다는 것도 명심하기 바람

전자빔 특성 및 에너지 계산

문 제 77

문 제

다음 영상 화살표는 등선량곡선 90%가 5 cm를 나타내고 있다. 에너지 크기로 옳은 것은?

영 상

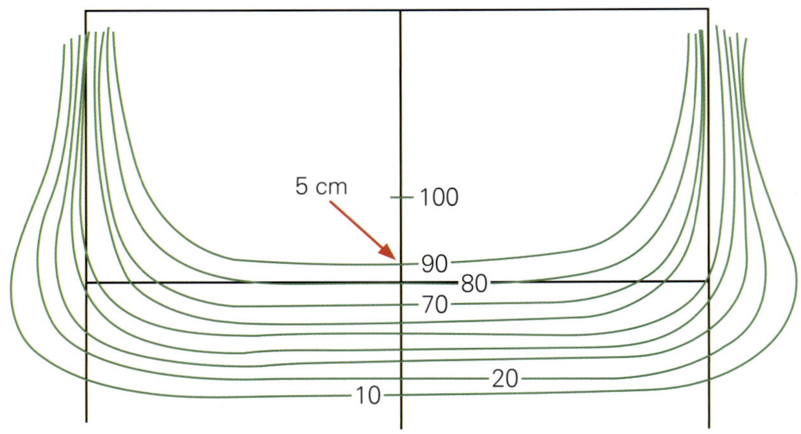

답가지

① 6 MeV ② 9 MeV ③ 12 MeV
④ 16 MeV ⑤ 20 MeV

답가지 해설

정답 : ⑤

☞ 위의 등선량곡선은 전자빔에 대한 선량분포를 보여주고 있음

- 고에너지 전자빔 특성
  - ① 유효 깊이 선택이 쉽고 빔 정형이 쉬움
  - ② 인체 내에서 급격한 선량 감소 발생함
  - ③ 용적 선량이 낮음
  - ④ 투과력이 작아서 방사선 방어가 용이함
  - ⑤ 에너지의 선택 범위가 넓음
  - ⑥ 체강관 조사가 가능함
  - ⑦ 치료 확인 촬영을 할 수 없음
  - ⑧ 산란으로 분포가 확산되어 피부선량 증가함
- 전자빔 에너지 구하는 공식
  - ☞ 80%일 경우 : 깊이(cm) × 3 = MeV
  - ☞ 90%일 경우 : 깊이(cm) × 4 = MeV
  - (위 문제를 보면 90%가 5 cm에 위치하므로 깊이(cm) × 4 = 20 MeV

MEMO

전자빔 특성 및 에너지 계산

문 제 78

문 제

다음 영상 화살표는 등선량곡선 90%가 3 cm를 나타내고 있다. 에너지 크기로 옳은 것은?

영 상

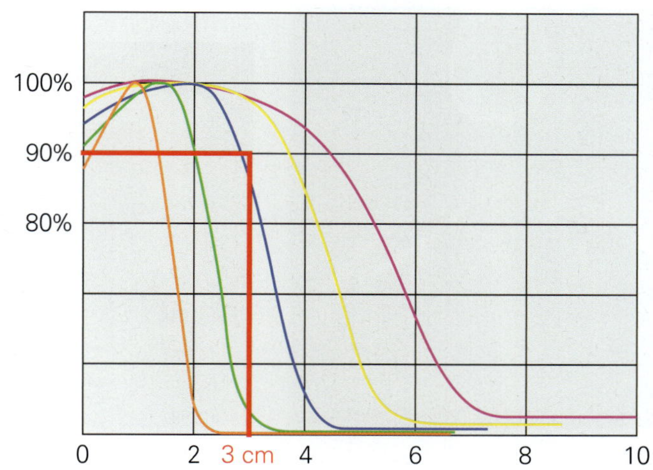

답가지

① 6 MeV ② 9 MeV ③ 12 MeV
④ 16 MeV ⑤ 20 MeV

답가지 해설

정답 : ③

☞ 위에 그래프는 전자빔에 대한 심부선량백분율(PDD)곡선임

① 앞에 문제를 통해 이미 알고 있겠지만 전자빔 에너지를 구하는 방법은 위의 문제와 같이 이해할 수 있음

② 선량분포를 보면 전자빔인지 알 수 있음
피부, 즉 0 cm에서 최대선량 지점이 아니라 특정 지점에서 선량분포가 최대가 된 이후에 급격한 선량 감소가 발생하는 특성이 대표적인 전자빔 특성이라고 볼 수 있음

③ 전자빔 에너지 구하는 공식
☞ 80%일 경우 : 깊이(cm) × 3 = MeV
☞ 90%일 경우 : 깊이(cm) × 4 = MeV

④ 위 문제를 보면 90%가 3 cm에 위치하므로 깊이(cm) × 4 = 12 MeV

MEMO

상반신 맨틀 조사법

문 제 79

문 제

다음 영상에 대한 방사선치료법으로 옳은 것은?

영 상

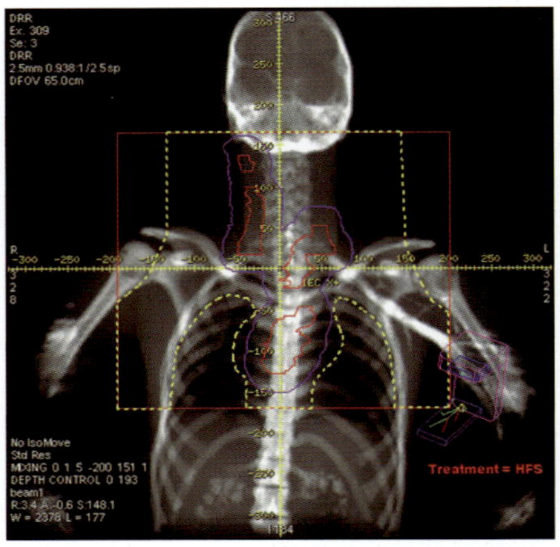

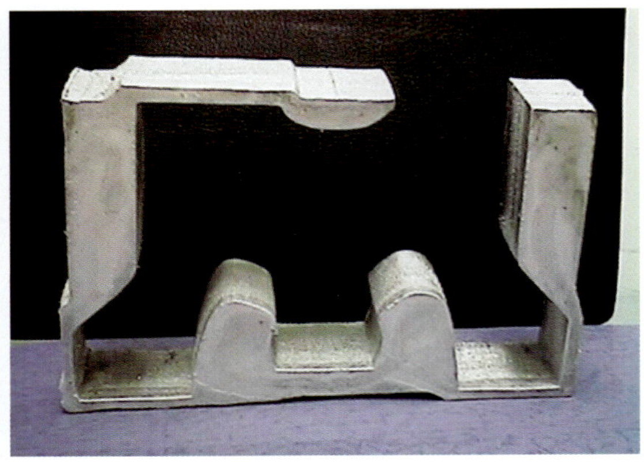

답가지

① 접선조사
② 상반신맨틀조사
③ 정위적방사선수술
④ Hollow out technique
⑤ Multiple microbeam technique

답가지 해설

정답 : ②

- Hodgkin's disease, lymphosarcoma 등의 림프절을 치료하는 상반신 치료조사야를 맨틀 조사야(mantle field)라고 함
- 차폐부위는 허파, 어깨관절, 후두 등이며 조사야가 큰 것이 특징이고 큰 조사야를 위해서 치료거리를 증가시키기도 함
- 맨틀조사법은 대표적인 대향 2문조사 방식임
- 하반신 치료조사야는 역 Y자 조사야라고 한다. 모양에 따라 dog leg field 또는 hocky stick field라 부름
- 직경 10mm 미만의 가느다란 빔을 다문조사를 이용하여 뇌조직에 조사하는 multiple microbeam technique이라고 함
- 조사야 일부에 차폐하려는 정상조직의 모양에 맞는 금속 흡수체를 설치하여 선량을 줄이며, 특히 감수성이 큰 장기에 응용하는 hollow out technique 이라고 함
- 접선조사는 대표적인 유방암 환자 방사선치료 시 적용함

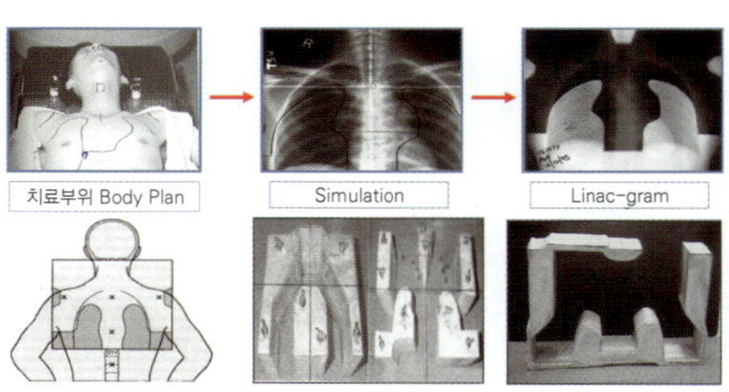

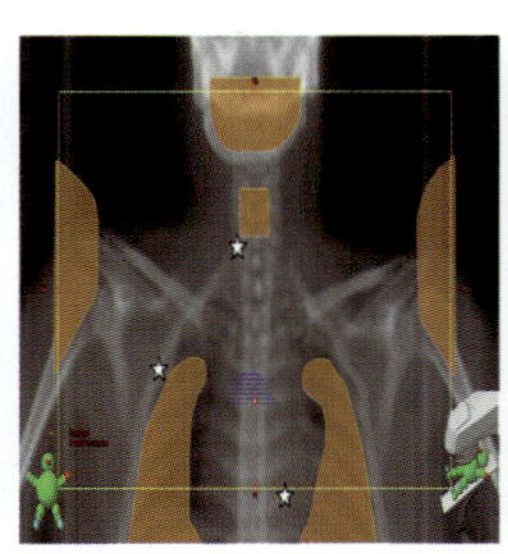

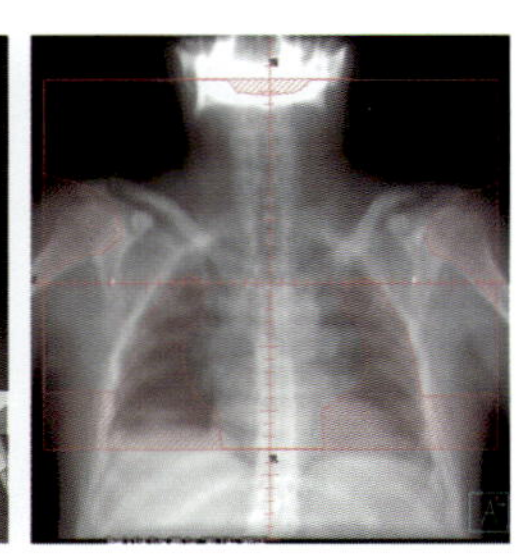

방사선치료용적

문 제 80

문 제

다음 영상은 치료용적에 대한 설명으로 옳은 것은?

영 상

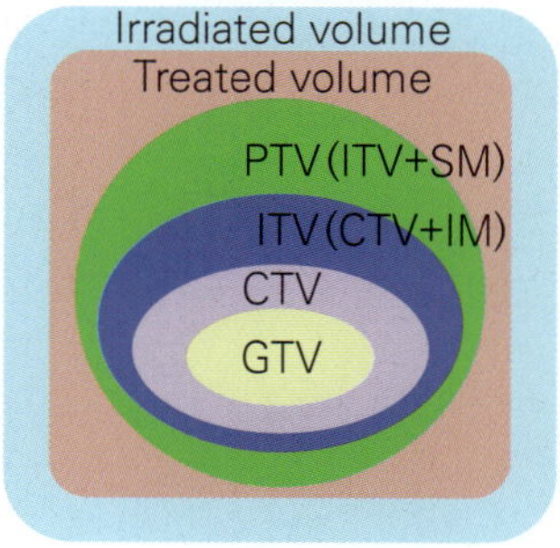

답가지

① 임상적 용적(CTV)은 육안적으로 보이는 암의 mass이며, T.N.M 분류 기준이다.
② 치료용적(TV)은 정상조직의 내용 선량까지 조사할 수 있는 용적으로 등선량곡선 20% 곡선으로 나타낸다.
③ 조사용적(IV)은 근치조사와 고식적 조사에 필요한 치료 선량이 조사되는 것으로 등선량곡선 95%를 포함하는 용적이다.
④ 육안적 용적(GTV)은 잠재적, 현미경적으로 관찰되는 종양세포 크기를 의미하며 고식 및 완치 조사의 치료 달성 위한 선량 조사로 분류한다.
⑤ 치료계획용적(PTV)은 기하학적 선량 계획, 환자 움직임, 호흡 등 치료 선량 계획으로 설정하고 ITV(내부치료용적)+SM(셋업오차)를 포함한 용적이다.

답가지 해설

정답 : ⑤

① 육안적 용적(Gross Tumor Volume; GTV) : 암세포가 활발하게 성장하는 공간에 해당하는 부위로 촉진이나 시진, 획득된 영상에 관찰되는 부분으로 원발병소와 전이된 림프절로 구성됨
② 임상적 용적(Clinical Target Volume; CTV) : GTV 주위세포와 현미경으로 종양세포의 농도가 낮은 부위로 근치목적조사와 완화적조사의 치료목적 달성을 위해 조사되는 용적임
③ 치료계획용적(Planning Target Volume; PTV) : 기하학적 개념의 치료선량계획용적을 뜻하며 호흡이나 장기의 움직임에 따른 종양용적의 변화와 환자의 치료자세 설정(Set up) 시 오차를 포함
④ 내부표적용적(Internal Target Volume; ITV) :
  (1) 치료계획용적 중 호흡이나 장기의 움직임에 따라 종양의 변화정도를 포함하는 체적 CTV+전이 margin으로 구성함
  (2) 외부표적용적(External Target Volume; ETV, Set up Margin(SM))은 치료계획용적 중 환자 위치잡이 오차(Set-up)를 포함하는 용적
⑤ 치료용적(Treated Volume; TV) : 치료목적을 달성하기 위해 95% 등선량곡선을 포함한 용적으로 치유목적조사와 완화적조사에 필요한 치료선량을 조사하는 용적
⑥ 조사용적(Irradiated Volume; IV) : 처방된 등선량분포 표면에 둘러싸인 범위를 뜻하며, 정상조직의 내용선량을 고려한 20% 등선량곡선을 포함한 용적

방사선치료 기준법

문 제 81

문 제

다음 영상에 대한 설명으로 옳은 것은?

영 상

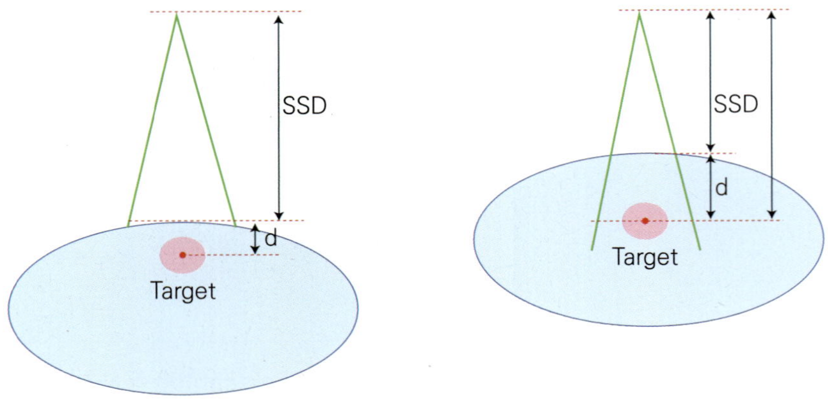

(가) (나)

답가지

① (가)는 SSD 기준법으로 선량계산을 위해 심부선량백분율(PDD)를 적용한다.
② (가)는 SSD 기준법을 적용하는 것으로 대표적인 치료방식이 유방암 접선조사 방식이다.
③ (나)는 SAD 기준법으로 전자빔을 이용하여 치료를 진행할 경우 적용되는 치료기준법이다.
④ (나)는 SAD 기준법으로 선량계산을 위해 조직최대선량비(TMR) 또는 Cone Factor을 적용 계산한다.
⑤ (가)는 SSD 기준법으로 전자빔치료에만 적용할 수 있으며, (나)는 SAD 기준법으로 X선 및 전자빔 치료에 모두 적용할 수 있는 것이 장점이다.

답가지 해설

정답 : ①

☞ SSD법과 SAD법

1) SSD법(선원 - 피부간 거리를 100 cm)
  ① 선원과 피부 표면과의 거리를 일정
  ② 심부선량백분율(PDD)에 의한 선량 계산
  ③ 주로 고정 조사에 이용하고 1문 조사
  ④ SSD ^{60}Co : 80 cm, LINAC : 100 cm
  ⑤ 전자빔은 항상 SSD법을 적용하므로 1문 조사만 가능함
  (전자빔 치료 시 항상 전자빔 콘사용. 단, 전신피부전자빔치료만 제외)

2) SAD법(선원 - 회전 중심간 거리를 100 cm)
  ① 선원 중심으로부터 피사체의 회전 중심까지 거리를 일정하게 하여 치료
  ② TPR(조직팬톰선량비), TMR(조직최대선량비)에 의해 조사선량 계산
  ③ 조사면은 피사체의 중심축의 조사면
  ④ 운동 조사 및 고정 조사에 이용
  ⑤ X선은 SSD법과 SAD법이 모두 가능하고, 1문조사부터 모든 조사가 가능함

강도변조방사선치료

문 제 82

문 제

다음 영상에 대한 설명으로 옳은 것은?

영 상

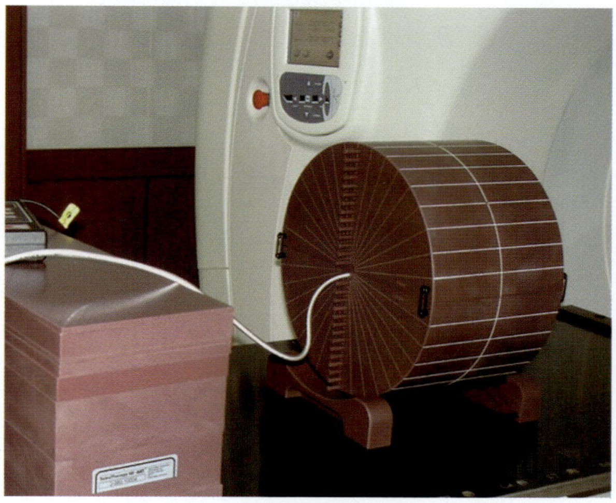

답가지

① 조직등가물질을 사용한 인체모형 QA 팬톰이다.
② 전신방사선조사(TBI)치료 시 입사량 측정용 QA 팬톰이다.
③ 영상유도방사선치료(IGRT)치료 시 이미지 선량 측정용 QA 팬톰이다.
④ 정위적체부방사선치료(SBRT)치료 시 표면선량 및 심부선량 측정용 QA 팬톰이다.
⑤ 토모방사선치료(Tomotherapy)치료 시 종양 및 인접 정상조직 선량평가 QA 팬톰이다.

답가지 해설

정답 : ⑤

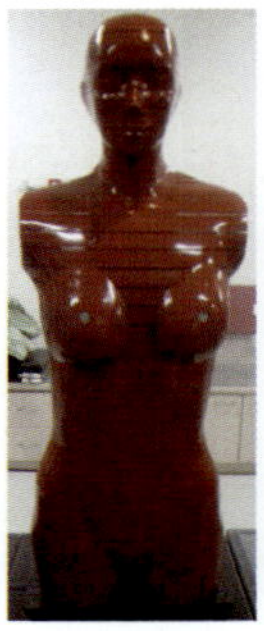

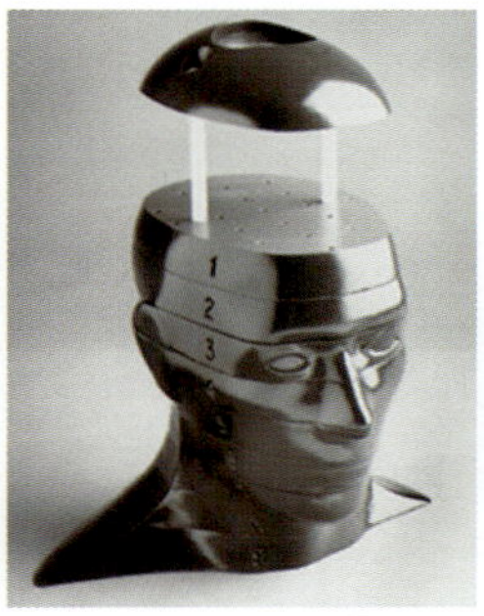

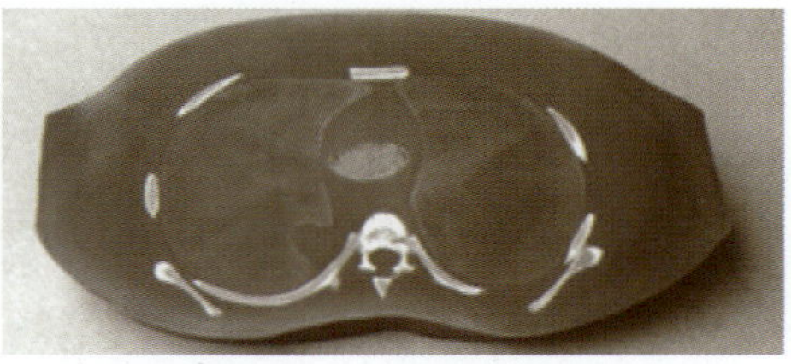

- 인체 조직으로 구성된 연부 조직, 뼈, 폐, 공기, 공동 등을 구현하여 일정 두께의 층을 쌓아 인체의 형태 및 장기 구성이 유사하게 제작된 팬텀(Anthropomorphic phantom, Anderson Rando Phantom)으로 그 내부에 측정기를 삽입할 수 있도록 고안되어 있음
- 위 영상은 토모방사선치료(Tomotherapy)를 시행하기 위한 Cheese QA 팬톰임
  토모치료를 위한 방사선치료계획이 완료된 이후에 장비에서 선량 측정을 진행하여 인체 내에 정확한 선량이 부여되는지 확인하는 것임

반음영

문 제 83

문 제

다음 영상에서 치료깊이에서의 기하학적 반음영(Geometric Penumbra)이 몇 cm인가?

영 상

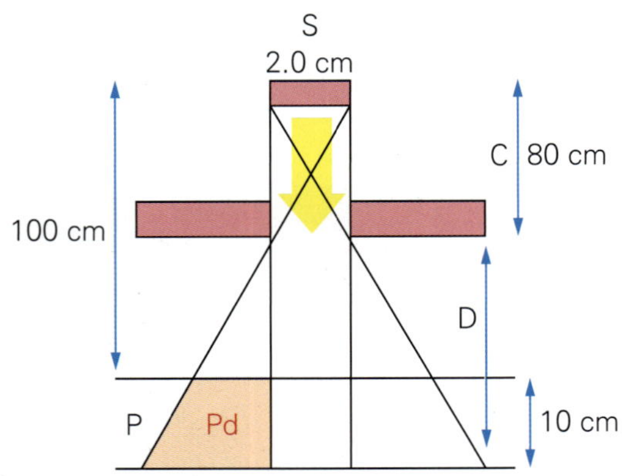

답가지

① 0.50 cm　② 0.75 cm　③ 1.00 cm
④ 1.25 cm　⑤ 1.50 cm

답가지 해설

정답 : ②

☞ 기하학적 반음영을 구하는 공식은 아래와 같음

- Pd = source size × (SSD + depth − SDD) / SDD(source diaphragm distance)
- 간단히 구할 수 있는 비례식으로 설명
  ① P : D = S : C
  ② P : 30 = 2 : 80
  ③ 80P = 60
  ④ P = 60/80
  ⑤ P = 0.75 cm

☞ 물론 공식 및 기하학적 반음영이 증가하는 이유도 기억하기 바람

- 기하학적 반음영 증가요인
  ① 선원이 클수록
  ② SSD가 클수록 증가함
  (단, SDD가 클수록 기하학적 반음영은 감소함)

MEMO

전신방사선조사

문 제 84

문 제

다음 영상 빨간색 화살표가 표시한 보조기구를 공통으로 사용하는 방사선치료법으로 옳은 것은?

영 상

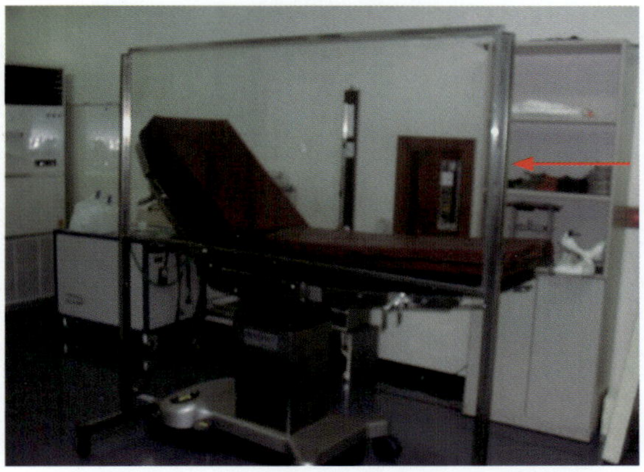

답가지

① 전신방사선조사(TBI), 전신피부전자빔치료(TSEI)
② 영상유도방사선치료(IGRT), 강도변조방사선치료(IMRT)
③ 강도변조방사선치료(IMRT), 호흡동조방사선치료(RGRT)
④ 호흡동조방사선치료(RGRT), 실시간종양추적방사선치료(RTRT)
⑤ 용적변조회전방사선치료(VMAT), 양성자강도변조방사선치료(IMPT)

답가지 해설

정답 : ①

☞ 위에 영상은 Beam Spoiler

• Beam Spoiler는 피부선량을 증가시키기 위해 사용함
전신방사선조사(TBI), 전신피부전자빔치료(TSEI) 모두 사용함
• 영상유도방사선치료는 치료 전 환자 셋업을 비교하기 위한 것으로 OBI, MVCT 등이 있음
• 강도변조방사선치료는 종양에 선량 최적화 및 인접 장기에 대한 선량을 최소화하기 위해 빔이 조사되는 강도를 종양의 위치 및 모양에 따라 변화시키는 방식임
• 4차원방사선치료 종류(치료부위 : 흉부 및 복부에 위치한 암)
① 특정 호흡, 즉 호흡이 가장 안정적인 구간에서 방사선이 조사되는 호흡동조방사선치료
② 종양의 움직임을 실시간으로 추적하여 방사선이 조사되는 실시간종양추적방사선치료
• 용적변조회전방사선치료(VMAT)는 겐트리가 회전 즉 운동조사를 진행하면서 강도변조방사선치료를 진행함(실시간으로 다엽콜리메이터 및 선량률 변화로 종양에 집중조사가 가능하고 치료시간을 단축시킬 수 있음)
• 양성자강도변조방사선치료(IMPT)는 양성자치료기로 강도변조를 통해 치료하는 방식

MEMO

근접치료

문 제 85

문 제

다음 영상에 대한 설명으로 옳은 것은?

영 상

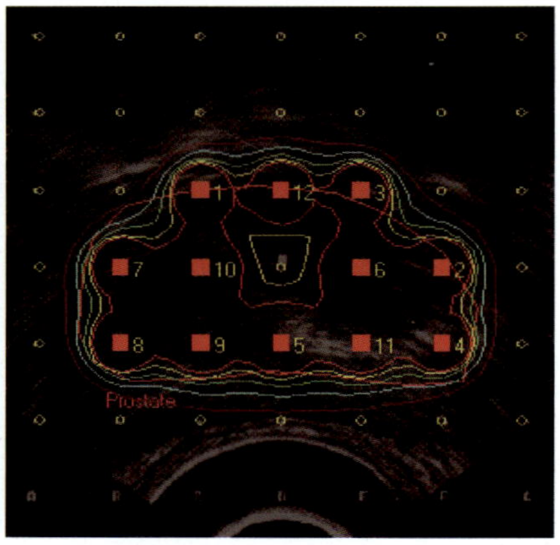

답가지

① 근접치료 시 선원의 위치 정확도를 체크하는 QA 영상이다.
② 근접치료 시 텐덤과 오보이드를 삽입한 자궁경부암 치료영상이다.
③ 근접치료 시 질암 환자를 치료하기 위해 Vaginal Cylinder를 사용한 영상이다.
④ 근접치료 시 모의선원(Dummy Source)을 이용하여 선량분포를 확인한 영상이다.
⑤ 근접치료 시 초음파를 사용하여 고선량률로 조직 내 근접조사를 진행하는 전립샘암 치료영상이다.

답가지 해설

정답 : ⑤

☞ 근접치료 종류

① 강내조사 : Tandem & Ovoid 사용하는 자궁경부암 치료
② 관내조사 : 기관지, 식도를 치료
③ 조직내조사 : 근육 및 조직을 치료
④ 질암을 치료하는 Vaginal Cylinder

• 위의 영상은 조직내조사를 통해 전립샘암을 치료하는 영상을 나타내고 있음
• 임상에서 전립샘암 환자 근접치료 시 초음파를 이용한 치료법을 시행하는 경우도 있어 추가적으로 학습하시면 도움이 될 것임
물론 임상에서는 근접치료를 시행하는 환자를 대상으로 영상유도방사선치료를 진행하는 경우가 확대되고 있음

MEMO

선량체적히스토그램(DVH)

문 제 86

문 제

다음 영상에 대한 설명으로 옳은 것은?

영 상

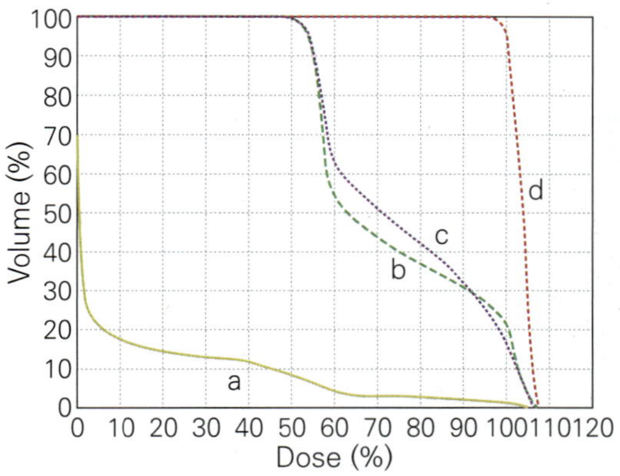

(가)

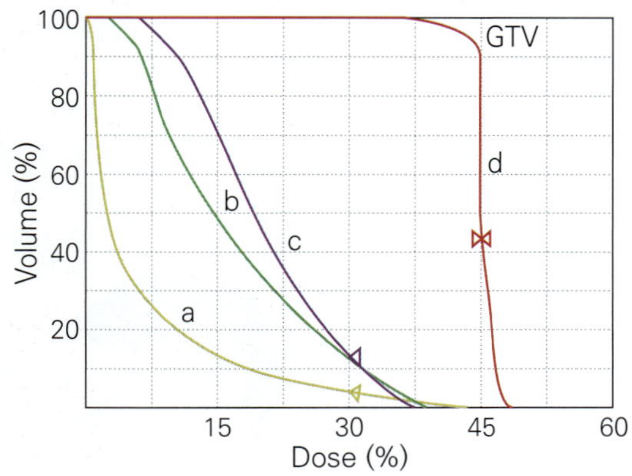

(나)

답가지

① (가) 영상은 (나) 영상에 비해 정상조직에 부여되는 선량이 전체적으로 크다.

② (가) 영상에서 a, b, c는 종양에 부여되는 선량이고, d는 정상조직에 부여되는 선량이다.

③ (가) 영상은 단순방사선치료계획을 진행한 것이고, (나) 영상은 강도변조방사선치료계획을 진행한 영상이다.

④ (가) 영상은 SSD법 기준을 적용하여 치료계획을 진행한 영상이고, (나) 영상은 SAD법 기준을 적용하여 치료계획을 진행한 영상이다.

⑤ (가)는 단순모의치료를 통해 치료계획을 실시한 것이고, (나)는 전산화단층모의치료를 통해 치료계획을 실시한 선량체적히스토그램(DVH)이다.

답가지 해설

정답 : ①

☞ 위의 영상 (가), (나) 모두 선량체적히스토그램(DVH)임
단, (가)는 상대적인 선량값에 대한 % 기준이며, (나)는 절대선량값 Gy로 표시되었음

- 학습자들이 이 영상을 보고 판단해야 할 것들을 정리하고자 함
  - ① 선량체적히스토그램(DVH)은 종양 및 정상 조직에 부여되는 선량을 평가 도구로 사용
  - ② 선량체적히스토그램(DVH)를 평가하기 위해 모의치료는 반드시 전산화단층모의치료를 통해 이미지를 획득하고 선량계획을 진행함
    (단, 단순모의치료를 진행할 경우 선량체적히스토그램(DVH)을 평가하지 못함)
- 위의 영상 (가), (나) 영상을 비교하면 (가), (나) 모두 종양조직에 부여되는 선량 d로 표시된 부분은 비슷하지만 정상조직 a, b, c에 부여되는 선량은 (나)가 (가)에 비해 훨씬 적은 것으로 볼 수 있어 임상에서 환자 적용할 경우 (나)의 선량체적히스토그램(DVH)을 적용함

MEMO

인접조사야 분리

문 제 87

문 제

다음 영상에서 Gap Factor는 몇 cm인가?
(단, SSD 100 cm, Depth : 6 cm, 1번 조사야 : 12 × 32 cm, 2번 조사야 : 8 × 16 cm)

영 상

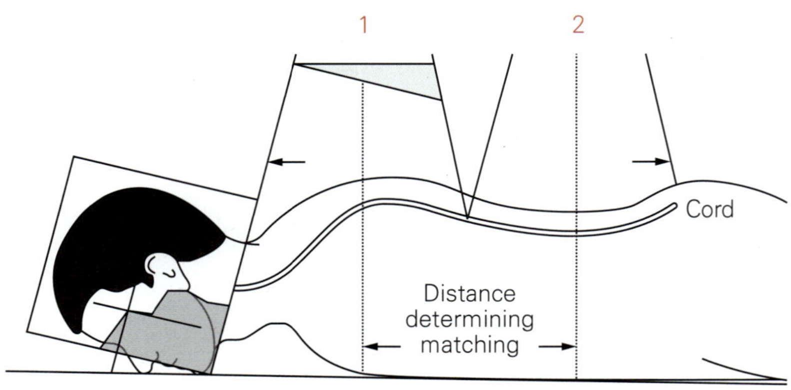

답가지

① 0.86 cm ② 1.20 cm ③ 1.44 cm
④ 1.58 cm ⑤ 1.86 cm

답가지 해설

정답 : ③

☞ Gap Factor는 두 개의 조사야가 겹치는 경우 hot spot이 발생되지 않도록 간격을 구해야 함
공식은 아래와 같음

$$S = S_1 + S_2 = \frac{1}{2} \cdot L_1 \cdot \frac{d}{SSD_1} + \frac{1}{2} \cdot L_2 \cdot \frac{d}{SSD_2}$$

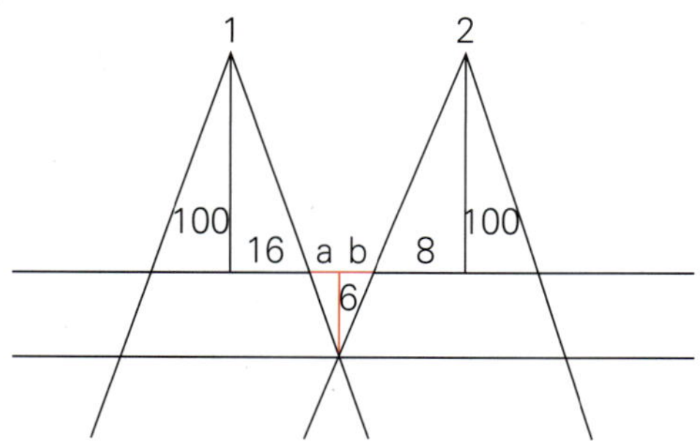

Gap Factor = a + b

• 계산하는 방법
• 학습자들이 계산해야 하는 것은 S = a + b
1번 조사야 계산 100 : 16 = 6 : x 100x = 96 x = 0.96 즉, a는 0.96 cm
2번 조사야 계산 100 : 8 = 6 : x 100x = 48 x = 0.48 즉, b는 0.48 cm
∴ S = a + b는 S = 0.96 + 0.48
S = 1.44 cm

☞ 학습자들은 기하학적 반음영을 구하는 비례 계산식을 기억할 것!!

방사선 조사법

문 제 88

문 제

다음 영상에 대한 설명으로 옳은 것은?

영 상

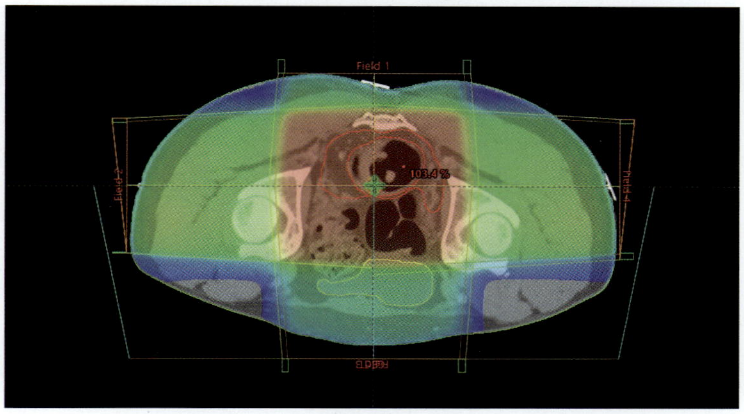

답가지

① SSD법
② 전자빔사용
③ 직교4문조사
④ 상반신 맨틀조사
⑤ 강도변조방사선치료

답가지 해설

정답 : ③

- 직교 4문조사법으로 선량 모양이 사각형으로 되어 Box Technique이라고 함
- 주로 Box Technique은 골반 부위에 위치한 암을 치료하기 위해 진행하는 것으로 마주보는 빔의 각도가 180°인 대향 2문 조사가 2개로 4개의 방향에서 방사선이 조사됨
- 학습자들이 이 영상을 보고 체크해야 하는 사항
  ① 먼저 빔이 2개 이상이면 SSD법이 아닌 SAD법이라는 걸 알아야 함
  SSD법은 항상 1문 조사만 시행함
  ② 전자빔 방사선치료의 경우 항상 SSD법을 적용하므로 1문 조사를 시행함
  ③ 선량분포를 보면 빔이 입사된 이후 반대편 방향까지 통과되는 것을 보면 X선으로 치료하고 있다는 것을 알 수 있음
  ④ 상반신 맨틀조사는 Hodgkin's disease, lymphosarcoma 등의 림프절을 치료하는 것으로 차폐 부위는 허파, 어깨관절, 후두 등이며 조사야가 큰 것이 특징임(대향 2문조사)

MEMO

영상융합합성

문 제 89

문 제

다음 영상에 대한 설명으로 옳은 것은?

영 상

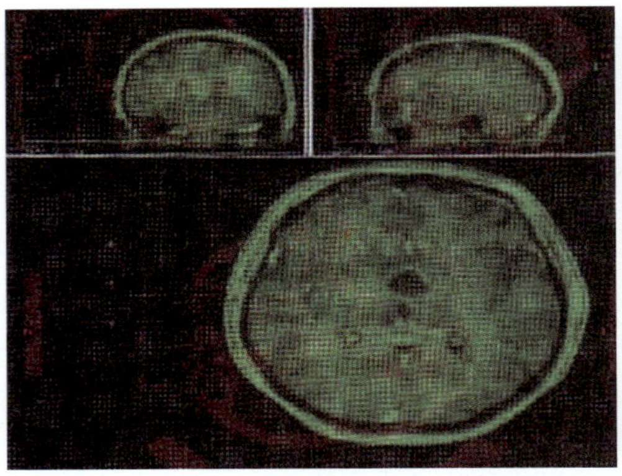

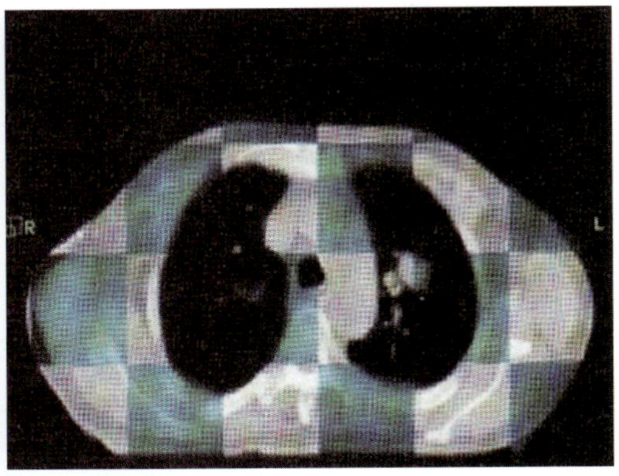

답가지

① 치료용적
② 치료확인촬영
③ 영상융합합성
④ 양전자단층촬영
⑤ 영상유도방사선치료

답가지 해설

정답 : ③

- 위 영상은 영상융합합성(Image Fusion)으로 영상유도방사선치료 영상과 혼동할 수 있음
  이유는 영상융합합성과 영상유도방사선치료 영상 2개 모두 중첩되어 있기 때문임
- 환자 자세 위치에 대한 정확도를 체크하는 것은 영상유도방사선치료, 영상융합합성은 CT&MR 또는 CT&PET 영상을 겹쳐서 방사선치료계획 시 종양의 위치를 정확하게 분석하여 치료 계획에 적용하기 위함
- 위 이미지는 CT&MR 영상이 겹쳐 있는 것을 확인할 수 있는데, 만약 위 영상이 영상유도방사선치료라고 이해하는 학습자가 있다면 영상유도방사선치료에 대한 목적을 다시 한 번 기억해 보길 바람
  영상유도방사선치료 이미지는 X, Y, Z축에 대한 오차 값이 표시되어 있을 것임
  아래 영상에 붉은색 박스 표시가 X, Y, Z축에 대한 오차 값을 나타내고 있음

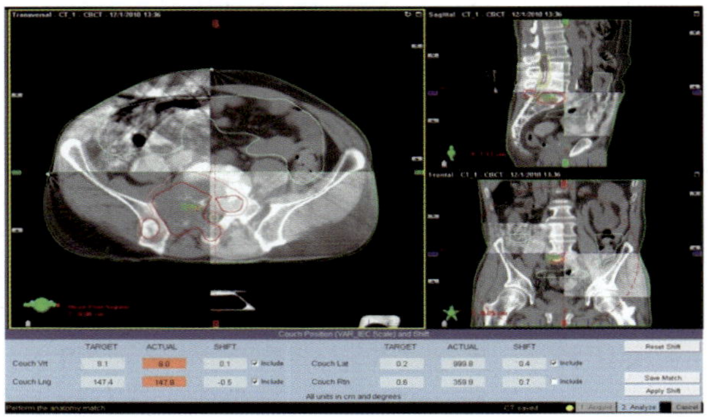

차폐

문 제 90

문 제

다음 영상에 대한 설명으로 옳은 것은?

영 상

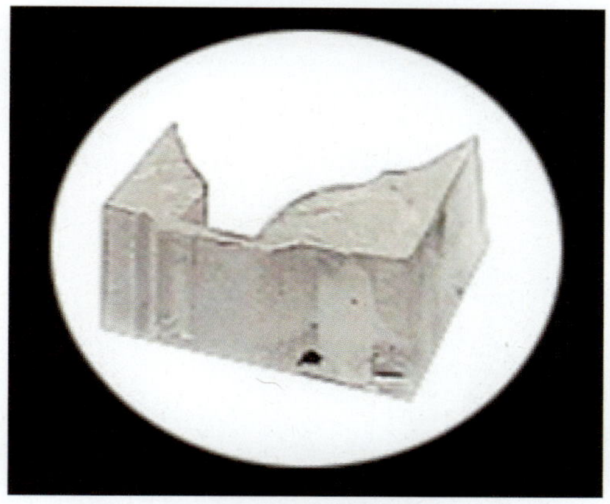

답가지

① 전자빔치료에 적용한다.
② 95% 이상 완전차폐는 3 반가층(HVL)을 적용한다.
③ 순수 납은 녹는점이 낮은 장점으로 차폐체 제작에 용이하다.
④ 확산형 차폐체로 윗면은 넓고 아랫면이 좁아서 차폐에 매우 유용하다.
⑤ 저용융점 납 합금을 사용하지만 순수 납보다 차폐효율이 낮아 두께 보정을 해야 한다.

답가지 해설

정답 : ⑤

- 방사선 차폐를 위해 제일 많이 연상되는 재질은 순수 납임. 순수 납의 경우 차폐효율은 좋으나 녹는점이 너무 높아서 가공하는데 용이하지 않음. 그래서 70℃ 쉽게 녹일 수 있고 굳히기 좋은 저용융점 납 합금을 사용함. 단, 순수 납에 비해 차폐효율이 낮아서 순수 납과 동일한 차폐 효과를 위해서는 순수 납 두께의 20%를 더 두껍게 해야 차폐효율이 동일해짐
- 위 이미지는 X선 차폐를 위한 확산형 차폐체로 방사선이 퍼지는 특성을 고려하여 윗면은 좁고 아랫면은 넓게 제작하여 빔 확산을 고려해서 제작함
- 완전차폐는 최초 강도의 95% 이상을 차폐하는 것으로 4.5~5반가층(HVL) 사이
- 전자빔 치료를 위해서는 전자빔콘을 반드시 사용해야 하며, 전자빔 콘 크기가 정사각형으로 되어있어 차폐체를 구분할 때 정사각형 모양을 찾으면 알 수 있음

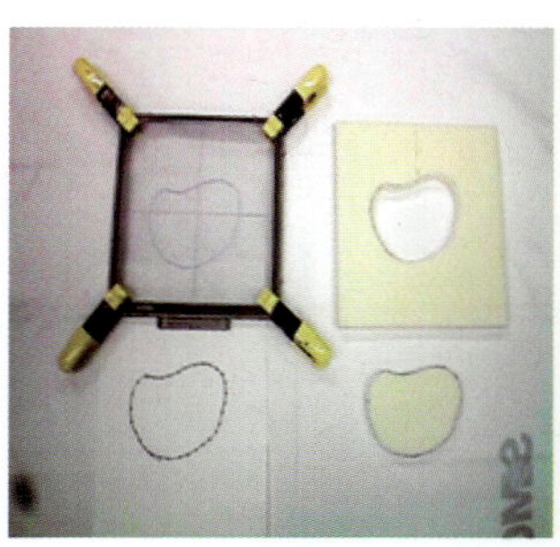

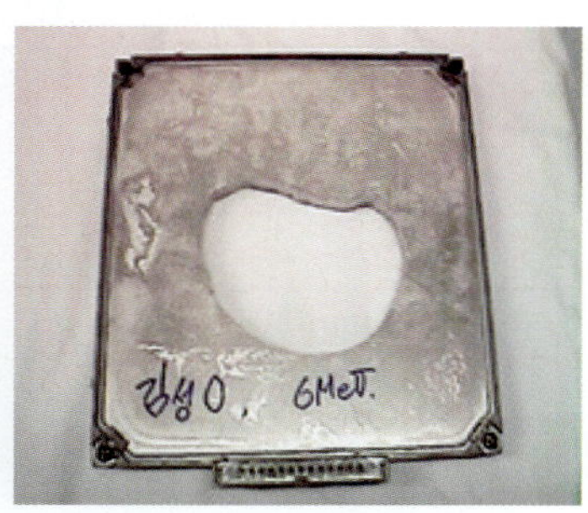

차폐

문 제 91

문 제

다음 영상에서 완전차폐를 위한 저용융점 납합금 두께는 최소 몇 cm 이상 되어야 하는가?
(1반가층 : 1.2 cmPb)

영 상

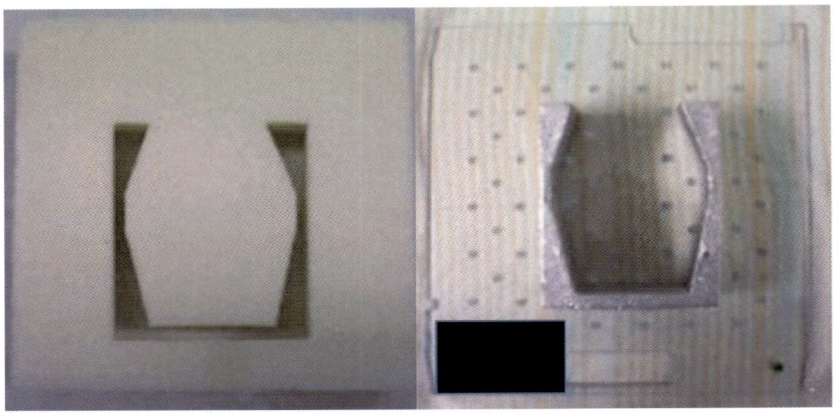

답가지

① 6.4 cm
② 7.0 cm
③ 7.2 cm
④ 8.0 cm
⑤ 8.4 cm

답가지 해설

정답 : ③

- 순수 납과 동일한 차폐효과를 나타내기 위해 저용융점 납합금을 사용할 경우 완전차폐를 위한 두께를 20% 추가해야 동일한 차폐효과가 발생함
- 순수 납 1 반가층(HVL) 두께가 1.2 cmPb이므로 완전차폐를 위해서는 1.2 cmPb 두께 5개가 필요하므로 최소 6.0 cmPb 이상이 되어야 함
- 위 문제는 순수 납(Pb)과 저용융점 납합금을 사용하였을 때 완전차폐 두께에 대한 사항이므로 순수 납(Pb) 1반가층 두께가 1.2 cmPb이므로 저용융점납합금의 경우 순수 납(Pb)에 비해 두께를 20% 보정이 필요하므로 순수 납 완전차폐 두께가 6.0 cm + 1.2 cm(20% 보정한 두께) = 7.2 cm 이상이 되어야 완전차폐가 가능함

MEMO

쐐기필터

문 제 92

문 제

다음 영상에서 설명으로 옳은 것은?

영 상

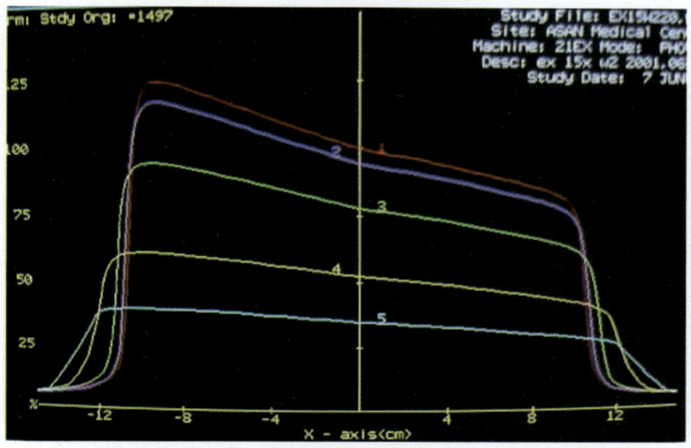

답가지

① X선 평탄도
② 전자빔 대칭도
③ 쐐기필터 빔 프로파일
④ 심부선량백분율 에너지 변화인자
⑤ X선 및 전자빔 출력 및 선량률 변화인자

답가지 해설

정답 : ③

- 위 영상에 대한 빔 프로파일은 쐐기필터 빔 프로파일로 선량분포가 한 쪽으로 치우친 부분이 전체적으로 균등하게 퍼진 모습을 보여주고 있음

☞ 위 영상과 혼동하지 말아야 할 것에 대해 학습자들은 기억해야 함

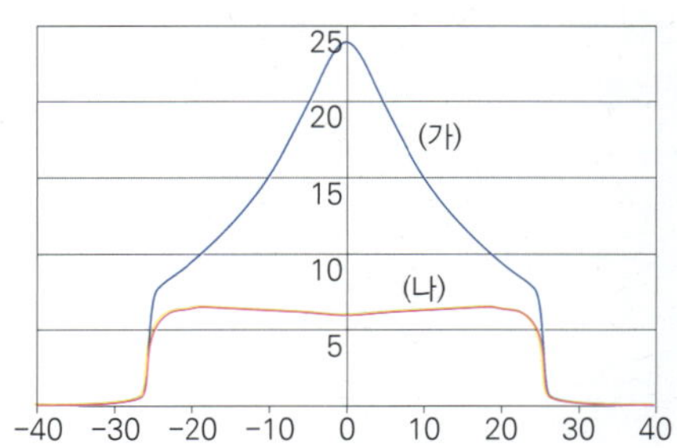

(가) 편평화여과기 사용

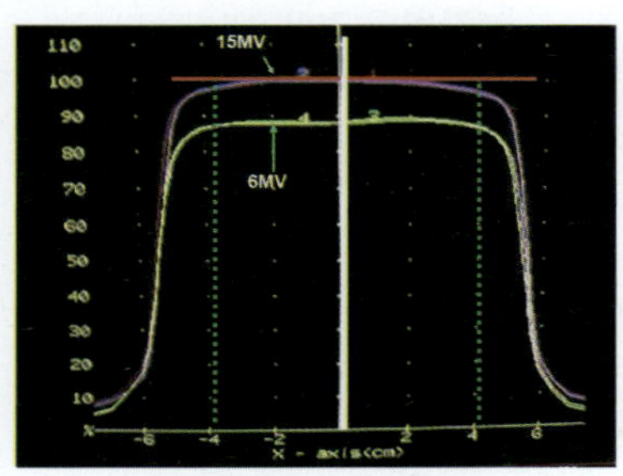

(나) 평탄도 및 대칭도

① 문제 영상과 (가) 영상 비교 방법
좌,우 대칭 유무를 통해 대칭이면 편평화 여과기 사용한 것이고, 비대칭이면 쐐기필터를 사용한 것으로 분석할 수 있음

② 문제 영상과 (나) 영상 비교 방법
비대칭이면 쐐기필터를 사용한 것으로 분석하고, 대칭이면 평탄도 및 대칭도 분석

심부선량백분율(전자빔)

문 제 93

문 제

다음 영상에서 표면선량이 가장 낮은 것은?

영 상

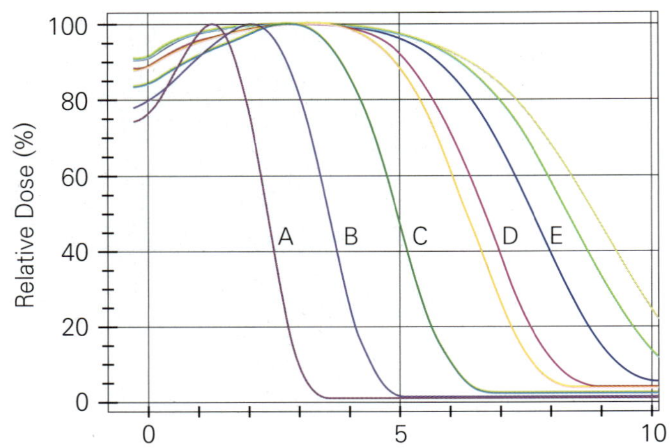

답가지

① A ② B ③ C ④ D ⑤ E

답가지 해설

정답 : ①

- 먼저 영상에 대한 선질에 대해 정리
- 영상에 대한 빔 프로파일은 X선 또는 전자빔 중에 어느 것인가?
  일정 깊이에서 선량이 증가하다가 깊이가 증가함에 따라 급격한 선량 감소를 보임
  ☞ 전자빔에 대한 빔 프로파일임
- 위 이미지는 kV 또는 MV 에너지 중에 어느 쪽에 해당될까?
  ☞ 400 kV 이하에서는 최대선량지점이 표면(피부)이고, 400 kV 이상에서는 일정 깊이에서 100% 선량지점이 형성된 이후에 깊이에 따라 감소하는 모습이 보임. 위 영상은 MV 전자빔에 대한 영상임
- 전자빔의 경우 에너지가 클수록 피부선량, 즉 표면선량이 증가하기 때문에 표면선량이 가장 낮은 것은 A이고, 표면선량이 가장 높은 곳은 E가 해당됨

MEMO

인체 팬톰

문 제 94

문 제

다음 영상에 대한 설명으로 옳은 것은?

영 상

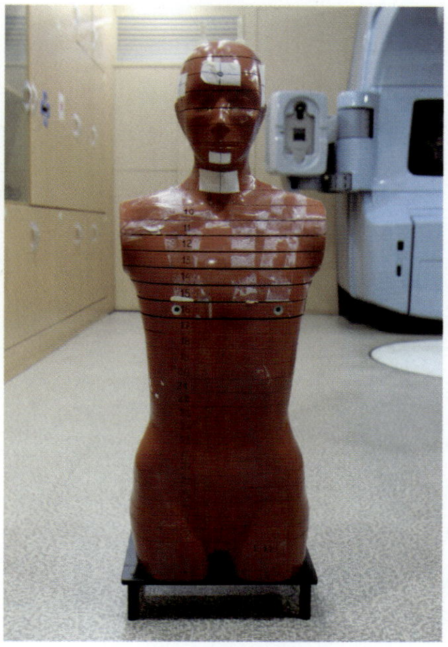

답가지

① 표면선량 및 심부선량 측정이 가능하다.
② 방사선치료를 위해 Daily QA용으로 사용하고 있다.
③ 팬톰 내부 조직은 인체와 유사하게 물로 채워져 있다.
④ X선 또는 전자빔 선량 측정시 평탄도 또는 대칭도를 측정할 수 있다.
⑤ 심부선량백분율, 조직최대선량비 및 조직팬톰선량비 측정 시 사용한다.

답가지 해설

정답 : ①

- 인체 조직으로 구성된 연부 조직, 뼈, 폐, 공기, 공동 등을 구현하여 일정 두께의 층을 쌓아 인체의 형태 및 장기 구성이 유사하게 제작된 팬텀(Anthropomorphic phantom, Anderson Rando Phantom)으로 일정 두께로 잘라져 있어 선량 측정을 원하는 부위에 표면선량 및 심부선량 측정 모두 할 수 있고, 열형광선량계(TLD) 등 그 내부에 측정기를 삽입할 수 있도록 고안되어 있음
- 인체는 여러 가지 복잡한 물질로 구성 되어 있고, 인체 내부 여러 장기에 따라 방사선의 흡수와 산란 특성이 변화하기 때문에 구분해서 적용해야 하고 임상적으로 방사선치료계획 시 정확한 선량 확인을 위하여 QA 측정용으로 사용하고 있음

MEMO

차폐

문 제 95

문 제

다음 영상에 대한 설명으로 옳은 것은?

영 상

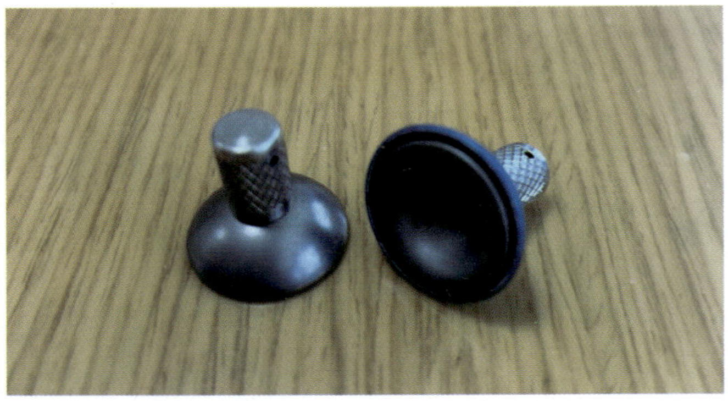

답가지

① 전자빔 치료 시 고환을 차폐기구이다.
② 전자빔 치료 시 사용하는 안구를 차폐하는 기구이다.
③ 전자빔 치료 시 손톱 및 발톱을 차폐하는데 사용한다.
④ 전자빔 치료 시 두경부암 환자 치료 시 혀 보호를 위해 사용한다.
⑤ 전자빔을 이용한 전신방사선조사에 주로 사용하고 폐를 보호하는 차폐기구이다.

답가지 해설

정답 : ②

☞ 위 이미지는 전자빔 치료 시 안구 보호를 위해 사용하는 차폐 기구임

- 전신방사선조사는 X선을 이용하여 골수이식 전처치 과정으로 진행하는 것으로, 폐를 보호하기 위해 양 팔을 가슴 위에 올리거나 또는 조직보상필터(두랄루민 등)를 통해 전체적인 선량이 균등하게 분포하도록 함
- 고환 주변에 방사선량이 부여될 경우 생식 기능을 보호하기 위해 아래와 같은 고환 차폐체를 사용하는데, 순수 납으로 되어 있어 무게가 무거워 지지 장치와 함께 사용함
- 두경부암 환자 방사선 치료를 진행하는 경우 가장 많이 사용하는 고정용구는 열가소성마스크(Thermoplastic Mask)이며, 방사선으로부터 혀 보호를 위해 마우스피스를 사용함

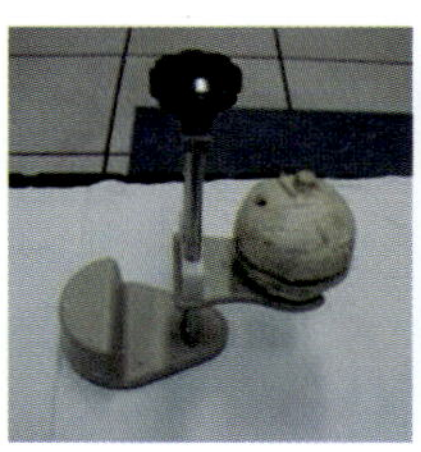

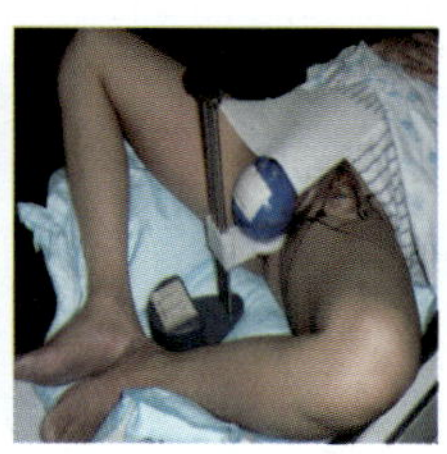

고환 차폐 기구

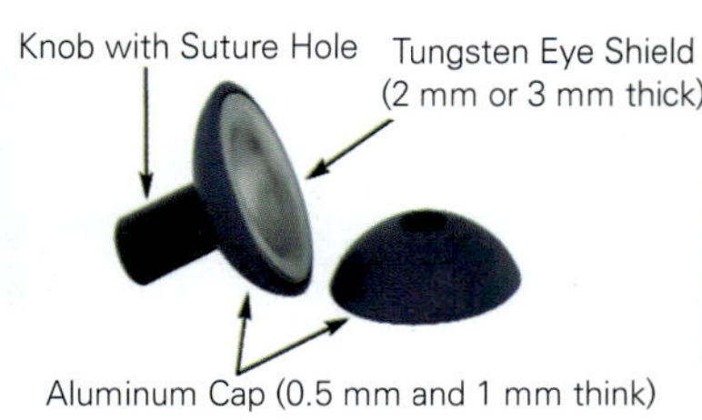

안구 차폐체

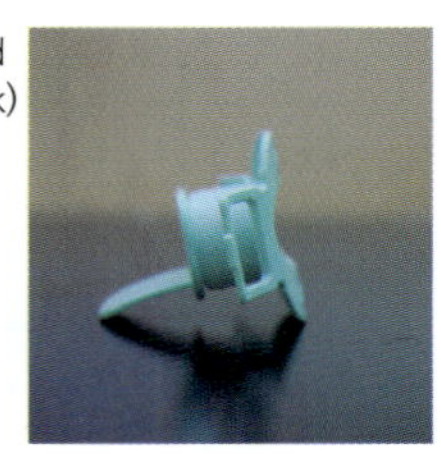

마우스피스

MEMO

선형가속기

문 제 96

문 제

다음 영상에 대한 설명으로 옳은 것은?

영 상

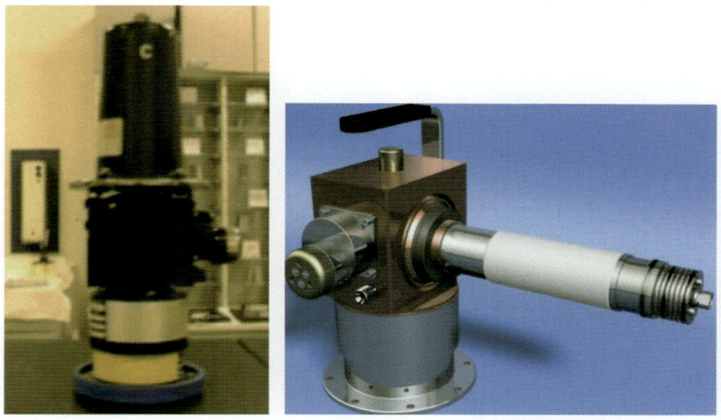

(가)

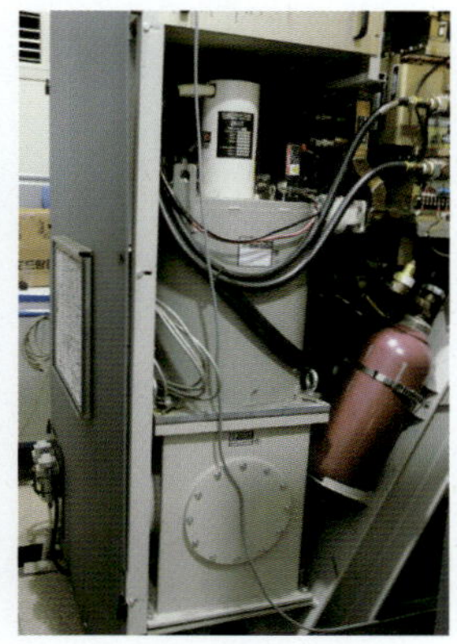

(나)

답가지

① (가)는 고주파 발진관으로 고주파를 발생시키는 역할을 한다.
② (가)는 가속관에 해당하는 부품으로 전자를 발생하는 역할을 한다.
③ (나)는 고주파 증폭관으로 Regular Part와 Buncher Part로 나뉘어 있다.
④ (나)는 가속관에 해당하는 부품으로 가속된 전자의 방향을 90° 또는 270° 편향시킨다.
⑤ (가)는 토모치료기에 사용하는 고주파발진관이고, (나)는 사이버나이프에 사용하는 고주파발진관이다.

답가지 해설

정답 : ①

- (가)는 고주파 발진관으로 고주파를 발생시키는 역할을 하는 마그네트론이며, (나)는 고주파를 증폭시키는 클라이스트론으로 선형가속기 Drive Stand에 해당함
- 진행파형가속관은 Regular Part와 Buncher Part로 나누며, 고에너지 전자를 가속시키기 위해 사용함
- 가속관부 제일 첫 부속품은 전자총으로 전자를 발생할 때 사용함
- 편향전자석은 가속된 전자의 방향을 90° 또는 270° 편향시켜 주는 역할을 하며, 가속관부 부속품 중에 인체와 가장 가깝게 위치함(단, 편향전자석은 진행파형 가속관을 사용할 때 함께 사용)
- 토모치료기와 사이버나이프 모두 6 MV X선, 고주파발진관은 마그네트론을 사용함
- 토모치료기는 Fan Beam 조사 방식, 사이버나이프는 Pencil Beam 조사 방식
- 토모치료기는 여러 부위에 분포된 암을 한 번에 치료가 가능하고, 전신방사선조사도 시행할 수 있으나, 사이버나이프는 국소적인 암을 집중적으로 조사할 수 있는 장점 있음

MEMO

방사선치료학

모의고사

모의고사 1회

문 제 01

문 제	세포 생존곡선에 대한 설명으로 올바른 것은?
답가지	① 간접전리 방사선은 어깨부(D_q)가 작다. ② 평균치사선량(D_0)이 작을수록 장해발생이 쉽다. ③ 중성자선의 유역치선량(D_q)이 감마선보다 크다. ④ 산소농도가 높은 세포는 생존곡선이 완만해진다. ⑤ 평균치사선량(D_0)이 클수록 방사선 감수성이 높다.

답가지 해설

정답 : ②

- 고LET 방사선에 의한 경사가 가파른 직선형태의 지수함수 곡선과 저 LET 방사선에 의한 경사가 완만한 어깨가 있는 곡선 형태임. 포유류 세포의 전형적인 생존곡선은 어깨가 존재하는 S(sigmoid)자형 곡선임
- D_{37} 의미는 최초의 세포수를 37%로 감소하는데 필요한 선량을 의미함
- D_q란 유역치선량이라고도 하며 어깨부에 해당함. 이 영역에 해당하는 세포는 아치사 장해로 회복 가능한 장해라 할 수 있음
- D_q의 경우 직선형 생존 곡선에는 나타나지 않음

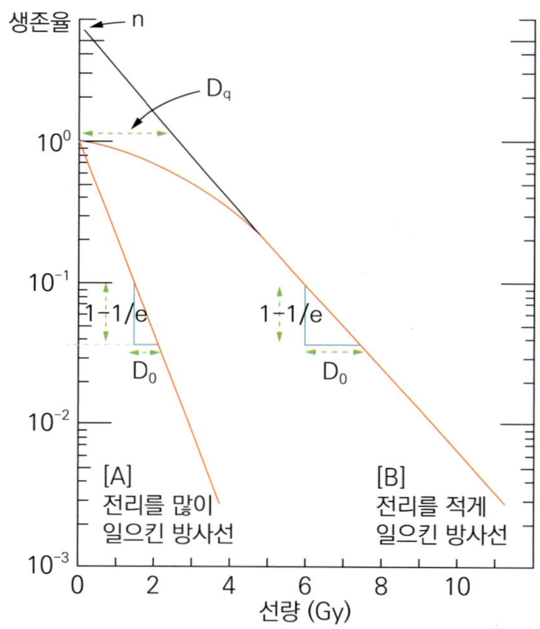

- D_0 (평균 치사선량, mean lethal dose)
  - 생존 세포수를 37%로 감소시키는데 필요한 선량
  - 세포의 방사선감수성을 나타내는 지표
    → 방사선감수성에 반비례
    (D_0 ↑ - 감수성↓ / D_0 ↓ - 감수성↑)
  - 급경사일수록 감수성↑
- D_q (유역치선량, quasi-threshold dose)
  - 세포의 회복능력과 관계
  - 직선부를 외삽해서 생존율과 만나는 점
- n (외삽치 = 표적수, extrapolation number)
  - 어깨의 크기
  - 생존곡선의 직선부분을 연장시킨 선과 세로축이 만나는 점

MEMO

문 제 02

문 제 생리대사적 측면에서 종양조직의 특성으로 올바른 것은?

답가지

① 혈류가 충분하여 산소가 풍부하다.
② 이형성이 적고 혈관분포가 정상조직과 같다.
③ 새로운 혈관을 만들 수 있어서 괴사층이 없다
④ 대사가 활발하게 이루어지며 pH는 중성을 나타낸다.
⑤ 혈관을 새로 만들고 정상조직의 혈관 분포와 전혀 다른 모습을 가진다.

답가지 해설

정답 : ⑤

- 종양조직은 정상조직보다 혈류가 충분하지 않아 영양 상태가 나쁘며, 산소 부족으로 혐기적인 대사활동이 이루어지고 대사 산물로 유산이 축적되어 pH가 낮음
- 부족한 영양을 공급받기 위하여 혈관을 새로 만들고 이로 인해 정상조직의 혈관 분포와 전혀 다른 모습을 갖음
- 혈관과 멀어지면서 괴사층이 존재하게 됨

문 제 03

문 제 볼루스(Bolus)에 대한 설명으로 올바른 것은?

답가지

① 두께는 두꺼울수록 좋다.
② 피부보호 효과를 기대할 수 있다.
③ 심부종양에 최적의 선량 분포를 보여준다.
④ 최대 흡수선량 지점을 피부쪽으로 상승시킨다.
⑤ 체표면의 불균등을 보정하여 선속 투과력을 상승시킨다.

답가지 해설

정답 : ④

- 볼루스는 피부표면에 올려서 사용하는 조직등가물질임
- 목적은 피부 표면의 요철을 없애주고 볼루스의 두께만큼 최대선량지점(D_{max})이 표면으로 이동함

☞ X선, 전자선 치료 시 사용되며 피부보호효과(Skin Sparing Effect)는 기대할 수 없음

MEMO

문 제 04

문 제

용적선량이 가장 작은 선원은?

답가지

① Co-60 감마선
② 4 MV 엑스선
③ 8 MV 엑스선
④ 8 MeV 전자선
⑤ 15 MeV 전자선

답가지 해설

정답 : ④

- 광자선의 에너지가 클수록, 전자선의 에너지가 낮을수록 용적선량은 작음
- 조사면이 작을수록, 조직의 두께가 얇을수록 용적선량이 작음
- 에너지의 크기가 같다면 전자선이 광자선보다 용적선량이 작음

문 제 05

문 제

전자빔에 관한 설명으로 올바른 것은?

답가지

① 피부보호 효과가 크다.
② 선속 퍼짐이 커서 측방산란이 많다.
③ 선원의 크기가 커서 반음영이 크다.
④ 경사진 부분의 선량 분포가 양호하다.
⑤ 비정이 짧아서 심부에 위치한 종양 치료에 적합하다.

답가지 해설

정답 : ②

- 고에너지 전자빔을 이용하여 치료하는 경우 투과력이 광자선에 비하여 낮기 때문에 전자빔 유효비정을 벗어난 조직에서 선량이 급격하게 줄어들어 체내 용적선량이 줄어듬
- 심부에 존재하는 정상조직의 보호가 가능하고 차폐도 용이함. 이러한 특성을 이용하여 신체의 표재에 존재하는 종양치료 및 수술 중 조사, 강내조사에 유용함
- X선에 비해 피부장해가 적고 회복률도 높음. 심부치료에 적합하지 못하며 피부보호 효과가 없고 산란이 심하여 표면 아래부터 급격한 에너지 감소와 심부하단의 선량분포는 항아리 모양으로 넓어짐
- 산란박막과 Cone과의 상호작용으로 X선 오염이 발생할 수 있음
- 치료확인 촬영을 진행할 수 없음
- 선속퍼짐으로 주변 장기 보호는 어려우나 심부 장기 보호가 가능함

MEMO

문 제 06

문 제

자궁경부암 환자 강내조사(ICR)에 대한 설명으로 옳은 것은?

답가지

① Vaginal Cylinder를 주로 사용한다.
② 강내조사를 위한 기구 구성은 Tandem 2개, Ovoid는 1개이다.
③ A Point 지표는 골반벽 선량 및 전이에 대한 장해선량 지표이다.
④ A Point는 골반강 장축을 따라서 상방 2 cm, 후방 2 cm 지점이다.
⑤ Ovoid Cap은 인접 장기에 부여되는 선량 감소를 위해 항상 사용한다.

답가지 해설

정답 : ⑤

☞ 자궁경부암 환자 근접치료 시 강내조사(ICR)를 진행함. 근접치료는 외부방사선치료와 병행하여 치료하는 것이 일반적임

① 강내조사를 위한 기구는 Tandem 1개, Ovoid는 2개 1쌍으로 되어 있으며, 치료계획에 따라 Tandem과 Ovoid를 함께 사용하거나 Ovoid만 사용하기도 함
② Ovoid Cap은 인접 장기에 부여되는 선량 감소를 위해 항상 사용해야 함
③ A Point는 자궁강 입구에서 장축을 따라서 상방 2 cm, 좌, 우 측방 2 cm 지점이며, 원발병소의 치유선량 및 직장 및 방광 장해선량 지표로 활용함
④ B Point는 골반강 장축을 따라서 상방 2 cm, 좌, 우 측방 5 cm 지점이며, 골반벽의 선량 및 전이에 대한 선량지표를 나타냄
⑤ 근접치료 시 가장 많이 사용하는 방사성동위원소 선원은 Ir-192를 사용함

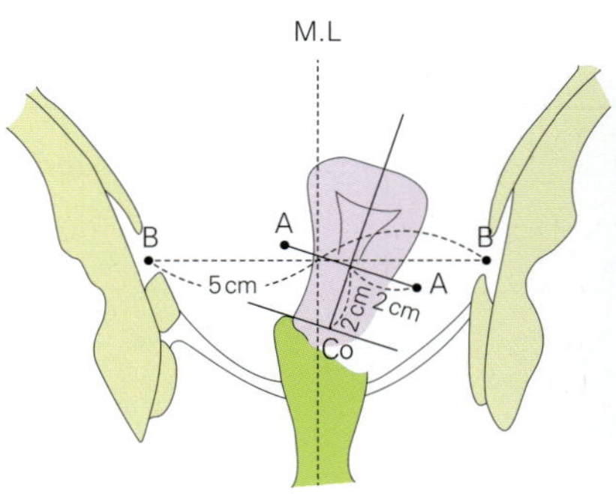

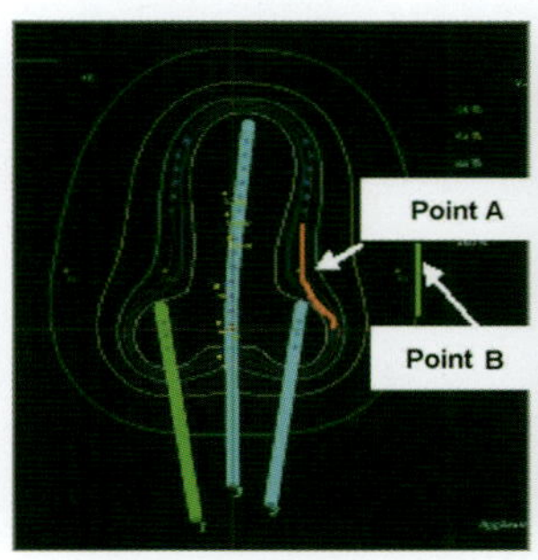

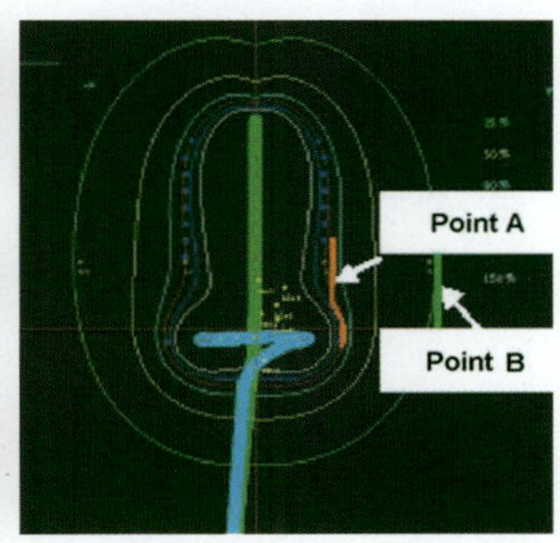

MEMO

문 제 07

문 제	등선량분포 변화인자로 옳은 것은?
답가지	① 선량 ② 선량률 ③ 음영반 사용 ④ 조사시간 ⑤ 방사선 선질(에너지)
답가지 해설	정답 : ⑤ • 등선량곡선 분포에 영향을 미치는 인자 ① 방사선 종류 ② 방사선 에너지(선질) ③ 선원의 크기 ④ SSD(선원에서 표면까지 거리) ⑤ SCD(선원에서 콜리메이터까지 거리) ⑥ 편평화여과기(필터) ⑦ 조사야 크기 ⑧ 입사각도 ⑨ 산란박막 • 단, 선량, 선량률, 조사시간 및 주변 환경은 선량분포에 영향을 주지 않음

문 제 08

문 제	선형가속기에서 마이크로파를 증폭시키고 출력의 안정성과 수명이 길어 전자선과 엑스선 발생 시 사용하는 것은?
답가지	① 베타트론 ② 사이라트론 ③ 마그네트론 ④ 클라이스트론 ⑤ 마이크로트론
답가지 해설	정답 : ④ • 고주파발진부 역할 : 고주파를 도파관을 통해 가속관에 보내 전자총에서 발생한 전자를 가속시키는 역할을 함 ① 마그네트론(Magnetron) 고주파 발생. 조작이 간단하고 가격이 저렴함. 수명이 짧고, 출력 안정성이 나쁨. ② 클라이스트론(Klystron) 고주파를 증폭하는 역할로 수명이 길고 가격이 고가이며, 발진 주파수가 안정되어 대출력을 얻을 수 있어 X선과 전자선을 발생할 수 있는 고에너지 선형가속기에 사용함

문 제 09

문 제 고에너지 엑스선 장점으로 옳은 것은?

답가지

① 방사선 출력의 안정성이 매우 높다.
② 에너지가 크므로 주로 전방산란한다.
③ 투과력이 낮기 때문에 표재성 종양치료에 적합하다.
④ Build up 현상으로 피부보호효과는 높으나 뼈 보호효과는 낮다.
⑤ 반음영의 크기가 방사성동위원소를 이용한 원격치료장치에 비해 크다.

답가지 해설

정답 : ②

- 고에너지 X선 치료 장점
  ① 표면선량이 적어 피부장해가 적음(빌드업 깊음)
  ② 심부선량이 커서 심부선량백분율(PDD)도 증가하여 심재성 병소 치료 적합함
  ③ 주로 전방산란이 일어나(측방선량이 적음) 조사야 외의 불필요한 조사가 적음 (조사 경계면 구분이 명확함)
  ④ 쐐기필터로 인한 선량분포변화를 심부에서도 유지됨
  ⑤ 뼈와 연부조직의 흡수차이가 적고, 뼈를 투과 후에도 선량 감소가 크지 않음
  ⑥ 용적선량이 적어 전신 부작용과 숙취 현상이 적음
  ⑦ 반음영 크기가 작아 조사야 주위의 선량도 적음

문 제 10

문 제 원격 후장전(Remote after loading system(RALS)법에 대한 설명으로 옳은 것은?

답가지

① 환자의 고통이 크다.
② 방사선사의 피폭이 많다.
③ 통원 치료를 받을 수 없다
④ 선원을 교체하는 주기가 최소 30년 이상이다.
⑤ 가격이 저렴하여 경제적이다.

답가지 해설

정답 : ④

- 원격 후 장진 강내치료(Remote Afterloading System : RALS) 장점
  ① 시술자에 대한 방사선 피폭이 없음
  ② 환자의 고통이 적음
  ③ 선량분포를 정확하고 최적화시킬 수 있음(컴퓨터에 의한 정확한 선량분포)
  ④ 분할조사가 가능함
  ⑤ 외래 치료 가능하고, 마취 없이도 시행할 수 있음
  ⑥ 치료 후 선원 용기에 안전하게 보관하여 선원 분실 염려가 없음

문 제 11

문 제 선형가속장치 조사헤드부에 속하는 부품으로 옳은 것은?

답가지

① 도파관
② 전자총
③ 마그네트론
④ 콜리메이터
⑤ 클라이스트론

답가지 해설

정답 : ④

• 선형가속장치 조사헤드부 부품 종류

① 타겟 ② 1차 콜리메이터 ③ 편평화여과기 ④ 산란박막
⑤ 이온 전리함 ⑥ 2차 콜리메이터(Jaw) ⑦ 다엽콜리메이터(MLC)

문 제 12

문 제 심부선량백분율 증가요인으로 옳은 것은?

답가지

① 거리가 멀수록
② 깊이가 얕을수록
③ 조사야가 작을수록
④ 에너지가 작을수록
⑤ 필터의 두께가 얇을수록

답가지 해설

정답 : ①

• 심부선량백분율 증가요인

① 에너지 증가
② 거리(SSD) 증가
③ 조사야 증가
④ 필터가 두껍고 원자번호 증가할수록 심부선량백분율은 증가함

MEMO

문 제 13

문 제	토모치료기(Tomotherapy)에 관한 설명으로 옳은 것은?
답가지	① 이중조사 촬영이 가능하다. ② 고에너지 전자선 치료 장치이다. ③ KVCT를 통해 셋업 평가를 진행한다. ④ 전신방사선조사(T.B.I) 치료는 불가능하다. ⑤ 넓은 부위 퍼진 전이성 종양을 한 번 스캔으로 치료가 가능하다.
답가지 해설	정답 : ⑤ • 토모치료기 특징 ① 6 MV ② 마크네트론사용 ③ 선속평탄여과판은 사용하지 않음 (3개는 사이버나이프와 공통) • 토모치료는 Fan Beam, 사이버나이프는 Pencil Beam 사용 • Binary MLC를 사용, 한 번에 여러 부위를 치료할 수 있는 장점이 있음 • 영상유도방사선치료(IGRT) 진행 시 MVCT를 사용하므로 영상 질이 저하됨 • 전신방사선조사(TBI) 가능하지만 전신피부전자선조사(T.S.E.I)는 할 수 없음 • 빔 전달 방식에는 Direct Mode와 Helical Mode가 있으며, 여러 부위 종양을 한 번에 치료할 수 있는 장점으로 임상에서 많이 사용함 • SAD = 85 cm

문 제 14

문 제	산란박막(Scattering foil)에 대한 설명으로 옳은 것은?
답가지	① 전자선의 발생을 최소화한다. ② 선질에 따른 출력을 점검하는데 사용한다. ③ X선의 선속 강도를 평탄하게 하기 위해 사용한다. ④ 전자선의 산란 및 확산을 통해 균등한 선량 분포를 만든다. ⑤ Horn 현상으로 인해 방사선의 선속이 중심축보다 선속 양끝에서 최대가 된다.
답가지 해설	정답 : ④ • 선형가속기 치료기에서 발생하는 X선과 전자선 중에서 전자선 발생 시 선택적으로 사용하는 조사헤드부 부품 명칭 및 기능을 알고 있는가에 대한 문제임 • 선형가속장치 조사헤드 부품 중 전자선의 산란 및 확산을 통해 균등한 선량분포를 위해 산란박막을 사용함 • 편평화여과기(Flatterning Filter)는 X선 선속 강도 평탄화를 위해 사용하고, Horn 현상으로 인해 방사선의 선속이 중심축보다 선속 양 끝에서 최대가 됨 • 이온 전리함은 2개 1쌍으로 역할 ① X선 및 전자선 출력 측정 ② 선량률 측정 ③ 평탄도 측정 ④ 대칭도 측정

문 제 15

문 제	강도변조방사선치료(IMRT)와 관련이 있는 것은?
답가지	① 쐐기필터 ② 감마나이프 ③ 빔 스포일러 ④ 적외선카메라 ⑤ 다엽콜리메이터
답가지 해설	정답 : ⑤ • 강도변조방사선치료(IMRT)를 진행하기 위해 반드시 사용해야 할 부품은 다엽콜리메이터(Multileaf Collimator) • 단, 쐐기필터의 경우 선량분포를 균등하게 하기 위한 목적으로 사용하는 보조기구로 강도변조방사선치료(IMRT)를 진행할 때 사용하지 않음 • 적외선카메라는 4차원방사선치료 시 진행하는 호흡동조방사선치료(RGRT)에서 호흡에 의해 움직이는 마커 블럭을 인식하기 위한 RPM(Real Time Positioning Management System)에 적용함. 호흡이 가장 안정적인 특정 구간인 40~60% Phase상에서 방사선이 조사되므로 일반적인 방사선치료보다 치료시간이 오래 걸림 • 빔 스포일러는 전신방사선조사(T.B.I)와 전신피부전자선치료(T.S.E.I)에서 피부선량 증가를 위해 사용함

모의고사 2회

문 제 01

문 제 고식적조사 방법에 대한 설명으로 옳은 것은?

답가지

① 완치 목적으로 진행한다.
② 조사기술이 매우 복잡하다.
③ 치료 대상은 조기암 환자 대상이다.
④ 조사야 크기는 종양 크기에 맞게 설정한다.
⑤ 1회 선량은 대선량, 총선량은 소선량으로 치료한다.

답가지 해설

정답 : ⑤

분 류	근치조사	고식조사
병 기	비교적 조기	진행성
목 적	완치	고통 완화
선 량	대선량	소선량
조사 기술	복잡, 고도	단순
조사야	작음	넓음
감수성	비교적 큼	비교적 낮음

문 제 02

문 제 치료계획용적(PTV)에 대한 설명으로 옳은 것은?

답가지

① 육안으로 관찰되는 종양의 크기 용적
② 현미경학적으로 관찰 가능한 종양의 크기 용적
③ 환자 움직임 및 호흡까지 포함한 종양의 크기 용적
④ 정상조직의 내용선량까지 조사할 수 있는 종양의 크기 용적
⑤ 근치조사와 고식조사에 필요한 등선량곡선 95%를 포함한 용적

답가지 해설

정답 : ③

- 육안적 용적(GTV) : 암의 Mass, T.N.M 분류 기준
- 임상적 용적(CTV) : 잠재적 또는 현미경학적으로 관찰되는 종양세포로 고식조사와 완치조사를 목적으로 치료 목적 달성을 위한 선량조사를 위한 용적
- 치료계획용적(PTV) : 환자 움직임, 호흡까지 치료 선량 계획으로 설정한 용적
- 치료용적(TV) : 근치조사와 고식적 조사에 필요한 치료 선량이 조사되는 용적(등선량곡선 95%)
- 조사용적(IV) : 정상조직의 내용 선량까지 조사할 수 있는 용적(등선량곡선 20%)

☞ 4차원방사선치료 적용을 위해 CTV 다음에 ITV(내부치료용적)과 셋업 오차를 세분화 함
☞ ITV(내부표적용적)는 4차원방사선치료 시 적용된다는 것을 기억해야 함

문제 03

문 제 방사선치료성적 좌우인자에서 종양측면 인자로 옳은 것은?

답가지

① 연령
② 합병증
③ 빈혈 유·무
④ 환자 전신 상태
⑤ 종양의 진전상태

답가지 해설

정답 : ⑤

- 종양측 인자
  ① 종양의 방사선 감수성
  ② 종양의 크기
  ③ 종양의 진전 상태(림프성·혈행성 전이)
  ④ 종양이 있는 부위(표재, 천재, 심재성)
  ⑤ 질병의 진행 정도
- 환자측 인자
  ① 연령
  ② 환자의 영양 상태 및 전신 상태
  ③ 빈혈의 유·무
  ④ 합병증의 유·무

문제 04

문 제 선형가속기(LINAC)에서 고 에너지 전자빔 발생 시 사용하는 부품으로 옳은 것은?

답가지

① 산란박막
② 마그네트론
③ 편평화여과기
④ 다엽콜리메이터
⑤ 정재파형가속관

답가지 해설

정답 : ①

- 선형가속기 고 에너지 발생 시 사용하는 대표적인 부품
  ① 클라이스톤 ② 진행파형가속관 ③ 편향전자석
- 선형가속기 저 에너지 발생 시 사용하는 대표적인 부품
  ① 마그네트론 ② 정재파형 가속관
- 선형가속기 광자선 또는 전자선 발생 시 부품 분류(조사 헤드부)
  1) 광자선 발생 시 사용하는 부품 (산란박막 빼고 모두 사용)
     ① 타겟 ② 1, 2차 콜리메이터 ③ 편평화여과기 ④ 이온전리함 ⑤ 다엽콜리메이터
  2) 전자선 발생 시 사용하는 부품
     ① 1, 2차 콜리메이터 ② 산란박막 ③ 이온전리함
  3) 광자선, 전자선 둘 다 사용하는 부품
     ① 1, 2차 콜리메이터 ② 이온전리함

문 제 05

문 제

선형가속기(LINAC)에서 이온 전리함에 대한 역할로 옳은 것은?

답가지

① X선 발생
② 산란선 제거
③ 선속 강도 균등
④ 치료 조사야 설정
⑤ 평탄도 및 대칭도 체크

답가지 해설

정답 : ⑤

- 고속으로 가속된 전자가 타겟에 부딪치면서 X선 발생하는 것으로 조사헤드부 첫 부품
- 1차 콜리메이터의 경우 타겟을 통해 X선이 발생할 경우 미세한 산란선을 제거하는 역할로 타겟 아래에 위치함
- 이온 챔버는 2개 1쌍으로 되어 있으며, 광자선 전자선 모두 사용하고 역할
  ① 출력 ② 선량률 ③ 대칭도 측정 ④ 평탄도 측정
- 2차 콜리메이터(Jaw)는 조사야 설정 및 동적쐐기필터(EDW) 역할을 수행함

문 제 06

문 제

토모치료기와 관련이 있는 것으로 옳은 것은?

답가지

① 산란박막
② 콘 빔 CT
③ 마그네트론
④ 전자빔사용
⑤ 전신피부전자선치료 가능

답가지 해설

정답 : ③

☞ 6 MV, 마크네트론 사용, 선속평탄여과판 이용함 (3가지는 사이버나이프와 동일)

- 토모치료는 Fan Beam, 사이버나이프는 Pencil Beam 이용함
- Binary MLC를 사용하며, 한 번에 여러 부위를 치료할 수 있는 장점
- 영상유도방사선치료를 위해 MVCT 이용함

MEMO

문제 07

문 제	방사선 치료 시 Horn 현상을 발생하는 부품은?
답가지	① 도파관 ② 전자총 ③ 마그네트론 ④ 편평화여과기 ⑤ 클라이스트론
답가지 해설	정답 : ④ • horn 현상 고에너지 X선 치료 시 선속평탄여과판(Flatterning Filter)을 사용할 경우 X선 선속의 강도를 균등하게 하기 위해 사용하지만 빔의 중심부가 측면부보다 선량 감소가 다소 발생하는 단점이 있음

문제 08

문 제	Bow-Tie Filter를 사용하는 방사선 치료법으로 옳은 것은?
답가지	① 양성자치료 ② 토모방사선치료 ③ 4차원방사선치료 ④ 영상유도방사선치료 ⑤ 세기조절방사선치료
답가지 해설	정답 : ④ • Bow-Tie Filter는 영상유도방사선치료(IGRT)에서 KV에너지를 이용한 CBCT를 진행할 경우 연선 제거를 통해 이미지 개선하기 위해 사용하고 검사 부위에 따라 Half-Fan Mode와 Full-Fan Mode로 분류할 수 있음

MEMO

문 제 09

문 제

SSD 확인 및 중심선속을 확인하기 위해 사용하는 기구는?

답가지

① 볼루스
② 쐐기필터
③ 정면 지시계
④ 적외선 카메라
⑤ 광학거리 지시계

답가지 해설

정답 : ⑤

- 광학거리 지시계(ODI)는 디지털 눈금으로 SSD 확인하기 위해 사용함
- 쐐기필터는 사용 목적이 선량 분포 균등으로 X선 치료 시 사용함(IMRT 사용하지 않음)
- 적외선카메라는 호흡동조방사선치료 시 사용하는 보조 기구임
- 볼루스는 인체에 요철 부분이 발생하는 경우 선량분포를 보정하기 위해 X선 또는 전자선 치료 시 모두 사용하지만 최대선량지점(D_{max})이 체표쪽으로 이동하여 피부선량이 증가하는 단점

문 제 10

문 제

전신방사선조사(T.B.I)에 대한 설명으로 옳은 것은?

답가지

① SSD법을 적용한다.
② 대표적인 치료법이 스탠포드법이다.
③ 정상조직 차폐를 위해 안구, 손톱, 발톱에 대한 차폐를 한다.
④ 균상식육종 환자를 대상으로 전신에 방사선을 조사하는 치료법이다.
⑤ 입사빔과 출사빔을 측정하여 환자 두께에 따라 선량 보정을 실시한다.

답가지 해설

정답 : ⑤

- 전신방사선조사(T.B.I)와 전신피부전자선치료(T.S.E.I)에 대한 구분을 해야 함
- 전신방사선조사(T.B.I)는 골수 이식 전 전처치 과정으로 Long SAD법 대향 2문조사법으로 입사빔과 출사빔을 측정하여 환자 부위별로 두께에 따라 선량분포가 골고루 전달될 수 있도록 조직보상체를 사용함
- 선량률은 최대한 낮게 진행하고, 피부 선량 증가를 위해 Beam Spoiler 사용함

MEMO

문제 11

문제

양성자치료에서 비정을 종양의 모양과 일치시키는 부속품은?

답가지

① 디(Dee)
② 노즐(Nozzle)
③ 스나우트(Snout)
④ 차폐체(Aperture)
⑤ 범위보상체(Range Compensator)

답가지 해설

정답 : ⑤

- 양성자빔이 전달되는 대표적인 방식은 SOBP(Spread Out of Bragg Peak)
- 특정 깊이에서 에너지가 최대가 된 이후에 급격하게 선량 감소로 인해 종양 조직에 최적의 선량을 부여하고 급격한 선량 감소로 정상조직에 선량을 최소화할 수 있음
- Dee는 가속된 양성자가 더 빠른 속도로 가속되어 원하는 최대에너지에 도달할 수 있도록 하는 부품임
- Energy Degrader의 경우 사이클로트론(Cyclotron)은 단일 에너지만 만들 수 있기 때문에 이를 통해 원하는 양성자 빔을 조절하는 역할을 함
- ESS(Energy Selection System) : 확산된 에너지를 걸러내 치료실에서 필요한 에너지만 선택적으로 사용하는 시스템이며, 노즐은 ESS를 거쳐 치료 조건에 맞도록 에너지 변조시키는 역할을 함
- 스나우트(Snout)는 선형가속기 악세서리 마운트와 같이 차폐체 위치시키는 역할을 함
- 범위보상체(Range Compensator) : 역할은 양성자 SOBP 형성하기 위해 사용하고, 재질은 PMMA (Poly Methyl Meth Acrylate)를 사용함

문제 12

문제

에너지에 따른 산란계수의 정의로 괄호 A, B 안에 들어갈 단어 중 맞는 것은?

「400 kV 이하 에너지에서 BSF에 의해 D_{max}는 (A)이고,
400 kV 이상 에너지에서 PSF에 의해 D_{max}는 (B)이다.」

답가지

① A : 조직공중선량 B : Build up
② A : 표면선량 B : Build up
③ A : Build up B : 표면선량
④ A : 표면선량 B : 조직공중선량
⑤ A : Build up B : 조직공중선량

답가지 해설

정답 : ②

- 최대선량(D_{max})이 형성되는 지점은 400 kV 이하일 경우 피부가 되고 400 kV 이상일 경우 인체 일정 깊이에서 최대선량(D_{max})이 형성됨
- 최대선량(D_{max}) 깊이 계산
  E/4 = cm로 알 수 있으며, 10 MV 최대선량(D_{max}) 깊이는 2.5 cm

문 제 13

문 제 동적쐐기필터(Enhanced Dynamic Wedge)를 사용하는 부품은 무엇인가?

답가지

① 볼루스(Bolus)
② 2차 콜리메이터(Jaw)
③ 편평화여과기(Flatterning Filter)
④ 다엽콜리메이터(Multileaf Collimator)
⑤ 조직보상여과판(Compensating Filter)

답가지 해설

정답 : ②

- 동적쐐기필터는 2차 콜리메이터(Jaw)가 빔이 조사되면서 쐐기필터 역할을 수행함
  ☞ 동적쐐기필터(Ehanced Dynamic Wedge)는 다엽콜리메이터(Multileaf Collimator)가 이동하며 작동하는 것이 아닌 것을 기억하기 바람
- 볼루스와 조직보상필터 역할은 동일하지만 피부보호효과는 볼루스의 경우 최대선량(D_{max})지점이 체표쪽으로 이동하므로 피부선량이 증가하여 피부보호효과를 기대할 수 없으나 조직보상필터는 피부에서 15 cm 이상 떨어져 사용하므로 피부보호효과가 우수함
  볼루스는 X선, 전자빔에 모두 사용하지만, 조직보상필터는 X선 치료에만 사용함
- 편평화여과기를 사용하면 중심부보다 측면부에 선량이 다소 증가하는 horn현상 발생
- 토모치료기와 사이버나이프는 편평화여과기를 사용하지 않음

문 제 14

문 제 근접치료 시 정도관리(QA)용으로 사용하는 전리함으로 옳은 것은?

답가지

① GM 계수기
② 유리선량계
③ 우물형전리함
④ 평판형전리함
⑤ 열형광선량계

답가지 해설

정답 : ③

- 파머형 전리함과 마커스 전리함 모두 광자선 및 전자선 측정에 사용하지만 파머형 전리함은 광자선 측정 및 심부선량 측정에 사용하고, 마커스 전리함은 전자선 표면선량 측정에 사용함

MEMO

문 제 15

문 제	T. N. M에 대한 일반적 규칙에 대한 설명으로 옳은 것은?
답가지	① 방사선 치료 중에 변경 가능하다. ② 악성종양의 방사선 감수성을 반영한다. ③ 방사선치료가 종료된 후 최종 결정한다. ④ 영상학적, 내시경 소견을 기초로 작성한다. ⑤ 분류를 결정하기가 어려울 때는 보다 높은 숫자의 진전도를 취한다.
답가지 해설	정답 : ④ • 악성종양의 진전도를 분류하기 위한 방법을 말함 • 병기 분류는 치료계획의 작성에 반드시 필요하며 치료 후 환자 예후를 미리 예측할 수 있으며, 치료결과에 대한 정보공유 및 평가에 도움을 주어 향 후 악성종양 치료에 대한 연구에 도움을 줌 • T. N. M을 결정할 경우 외과적 수술은 반영하지 않음 • 치료 전에 결정하고 치료가 진행되는 과정에서 변경할 수 없음

방사선치료학 FAST TRACK

2025년 03월 05일 초판인쇄
2025년 03월 10일 초판발행

지은이 : 임상방사선치료연구회
펴낸이 : 이상태
펴낸곳 : 청구문화사
주　소 : (03706) 서울특별시 서대문구 성산로11길 15
전　화 : 02-332-0541(代)
팩　스 : 02-337-9577
등　록 : 1990년 11월 2일 제9-247호

가격 28,000원

ISBN 978-89-5616-947-7 93510